위장병을 치료하는 식이 요법 백과

위장병을 치료하는

식이 요법 백과

우웨이화(吳爲華) 지음 | 심지언 옮김

내 건강은 내가 지킨다!

건강 : 천연 식품과 과학의 어울림
권위 : 임상 실험을 거쳐 전문가들이 정선한 식단
효과 : 환자에 따른 맞춤 치료로 몸 전체를 조절

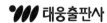 태웅출판사

위장병이 생기는 원인은 음식, 정신, 약물, 체질, 노동, 기후 등 다양하다. 이 가운데 음식으로 말미암은 위장병이 비교적 중요하다. 음식은 두 가지 상반된 결과를 가져온다. 합리적으로 식품을 섭취하면 위장의 건강을 촉진시켜 음식물을 소화하는 임무를 다할 수 있다. 반대로 비합리적으로 식품을 섭취하면 위장을 병들게 해 큰 고통을 준다.

"병이 나면 3할은 약으로 치료하고 나머지 7할은 음식으로 이겨 낸다."는 옛말이 있다. 튼튼한 위장은 하루 이틀 만에 만들어지지 않는다. 오랜 시간 동안 꾸준히 노력하고 공을 들여야 튼튼한 위장을 가질 수 있다. 위장병 환자에게 음식 섭취, 일상생활, 기분 조절이 어떤 때는 약물 치료보다 훨씬 중요하며, 약물 치료보다 더 효과적일 때도 있다. 병 초기이거나 병세가 그다지 심하지 않을 경우 식이 요법이야말로 가장 먼저 선택해야 할 치료 방법이다. 왜냐하면 이때는 굳이 주사나 약을 복용하지 않고도 하루 세 끼 식사로 질병 치료와 예방 효과를 거둘 수 있기 때문이다. 부득이하게 약물 치료를 꼭 해야 하는 환자에게 식이 요법은 기본적인 보조 치료가 될 수 있다. 이 경우에는 식이 요법이 증상을 완화하고 회복을 앞당길 수 있도록 돕는다. 환자의 몸에 맞는 식품을 섭취함으로써 위장을 튼튼하게 하고 위장을 보호하며, 또 위장병을 치료하는 것이야말로 바람직한 선택이다.

더욱 많은 위장병 환자들이 식이 요법에 대해서 이해하고 평소에 무엇을 먹어야 하는지, 어떻게 먹어야 하는지 등을 알아 스스로 관리할 수 있도록 심혈을 기울여 『위장병을 치료하는 특수비방집』을 펴내게 되었다.

이 책에는 위장병 치료에 도움이 되는 100여 가지 식품의 효능, 금기 사항, 식품 간의 궁합, 영양 성분 비교 내용을 실었다. 감자, 당근, 돼지 위장, 좁쌀, 포도, 금귤 등의 식품은 위장과 소장, 대장의 기능을 조절하고 소화를 도우며, 위장을 따뜻하게 하고 한기를 없앨 뿐만 아니라 식욕을 증진시키는 효과도 있다. 전문가들이 엄선한 200여 가지의 식이 요법은 증상에 따라 구분한, 과학적이며 합리적인 선식이다. 이 방법들은 위장의 기운을 끌어올리고 위장의 기운을 충족하게 하며, 위장이 나빠서 생길 수 있는 다른 질병을 감소시킨다. 이 밖에 위장병 관련 치료, 보건, 예방에 관한 지식과 정보가 담겨 있다. 따라서 환자가 식이 요법을 진행하는 동시에 더욱 더 만족스러운 치료 효과를 거둘 수 있을 것이다. 이 책의 장점은 설명이 분명하고 필요할 때 바로 찾아보기에도 편리하며, 음식을 만들기도 간편해서 가정에서 환자가 손쉽게 자신의 건강을 관리할 수 있다는 점이다.

위장병 환자에게 일러두고 싶은 것은, 정해진 시간에 정해진 양만큼 식사를 하고 너무 차거나 너무 뜨거운 음식은 삼가며, 자극적인 음식을 피하고 과학적으로 물을 마시라는 것이다. 천천히 꼭꼭 씹지 않고 빨리 먹거나 삼키는 습관, 물에 밥을 말아 먹거나 국밥을 먹는 등의 나쁜 습관은 버리기 바란다. 추위에 항상 대비하고 식사 후에는 운동을 적당히 병행해 약물에 위 점막이 손상되지 않도록 주의하고 안정을 유지하기 바란다. 식이 요법은 환자의 체질 특징과 질병의 유형에 따라 이루어져야 하고, 전문의와 상담하여 결정하는 것이 치료 효과를 높이고 자신의 건강도 지키는 길이다.

　마지막으로 객관적으로 쓰려고 노력했지만 부족한 점이 많을 줄 안다. 만약 그렇다면 독자 여러분이 진심 어린 충고와 지적을 해주기를 바라 마지않는다.

2007년 3월 광저우중의약대학廣州中醫藥大學에서

우웨이화吳爲華

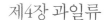
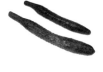

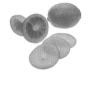
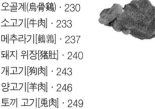

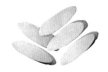
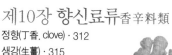
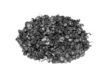
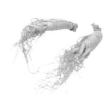

제1장

●●● 곡물류 穀物類

· 곡물은 우리 몸에 필요한 열량, 비타민 B군, 무기 염류의 주 공급처로 인간이 생명을 유지해 나가는 데 있어서 중요한 식품이다.

· 곡물에 함유된 판토텐산pantothenic acid은 음식물 에너지를 방출하고 지방 대사를 촉진한다.

· 곡물에 들어 있는 풍부한 식이 섬유는 소화액 분비를 촉진하고 장운동을 활발하게 해서 몸속의 노폐물을 말끔히 제거한다.

· 곡물에 풍부하게 함유된 비타민 E는 혈액 순환을 원활하게 하고 몸의 독소를 신속하게 제거해 준다.

· 곡물의 단백질과 필수 아미노산은 대뇌 활동을 촉진시키고 기억력을 높여 준다.

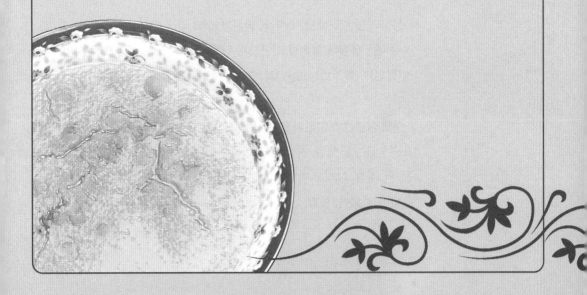

옥수수[玉米]

| 어떤 효과가 있나요? |

옥수수는 중초(中焦. 삼초(三焦)의 하나. 가로막 아래로부터 배꼽 이상의 부위로 비(脾)와 위(胃)의 장부(臟腑)를 포함한다)의 기운을 조절하고 폐에 이로우며, 심신 안정 효과가 있다. 암을 예방하고 치료하며, 변을 잘 나오게 하고 뇌를 건강하게 만들어 준다. 아울러 비장을 튼튼하게 하고 식욕을 돋워 주며, 혈당과 콜레스테롤을 낮추는 데 효과적이다.

| 어떤 사람에게 적합할까요? |

옥수수는 당뇨병 · 비만 · 지방간 환자와 암 환자에게 좋다. 그리고 중 · 노년층, 비장과 위장의 기가 허하거나 기혈이 부족한 사람, 영양 상태가 부실한 사람에게 효과적이다. 동맥 경화 · 고혈압 · 고지혈증 · 관상 동맥 경화 등 만성 심혈관 질환을 앓고 있는 환자에게도 좋다. 기억력이 계속 감퇴하거나 만성 변비를 앓고 있는 사람, 비타민 A가 부족한 사람이나 각기병 환자에게도 좋다.

| 성질과 맛은 어때요? 어디에 좋은가요? |

옥수수는 성질이 평온하고 단맛과 담백한 맛이 나며, 12 경맥 중 위경(胃經)과 대장경(大腸經)의 기능을 왕성하게 한다.

| 주요 성분은 무엇인가요? |

옥수수에는 단백질, 지방, 프로비타민 A, 비타민(B1, B2, E)과 칼슘, 철, 인, 칼륨, 그리고 미량 원소인 마그네슘과 셀레늄(selenium)이 함유되어 있으며, 녹말, 글루탐산(glutamic acid), 리신(lysine), 리그닌

(lignin)도 풍부하다. 옥수수 배아에 함유된 지방은 52%로 동종 곡물 가운데 콩 다음으로 높다. 단백질 및 지방 함유량은 콩보다 많으며, 그중 특유의 글로불린(globulin)이 30%를 차지한다.

| 주의할 사항이 있나요? |

팝콘은 당뇨병 환자, 갱년기 여성, 건조증이 있는 여성에게는 좋지 않다. 음기가 허해 열이 많이 나는 사람에게도 해로우니 먹지 않는 것이 가장 좋다. 그리고 옥수수를 한 번에 많이 먹으면 속이 더부룩해질 수 있으니 한 번에 과식하지 않도록 유의한다.

| 어떤 음식과 궁합이 맞나요? |

옥수수는 콩류, 쌀이나 밀과 함께 먹으면 영양가가 더욱 높아진다.

| 영양 성분이 얼마나 들어 있나요? |

옥수수에 들어 있는 지방 함유량은 52%로, 콩에 이어 두 번째로 높다. 단백질과 지방 함량 역시 쌀보다 높다.

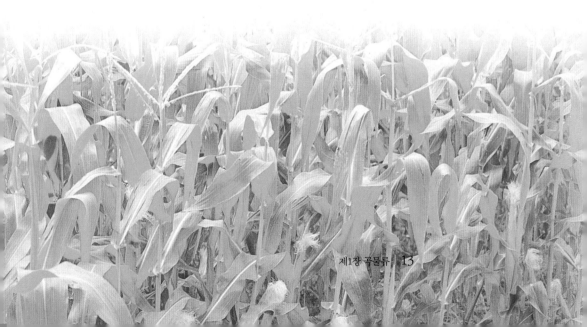

마 옥수수 죽

준비할 재료 | 옥수수 · 마 · 쌀 · 수수 각 30g.

만드는 방법 | 1. 마를 곱게 갈고, 쌀과 수수는 냄비에 넣고 물을 적당히 붓는다.

2. 센 불에서 쌀과 수수를 끓이다가 약한 불로 낮추어 1시간 더 끓인다.

3. 마지막에 마와 설탕을 적당히 넣고 골고루 저은 뒤 한 번 더 끓이면 완성이다.

4. 하루에 1회, 100g 정도를 먹는다.

효능 | 비장을 튼튼하게 하고 위장의 기운을 길러 주며, 허한 기운을 채우고 북돋운다.

주의 사항 | 위하수(胃下垂) 환자에게 좋다.

하수오 옥수수 죽

준비할 재료 | 하수오 10g, 검은깨 10g, 옥수수 100g.

만드는 방법 | 1. 하수오를 물에 불린 뒤 적당한 두께로 어슷썰기 한다.

2. 준비한 하수오, 검은깨, 옥수수를 냄비에 함께 넣어 물을 붓고 끓인다.

3. 처음에는 센 불에서 끓이다가 약한 불로 낮추어 옥수수가 푹 익을 때까지 끓인다.

효능 | 비장을 튼튼하게 하고 식욕을 돋운다.

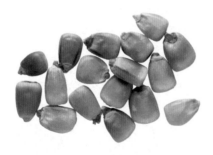

| 어떤 효과가 있나요? |

참깨는 모자라는 정력을 채워 주고 보혈 작용을 하는 동시에 간을 튼튼하게 해준다. 건조해진 장(腸)을 촉촉하고 부드럽게 해주며, 산모의 모유를 잘 나오게 하는 효과가 있다. 또한 수염과 머리카락을 검게 하고 류머티즘을 견디게 해주며, 변이 수월하게 나오게 하며 노화 방지에도 효과적이다.

| 어떤 사람에게 적합할까요? |

참깨는 습관성 변비가 있는 사람이나 고혈압·고지혈증·노년성 천식·폐결핵 환자에게 효과가 좋다. 몸이 허약하고 빈혈이 있거나 습관성 변비를 앓고 있는 사람, 기혈 부족으로 어지럼증을 느끼는 중·노년층, 눈이 침침하거나 사물이 뚜렷하게 잘 보이지 않는 사람, 허리와 다리가 쑤시고 귀에서 소리가 나거나 잘 들리지 않는 사람, 머리카락이 푸석거리거나 빠지고 새치가 빨리 나기 시작하는 사람, 산후 수유량이 부족한 산모, 당뇨병·혈소판 감소성 자반증·말초 신경 마비·두드러기 및 출혈 기미가 보이는 사람에게 좋다.

| 성질과 맛은 어때요? 어디에 좋은가요? |

참깨는 성질이 평온하고 단맛이 나며, 간경(肝經)과 신경(腎經)의 기능을 왕성하게 한다.

| 주요 성분은 무엇인가요? |

참깨에는 단백질, 지방, 올레인산(oleic acid), 리놀산(linolic acid), 레시틴(lecithin)이 함유되어 있다.

| 주의할 사항이 있나요? |

만성 장염 환자, 또는 설사를 하거나 변이 묽은 사람은 참깨를 먹지 않도록 한다. 음위(陰痿. impotence)이거나 정액이 새는 남성도 먹어서는 안 되며, 백대하(白帶下)의 양이 지나치게 많은 여성도 먹지 않는 것이 좋다.

| 어떤 음식과 궁합이 맞나요? |

참깨는 멥쌀과 함께 죽을 끓여 먹으면 노년성 허약 체질 개선 효과와 함께 약해진 오장의 기능을 회복시키는 효과가 있다. 호두와 함께 먹으면 신장이 허해서 생긴 허리와 다리의 통증, 어지럼증, 귀에서 소리가 나는 이명 현상에 좋다. 그리고 참깨와 땅콩을 껍질째 먹으면 혈소판이 감소하는 환자를 포함한 출혈 경향이 있는 사람에게 효과가 좋다.

| 영양 성분이 얼마나 들어 있나요? |

참깨의 칼슘 함유량은 두부보다 많고, 철 함유량은 돼지 간보다 많으며, 단백질 함유량은 소고기와 계란보다 높다. 일반적으로 검은깨의 치료 효과가 흰깨보다 훨씬 더 뛰어나다. 한의학에서는 검은깨는 간과 신장의 기운을 북돋우고 오장을 부드럽게 할 뿐만 아니라 노화 예방 효과가 뛰어나며, 흰깨는 건조해진 장을 부드럽게 해주어 통변 효과가 있다고 본다.

| 식이 요법 |

참깨 곽향 죽

준비할 재료 | 검은깨 · 곽향(藿香. 꿀풀과의 여러해살이풀) 각 10g, 멥쌀 50g.

만드는 방법 | 1. 검은깨는 미리 볶아 두고, 곽향은 물 500㎖를 넣고 끓여 찌꺼기를 버리고 즙만 걸러 둔다.

2. 멥쌀을 깨끗이 씻어 냄비에 넣고 물을 적당히 붓는다.

3. 2를 센 불에서 끓이다가 약한 불로 낮추어 다 익어 갈 무렵 준비한 검은깨, 곽향 달인 물, 벌꿀을 살짝 넣고 잘 저어 준 뒤 푹 끓이면 완성이다.

효능 | 위장을 튼튼하게 하고 장을 윤택하게 하며, 근육과 뼈를 튼튼하게 한다.

주의 사항 | 위산이 지나치게 적은 사람이나 변비 환자에게 특히 효과적이다.

참깨 생강 조림

준비할 재료 | 볶지 않은 참깨 60g, 생강 60g, 흑설탕 120g.

만드는 방법 | 1. 참깨를 곱게 빻고 생강은 곱게 다진다.

2. 1에 흑설탕을 넣고 잘 저어 주면 완성이다.

3. 하루에 4~6회, 1회에 6g 정도를 먹는다.

주의 사항 | 위통이 있을 때 먹으면 좋다.

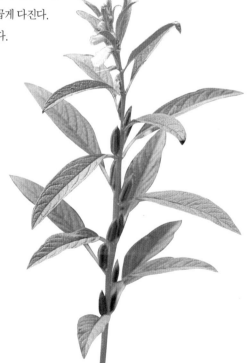

참깨의 독소 배출 효과

참깨에 들어 있는 비타민 C와 비타민 E는 우수한 항산화제로 자유기(自由基. free radical)를 중화시켜 조직의 노화를 막고, 식이 섬유는 장의 유동 운동을 촉진해 변비 예방은 물론 체내의 독소를 배출한다. 항산화제인 셀레늄 역시 자유기를 중화하고 면역 계통을 활성화하여 종양이 생기는 것을 예방한다. 체내의 과산화 지질을 제거하는 비타민 B군은 근육 속에 젖산이 쌓이는 양을 줄여 피로가 축적되지 않게 돕는다.

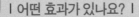

율무쌀 [薏苡仁]

| 어떤 효과가 있나요? |

율무쌀은 열을 식히고 몸의 습기를 제거해 준다. 비장을 튼튼하게 하며, 폐를 보하는 기능이 있고, 이뇨 및 소염 작용도 한다. 항암 효과와 진통 효과가 있으며 티눈을 없애는 등 미용 효과도 뛰어나다.

| 어떤 사람에게 적합할까요? |

율무쌀은 각종 류머티즘성 관절염 환자, 급·만성 신장염으로 말미암은 수종, 암으로 배에 물이 차거나 얼굴과 다리가 붓는 환자, 각기병으로 인한 부종 환자에게 좋다. 각종 암 환자에게도 효과적일 뿐만 아니라 사마귀나 티눈, 또는 청소년 시기에 주로 생기는 편평 사마귀, 심상성 사마귀, 무사마귀, 여드름을 제거하는 데도 좋으며, 영양 부족으로 피부가 까칠한 사람에게도 좋다. 폐결핵·폐괴저·폐렴·폐농양·충수염 환자에게 율무쌀은 훌륭한 식품이다.

| 성질과 맛은 어때요? 어디에 좋은가요? |

율무쌀은 성질이 서늘하고 단맛과 담백한 맛이 나며, 비경(脾經), 폐경(肺經), 신경(腎經)의 기능을 왕성하게 한다.

| 주요 성분은 무엇인가요? |

율무쌀에는 지방, 단백질, 소량의 비타민 B1이 함유되어 있다. 또 탄수화물도 풍부하게 들어 있는데, 주로 녹말과 당류로 이루어져 있다. 율무쌀에 들어 있는 아미노산으로는 류신(leucine), 리신, 아르기닌(arginine), 티로신(tyrosine) 등이다.

| 주의할 사항이 있나요? |

율무쌀은 변비 증상이 있거나 소변의 양이 많은 사람, 정액이 새는 남성이나 임신 초기의 여성은 먹지 않는 것이 좋다. 특히 습관성 유산 증상이 있는 여성은 임신 기간에 율무쌀을 먹지 않도록 주의한다.

| 어떤 음식과 궁합이 맞나요? |

사마귀를 제거하고 싶을 때, 예뻐지고 싶은 사람이나 암 환자는 율무쌀에 멥쌀을 섞어 밥을 짓거나 죽을 끓여 먹으면 효과가 좋다. 경험으로는, 류머티즘으로 뼈가 쑤시고 근육이 아픈 경우에 율무쌀 가루와 누룩으로 술을 빚어 마시면 효과가 있다. 그리고 율무쌀 쌀죽을 만들 때는 비타민이 파괴될 수 있으니 알칼리 성분이 든 식품과 함께 끓이지 않도록 주의한다.

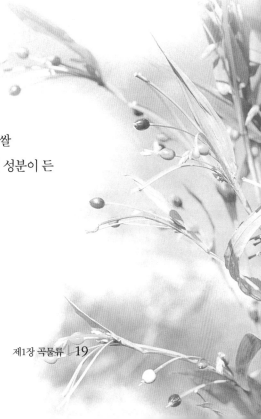

| 식이 요법 |

마 율무쌀 쌀 죽

준비할 재료 | 율무쌀 · 마 · 멥쌀 각 100g

만드는 방법 | 1. 율무쌀과 마를 냄비에 넣고 노랗게 될 때까지 살짝 볶는다.

2. 여기에 멥쌀을 넣고 물을 적당히 부어 걸쭉해질 때까지 끓인다.

3. 마지막에 소금이나 설탕으로 간을 맞추면 완성이다.

4. 아무 때나 먹어도 좋으나, 며칠 정도 지속적으로 먹는다.

효능 | 비장을 튼튼하게 하고 위장의 기운을 길러 주며, 소화를 촉진시킨다.

주의 사항 | 소아 식적(食積. 음식이 잘 소화되지 아니하고 뭉치어 생기는 병)이거나 비장이 허한 데다 식적 증상이 있을 때 먹으면 좋다.

백모근 율무쌀 탕

준비할 재료 | 율무쌀 · 백화사설초(白花蛇舌草. 백운풀) · 백모근(白茅根. 띠의 뿌리) 각 75g, 흑설탕 90g.

만드는 방법 | 1. 율무쌀, 백화사설초, 백모근, 흑설탕을 모두 냄비에 넣고 물을 부어 15분 동안 끓인다.

2. 달인 물을 다른 용기에 따라 부은 뒤, 다시 물을 붓고 20분 동안 끓여 찌꺼기는 버린다.

3. 처음 달인 물과 나중에 달인 물을 한데 부어 잘 섞는다.

4. 여러 번 나누어 마신다.

효능 | 항암 작용을 하고 위장을 튼튼하게 하며, 비장의 기운을 북돋우고 건조해진 폐를 부드럽게 해준다.

주의 사항 | 위암 환자의 소화 불량에 좋다.

| 어떤 효과가 있나요? |

좁쌀은 정력을 왕성하게 하고 부족한 혈을 보충하며, 위장을 튼튼하게 하고 몸의 습한 기운을 없앤다. 또 열을 내리고 독소를 제거하는 데 효과적이다.

좁쌀[小米]

| 어떤 사람에게 적합할까요? |

좁쌀은 비장과 위장의 기가 허한 사람이나 음식물의 소화와 흡수 기능이 떨어지는 사람, 구역질이나 구토 · 설사 증상이 있는 사람, 신장이 허해 자주 갈증을 느끼는 사람, 입이 바짝바짝 마르는 사람, 당뇨병 환자의 증상을 개선하는 데 모두 뛰어난 효과가 있다.

| 성질과 맛은 어때요? 어디에 좋은가요? |

좁쌀은 성질이 서늘하고 단맛과 짠맛이 나며, 위경(胃經), 신경(腎經), 비경(脾經)의 기능을 왕성하게 한다.

| 주요 성분은 무엇인가요? |

좁쌀에는 지방, 단백질, 회분, 녹말, 환원당, 칼슘, 인, 철, 비타민 A원이 함유되어 있다.

| 주의할 사항이 있나요? |

위장이 찬 사람은 절대 좁쌀을 먹으면 안 된다.

BONUS

좁쌀은 위장을 튼튼하게 하고 영양도 풍부해 건강한 사람뿐만 아니라 위장 기능이 약한 사람이 많이 먹으면 좋다. 정력을 왕성하게 하고 신장의 기능을 강화하며, 허열을 내리는 데 효과적이어서 당뇨병 환자가 좁쌀로 끓인 죽을 많이 먹으면 필요한 열량을 보충해 주면서 혈당은 올라가지 않는다.

❙ 어떤 음식과 궁합이 맞나요? ❙

좁쌀과 아몬드는 상극이어서 구토나 설사를 일으킬 수 있으니 함께 먹지 않는다.

❙ 식이 요법 ❙

두유 좁쌀 죽

준비할 재료 ❙ 좁쌀 · 멥쌀 각 100g, 두유 500㎖.

만드는 방법 ❙ 1. 좁쌀과 쌀을 깨끗이 씻어 냄비에 넣고 물을 붓는다.

2. 약한 불로 끓이다가 반쯤 익으면 두유와 설탕을 약간 넣고 저어 준다.

3. 완전히 익을 때까지 끓이면 완성이다.

4. 하루에 1회, 아침 대용으로 먹는다.

효능 ❙ 비장을 튼튼하게 하고 위장의 기운을 길러 주며, 허한 기운을 채우고 북돋아 준다.

주의 사항 ❙ 소화 불량이거나 식욕이 없는 사람, 변이 딱딱한 사람에게 효과적이다.

인삼 좁쌀 죽

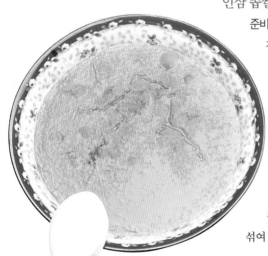

준비할 재료 ❙ 좁쌀 50g, 인삼 · 당귀 · 백작약 · 천궁 · 백출 각 15g, 복령 20g, 계지(桂枝) 10g.

만드는 방법 ❙ 1. 인삼, 당귀, 백작약, 천궁, 백출, 복령, 계지를 냄비에 넣고 물을 부어 30분 정도 끓인 뒤 찌꺼기를 걸러 낸다.

2. 깨끗이 씻은 좁쌀을 냄비에 넣고 약재 달인 물과 일반 물을 부어 죽을 끓인다.

3. 하루에 1회, 1회에 50g씩 먹는다.

효능 ❙ 통증을 없애고 이질(痢疾)을 치료한다.

주의 사항 ❙ 직장 궤양, 배가 꼬이듯이 아플 때, 변에 혈이 섞여 나올 때 먹으면 좋다.

┃어떤 효과가 있나요?┃

보리는 장을 편안하게 하고 체한 것을 내리며, 기를 북돋고 위장을 튼튼하게 한다. 또 정신을 들게 하고 머리를 맑게 하는 효과가 있다.

┃어떤 사람에게 적합할까요?┃

보리는 궤양·간 질환 환자 또는 식욕이 떨어지거나 배탈이 난 뒤 가스가 차는 사람에게 적합하다. 그리고 젖몸살이 심한 산모나 위장의 기가 허한 사람, 소화 불량 증상이 있는 사람에게도 효과적이다.

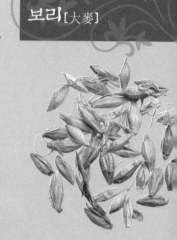

보리[大麥]

┃성질과 맛은 어때요? 어디에 좋은가요?┃

보리는 성질이 서늘하고 단맛이 나며, 위경(胃經)과 비경(脾經)의 기능을 왕성하게 한다.

┃주요 성분은 무엇인가요?┃

보리에는 단백질, 지방, 식이 섬유, 탄수화물, 녹말, 비타민(B1, B2, E), 칼슘, 인, 알란토인(allantoin) 등이 함유되어 있다.

┃주의할 사항이 있나요?┃

보리는 기관지 천식을 앓는 사람에게는 독이다. 또 몸이 차거나 쉽게 피로를 느끼는 등 몸이 허한 사람은 되도록 적게 먹거나 아예 먹지 않는 것이 좋다. 엿기름을 지나치게 많이 먹으면 신장 기능이 약화되므로 주의하고, 특히 임신을 했거나 모유 수유 중일 때 엿기름을 먹으면 유산되거나 젖이 잘 나오지 않으므로 먹지 않는다.

| 어떤 음식과 궁합이 맞나요? |

보리는 멥쌀과 찰떡궁합이어서 함께 죽을 끓이거나 밥을 지어 먹으면 좋다.

| 영양 성분이 얼마나 들어 있나요? |

보리에 든 성분은 밀과 비슷하다. 보리에 함유된 섬유소는 밀보다 풍부하고 굵으나 맛은 다소 떨어지는 편이다. 성질이 찬 보리는 위장의 기운을 튼튼하게 해주는 효과가 있고, 보리로 국수를 만들어 먹으면 밀보다 영양가도 우수하다. 보리는 또 갑자기 몸에 열이 나면서 체온이 올라가는 조열증(燥熱症)을 다스린다. 보리의 기운을 북돋아 주는 효과는 멥쌀과 우열을 가리기 힘들 정도로 뛰어나다.

| 식이 요법 |

보리차

준비할 재료 | 볶은 보리 50g.

만드는 방법 | 1. 볶은 보리를 컵이나 그릇에 담고 끓는 물을 부은 뒤 5분 후에 마신다.

2. 차 대용으로 자주 마신다.

효능 | 열을 내리고 체내의 진액(津液)을 만들며, 위장을 튼튼하게 하고 소화를 돕는다.

주의 사항 | 식욕이 떨어지는 사람이나 무더운 여름철 갈증이 심한 사람이 마시면 좋다.

보리 동부 콩 죽

준비할 재료 | 보리 300g, 동부 콩[豇豆] 100g, 흑설탕 50g.

만드는 방법 | 1. 깨끗이 씻은 보리와 동부 콩을 물이 끓는 냄비에 넣고 약한 불에서 끓인다.

2. 끓는 동안 계속 저어 주다가 푹 익으면 흑설탕을 넣어 골고루 저은 뒤 조금 더 끓인다.

3. 적당한 양을 먹는다.

효능 | 비장을 튼튼하게 하고 신장의 기운을 북돋우며, 장을 편하게 하고 체한 것을 내려가게 한다.

주의 사항 | 소화 불량이거나 식체 또는 설사하는 사람에게 좋다.

BONUS

보리를 발아시킨 것이 바로 엿기름이다. 엿기름은 성질이 약간 따뜻하고 단맛이 나며, 비경과 위경의 기능을 왕성하게 한다. 따라서 소화를 촉진하고 중초(中焦)의 기를 균형 있게 조절하며, 기를 몸 아래로 내려가게 해 산모가 수유를 끊을 수 있도록 도와준다. 엿기름에는 단백질, 프로테아제(protease), 비타민 B, 레시틴, 맥아당, 디아스타제(diastase), 전화당 효소, 맥아당, 포도당 등이 함유되어 있다. 음식을 먹은 뒤 체한 것처럼 소화가 잘되지 않거나 입맛이 없는 사람, 젖이 불어 가라앉지 않는 산모나 수유 중인 산모가 젖을 떼려고 할 때 엿기름을 물에 끓여 차로 마시면 좋다. 하지만 임신부는 적게 먹거나 먹지 않는 것이 좋다.

찹쌀[糯米]

| 어떤 효과가 있나요? |

찹쌀은 중초(中焦)를 보하고 기운을 북돋우며, 위장과 비장의 기능을 튼튼하게 하고 허한(虛汗. 쇠약하거나 병을 앓고 있거나 긴장을 했을 때 흐르는 식은땀)을 없애는 효과가 뛰어나다.

| 어떤 사람에게 적합할까요? |

찹쌀은 만성 설사를 하거나 비장과 위장이 허약한 사람, 체력이 약해 낮에 땀을 많이 흘리거나 밤에 잘 때 땀을 많이 흘리는 사람, 다한 증을 앓고 있는 사람에게 적합하다. 혈이 허해서 생긴 머리 어지럼증·신경 쇠약·폐결핵 환자가 먹으면 효과가 뛰어나다. 찹쌀로 죽을 끓여 먹으면 영양이 풍부해 체력을 강화시킬 뿐만 아니라 소화 흡수도 잘되고 위장의 기운을 북돋아 준다.

| 성질과 맛은 어때요? 어디에 좋은가요? |

찹쌀은 성질이 따뜻하고 단맛이 나며, 위경(胃經), 비경(脾經), 폐경(肺經)의 기능을 왕성하게 한다.

| 주요 성분은 무엇인가요? |

찹쌀에는 단백질, 지방, 당류, 칼슘, 인, 철, 비타민 B1, 비타민 B2, 인산, 녹말 등이 함유되어 있다.

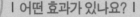

| 주의할 사항이 있나요? |

습열로 인해 담이 많은 사람, 감기로 인해 열이 나고 기침에 가래가 많이 나오는 사람, 만성 피부 습진 환자 및 혈당 수치가 과다하게 높은 당뇨병 환자는 찹쌀을 먹지 않도록 한다. 그리고 영유아 및 노년 층, 병을 앓은 뒤 소화력이 약해진 사람도 찹쌀로 만든 떡을 먹지 않는 것이 좋다.

| 어떤 음식과 궁합이 맞나요? |

만성 설사인 경우에는 마와 함께, 허한이 많이 나는 경우에는 밀기울과 함께 볶아서 먹고, 혈이 허해 생긴 어지럼증이나 신경 쇠약증 증상이 있는 사람은 대추와 함께 죽을 끓여 먹으면 좋고, 폐결핵 환자는 백합과 함께 죽을 끓여 먹으면 효과가 뛰어나다.

| 영양 성분이 얼마나 들어 있나요? |

멥쌀과 비교해 찹쌀에는 칼슘이 많이 들어 있다. 단점이라면 끈적거리고 찰진 성분 때문에 많이 먹거나 지속적으로 먹으면 좋지 않다는 것이다. 『본초강목(本草綱目)』에, "찹쌀은 끈적거리고 소화가 잘되지 않아 어린아이나 환자는 가급적 먹지 않는 것이 좋다."고 기록되어 있다.

BONUS

고대 영양학자들은 쌀로 죽을 끓여 먹는 것을 적극 권장했다. 『의약육서약성총의(醫藥六書藥性總義)』에 나오는 '멥쌀 죽은 소화 기능을 보강하고 성장 발육을 돕는 특효약이요, 찹쌀 죽은 위를 따뜻하게 하고 기를 북돋우는 묘약이다.' 라는 글귀에서도 잘 알 수 있듯이 죽을 최고의 영양 건강식이자 장수 비결이라 여겼다. 특히, 붉은 빛을 띠는 '자미(紫米)'는 쌀 중에서 최상품으로 그 성질과 맛, 효과, 영양 성분이 찹쌀과 유사하다.

| 식이 요법 |

마늘 찹쌀 죽

준비할 재료 | 보라색 껍질 마늘 30g, 찹쌀 100g.

만드는 방법 | 1. 껍질을 깐 마늘을 냄비에 넣고 끓는 물에 살짝 데쳤다가 건져 둔다.

2. 깨끗이 다듬은 시금치를 데친 뒤 냄비에 넣는다.

3. 푹 끓이면 완성이다.

효능 | 비장과 위장을 따뜻하게 하고 막힌 기운을 잘 돌게 하며, 나쁜 균을 없애고
이질을 멎게 한다.

주의 사항 | 정력을 왕성하게 하고 위장을 튼튼하게 하며, 오랫동안 이질을 앓고 있
는 사람에게 효과적이다.

찹쌀 백합 죽

준비할 재료 | 찹쌀 적당량, 백합 60g.

만드는 방법 | 1. 깨끗이 씻은 백합과 찹쌀을 함께 냄비에 넣고 물을 부어 끓인다.

2. 찹쌀이 푹 익을 때쯤 흑설탕을 약간 넣고 잘 저으면 완성이다.

효능 | 위장을 튼튼하게 하고 통증을 멎게 하며, 혈액 순환 기능이 뛰어나고 기의 흐
름을 개선한다.

주의 사항 | 위통이 있는 사람이 먹으면 효과가 뛰어나다.

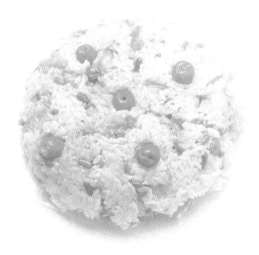

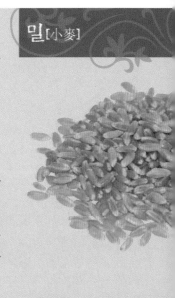
밀[小麥]

| 어떤 효과가 있나요? |

밀은 심신의 안정을 되찾고 허한을 다스리는 데 뛰어난 효과를 보인다.

| 어떤 사람에게 적합할까요? |

밀은 심장의 혈이 부족하거나 심장의 기운이 약해 잠을 잘 이루지 못하거나 꿈을 많이 꾸는 사람, 가슴이 뛰고 불안하거나 하품을 자주 하는 사람, 감정 기복이 심해 쉽게 슬퍼하고 잘 우는 사람, 각기병이나 말초 신경염을 앓고 있는 사람에게도 효과적이다. 이 밖에도 체력이 허해서 낮에 활동을 하거나 밤에 잘 때 땀을 많이 흘리는 사람, 다한증 환자에게도 좋다.

| 성질과 맛은 어때요? 어디에 좋은가요? |

밀은 성질이 서늘하고 단맛이 나며, 심경(心經), 신경(腎經), 비경(脾經)의 기능을 왕성하게 한다.

| 주요 성분은 무엇인가요? |

밀에는 녹말, 단백질, 당류, 덱스트린(dextrin), 지방, 식이 섬유가 함유되어 있다. 지방 오일로는 주로 리놀산, 올레인산, 팔미트산(palmitic acid), 스테아린산(stearic acid)의 글리세르산(glyceric acid)이 들어 있고, 레시틴, 알란토인, 아르기닌, 아밀라아제(amylase), 말타아제(maltase), 프로테아제와 무기 염류, 소량의 비타민 B, 비타민 E가 들어 있다.

| 주의할 사항이 있나요? |

당뇨병 환자는 밀을 적게 먹는 것이 좋다. 원나라 때의 요리 연구가
지아밍[賈銘]의 『음식 수지(飮食須知)』에, "밀을 옥수수나 비파와 함
께 먹으면 안 된다."고 기록되어 있다.

| 어떤 음식과 궁합이 맞나요? |

체력이 약해 땀이 많이 나는 사람은 밀에 대추와 황기를 넣어 끓여
먹고, 히스테리 증상이 있는 여성은 밀에 대추와 감초를 함께 먹으
면 좋다. 일상생활에서는 밀과 쌀을 함께 먹으면 건강에 좋다.

| 영양 성분이 얼마나 들어 있나요? |

밀은 쌀보다 단백질 함유량이 훨씬 높다. 밀기울이나 밀가루에서 추
출되는 면근(面筋. 밀가루 속 단백질을 주원료로 만든 중국 전통 식
품. 보통 시장에서는 기름에 튀긴 것을 판매함)은 밀과 비슷하지만
가공 시간과 가공 절차에 따라 조금 달라진다. 『본초강목(本草綱
目)』에는, "햇보리는 성질이 뜨겁고, 묵은 보리는 성질이 온화하며,
밀은 성질이 따뜻하다."고 기록되어 있고, 『본초습유(本草拾遺)』에
서는, "밀은 껍질의 성질은 차가우나 속 내용물은 성질이 뜨겁다."
고 평가했으며, 『도경본초(圖經本草)』는, "밀은 성질이 차가우나 가
루로 만들면 따뜻하게 변하고 독이 생긴다. 밀의 껍질을 밀기울이라
고 하는데 위장의 기를 다스리며 성질이 차가워 속의 열을 식힌다."
고 말하고 있다.

밀 대추 미음

준비할 재료 | 밀가루 · 찹쌀가루 각 100g, 대추 10개.

만드는 방법 | 1. 밀가루와 찹쌀가루를 따로 누르스름하게 될 때까지 볶는다.

2. 씨를 뺀 뒤 잘게 다진 대추를 볶은 밀가루와 찹쌀가루에 섞는다.

3. 뜨거운 물을 부어 하루에 1~2회, 1회에 30g을 먹는다. 1~3주간 지속적으로 마신다.

효능 | 신장을 튼튼하게 하고 설사를 멎게 하며, 혈을 기르고 기를 보충하는 데 효과적이다.

주의 사항 | 오랫동안 설사가 멈추지 않거나 기혈이 부족해서 생기는 어지럼증에 좋다.

후추 밀가루 선식

준비할 재료 | 밀 500g, 흰 후추 30g.

만드는 방법 | 1. 밀을 먼저 볶은 뒤 흰 후추와 함께 곱게 빻는다.

2. 여기에 흑설탕을 넣고 따뜻한 물을 부어 마신다.

3. 매일 아침에 복용한다.

효능 | 위장을 따뜻하게 하고 설사를 멎게 하며, 신장을 튼튼하게 하고 기운을 북돋아 준다.

주의 사항 | 차가운 것을 먹어 위장에 통증이 생길 때 먹으면 좋다. 또 속이 메스껍거나 구토 증상이 있을 때, 대변이 물처럼 아주 묽을 때 먹으면 효과를 볼 수 있다.

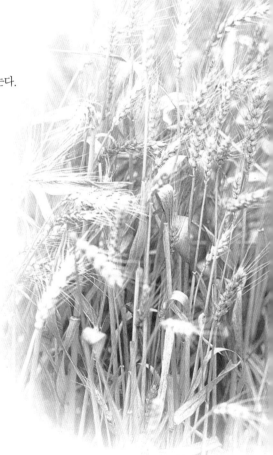

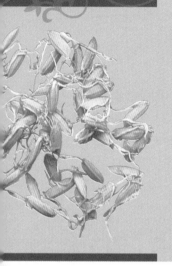

곡아(穀芽)

I 어떤 효과가 있나요? I

곡아(싹을 틔운 쌀)는 비장을 튼튼하게 하고 식욕을 돋워 주며, 중초(中焦)를 편안하게 하고 소화를 돕는다.

I 어떤 사람에게 적합할까요? I

곡아는 소화가 잘되지 않거나 속이 자주 더부룩한 사람, 식욕이 떨어지는 사람에게 적합하다. 또 비장이 허해 설사를 하는 사람이나 간 질환 환자가 먹어도 효과가 좋다.

I 성질과 맛은 어때요? 어디에 좋은가요? I

곡아는 성질이 따뜻하고 단맛이 나며, 위경(胃經)과 비경(脾經)의 기능을 왕성하게 한다.

I 주요 성분은 무엇인가요? I

곡아에는 전분, 단백질, 지방, 아밀라아제, 비타민 B 등이 함유되어 있다.

I 주의할 사항이 있나요? I

특별히 주의해야 할 사항이 없다.

| 어떤 음식과 궁합이 맞나요? |

식욕이 떨어지는 사람은 곡아와 보리를 발아시켜서 말린 엿기름[맥아(麥芽)]을 함께 먹으면 좋고, 여름철 소화 불량으로 설사가 나는 사람은 강낭콩과 함께 먹으면 효과가 좋다.

| 영양 성분이 얼마나 들어 있나요? |

곡아는 엿기름보다 소화력이 뛰어나며 식욕을 왕성하게 한다. 엿기름은 젖을 떼게 하는 효과가 있고, 곡아는 비장을 튼튼하게 하며 기운을 빼앗지 않는다. 청나라 때의 명의 장루[張璐]는, "곡아는 비장을 튼튼하게 하고 식욕을 왕성하게 하며, 중초(中焦)를 편안하게 하고 소화를 돕는다. 비장과 위장의 기운을 보충하되 엿기름처럼 기를 빼앗지 않는다."고 말했다.

BONUS

곡아는 벼를 재배하는 지역이면 어디서나 생산이 가능하며, 찐 곡아를 곡아로(穀芽露)라고 부르며, 식욕을 돋우고 비장을 튼튼하게 하며 체내의 진액을 만들고 기운을 북돋아 주는 효능이 있다. 큰 병을 앓은 뒤 또는 노약자나 영유아들이 식욕이 부진할 때 곡아로를 먹으면 아주 효과가 좋다.

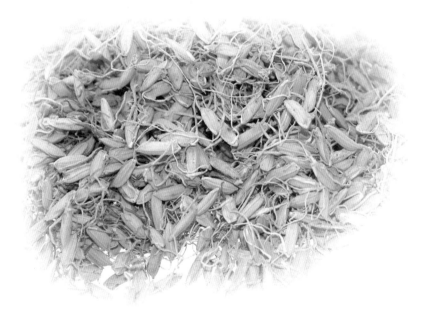

| 식이 요법 |

가리비 산사 곡아 탕

준비할 재료 | 말린 가리비 50g, 볶은 산사나무 열매 · 볶은 곡아 각 20g.

만드는 방법 | 1. 가리비는 가루를 내고, 산사나무 열매와 곡아는 물을 부어 끓인 후 찌꺼기는 버린다.

2. 달인 물에 가리비 가루를 넣고 골고루 저으면 완성이다.

3. 하루에 1회 마신다.

효능 | 정력을 왕성하게 하고 신장을 튼튼하게 하며, 기의 흐름을 원활하게 하고 소화를 돕는다.

주의 사항 | 소화 불량, 식욕 부진에 좋다.

곡아 음료

준비할 재료 | 볶은 곡아 15g.

만드는 방법 | 1. 곡아를 뚝배기에 넣고 물을 적당히 붓는다.

2. 한 시간 정도 불린 다음, 약한 불에서 15분 정도 끓여 달인 물을 다른 용기에 따라 둔다.

3. 다시 물을 적당히 부어 한 번 더 끓인다.

4. 처음 달인 물과 두 번째 달인 물을 섞어 깨끗한 거즈(gauze)로 거른다.

5. 마지막에 설탕을 약간 넣는다.

효능 | 비장을 튼튼하게 하고 식욕을 돋우며, 소화를 돕고 기의 순환을 원활하게 하는 데 효과적이다.

주의 사항 | 식적(食積)으로 속이 더부룩하고 답답하거나 식욕이 떨어질 때 먹으면 효과가 좋다.

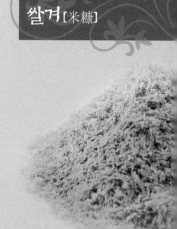

| 어떤 효과가 있나요? |

쌀겨는 기를 아래로 내려 보내 체한 것을 내려 주며, 장(腸)을 잘 통하게 하여 식욕을 돋우는 데 효과적이다.

| 어떤 사람에게 적합할까요? |

쌀겨는 각기병 환자나 식도암·분문암·대장암 환자를 포함한 열격(饐膈) 증세를 앓는 사람에게 효과가 뛰어나다.

| 성질과 맛은 어때요? 어디에 좋은가요? |

쌀겨는 성질이 평온하고 단맛이 나며, 위경(胃經)과 대장경(大腸經)의 기능을 왕성하게 한다.

| 주요 성분은 무엇인가요? |

쌀겨에는 단백질, 비타민, 지방, 당, 콜린(choline), 다량의 비타민(A, B, E) 등이 함유되어 있다.

| 주의할 사항이 있나요? |

특별히 주의해야 할 사항이 없다.

연구 결과에 따르면, 쌀겨 1kg에
는 항암 물질이 무려 23.6g이나
함유되어 있는 것으로 밝혀졌다.
이 항암 물질은 오탄당, 육탄당이
주를 이루는 다당류 화합물에 속
한다. 이렇게 항암 물질이 풍부한
쌀겨는 암을 예방하고 치료하는
데 확실한 효과가 있다. 특히 식도
암에 뛰어난 효과가 있다. 예로부
터 식도암 · 분문암 · 위암의 치료
에 쌀겨를 이용해 왔다. 현대 의학
계에서도 매일 한 숟가락 정도의
쌀겨를 섭취하면 대장암을 예방
할 수 있다며 쌀겨 섭취를 권장하
고 있다.

| 식이 요법 |

쌀겨 죽

준비할 재료 | 쌀겨 적당량.

만드는 방법 | 1. 쌀겨에 물을 적당히 붓는다.

2. 쌀겨가 충분히 퍼질 때까지 묽게 죽을 끓인다.

효능 | 소화를 돕고 위장을 튼튼하게 하며, 기의 흐름을 원활하게 하고 배변이 수월
해진다.

쌀겨 떡

준비할 재료 | 옥수수 가루 · 쌀겨 각 적당량.

만드는 방법 | 1. 옥수수 가루와 쌀겨에 따뜻한 물을 부어 골고루 섞어 반죽한다.

2. 완자 모양으로 동글납작하게 빚어 찜통에 넣고 찐다.

효능 | 위장을 튼튼하게 하고 기의 흐름을 원활하게 하는 데 효과적이다.

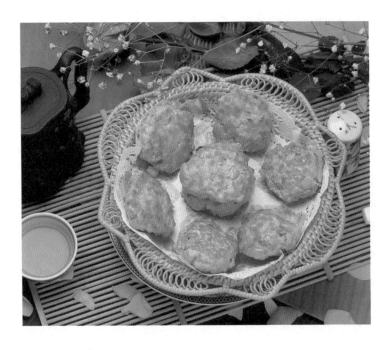

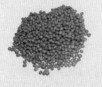 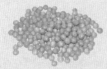 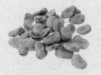

제2장

콩류[豆類]

· 콩은 양질의 단백질을 제공한다. 콩의 풍부한 영양가는 육류 제품과 비교해도 손색이 없다.

· 콩은 여덟 가지 필수 아미노산을 공급한다.

· 콩은 식물성 지방을 풍부하게 함유하고 있다. 혈중 콜레스테롤을 낮추는 효과가 있어 동맥 경화 환자에게 꼭 맞는 최상의 식품이다.

· 콩은 무기질과 비타민을 풍부하게 함유하고 있다. 그래서 신진대사를 촉진하고 식욕을 돋우며 건강을 지켜 준다.

· 콩은 인지질과 비타민을 함유하고 있다. 그래서 뇌 건강과 IQ 향상에 도움을 주고, 혈청 콜레스테롤 수치를 낮춘다. 기억력과 반응 능력을 향상시키고 심혈관 질환이나 지방간을 예방하는 데도 효과가 그만이다.

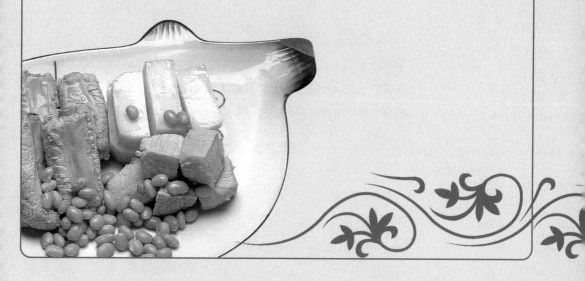

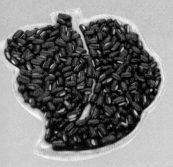

팥[赤小豆]

| 어떤 효과가 있나요? |

팥은 소변을 잘 나오게 하고 부기(浮氣)를 제거한다. 열을 내리고 독소를 배출시킬 뿐만 아니라 비장을 건강하게 하고 설사를 멎게 하는 데도 좋다. 이 밖에도 다이어트, 갈증 해소, 숙취 해소 효과가 뛰어나다. 부족한 혈을 보하고 혈액 순환을 촉진시키며, 체력 증진에도 효과적이다.

| 어떤 사람에게 적합할까요? |

팥은 심혈관 질환자, 비만 환자에게 적합하다. 심장이 허하거나 신장염으로 유발된 수종ㆍ간 경화나 각기병으로 생긴 부종ㆍ영양 결핍성 부종 환자에게도 효과가 좋다. 이 밖에도 모유가 부족한 산모나 출산 후 몸이 심하게 부었을 때 팥을 먹으면 좋다.

| 성질과 맛은 어때요? 어디에 좋은가요? |

팥은 성질이 평온하고 단맛과 신맛이 나며, 심경(心經)과 소장경(小腸經)의 기능을 왕성하게 한다.

| 주요 성분은 무엇인가요? |

팥에는 단백질, 탄수화물, 지방, 식이 섬유, 회분(灰分), 비타민 B1, 비타민 B2, 니코틴산(nicotinic acid)이 함유되어 있다. 칼슘ㆍ철ㆍ칼륨ㆍ마그네슘ㆍ인ㆍ구리ㆍ아연ㆍ셀레늄 등의 무기 염류도 들어 있다.

| 주의할 사항이 있나요? |

소변을 지나치게 자주 보는 사람은 되도록 팥을 적게 먹는 것이 좋다. 그리고 팥은 장기간 섭취하거나 한 번에 많은 양을 먹으면 몸에 해로우니 주의한다.

| 어떤 음식과 궁합이 맞나요? |

팥을 잉어나 가물치와 함께 먹으면 부기를 제거하고 몸 안의 수분을 배출하는 데 효과가 좋다. 산모가 기혈이 부족하고 모유가 안 나오거나 양이 지나치게 적을 때는 멥쌀과 팥으로 죽을 끓이거나 돼지족발과 함께 고아 먹으면 좋고, 무더운 여름철에 설사를 심하게 할 때는 팥과 강낭콩, 율무쌀을 함께 먹으면 좋고, 치질이나 대변에 피가 섞여 나올 때는 팥과 쇠비름에 식초를 넣고 달여 마시면 좋다. 이밖에도 살이 쪄서 고민인 사람은 동아와 함께 먹으면 다이어트 효과가 있다.

| 영양 성분이 얼마나 들어 있나요? |

팥의 영양가는 콩에 비해 떨어지는 편이지만 이뇨 작용과 다이어트 효과가 뛰어나다.

팥의 독소 배출 효과

팥에 들어 있는 칼륨은 이뇨 작용을 하므로 수종을 없애고 체내의 독소를 체외로 배출시킨다. 사포닌은 피를 맑게 하고 혈중 지방을 낮추며 독소를 분해한다. 단백질과 칼륨·철·구리·알루미늄 등의 미량 원소는 인체의 면역력을 높여 주는 효과가 있다.

팥 소고기 찜

준비할 재료 | 팥 200g, 소고기 250g, 땅콩 150g, 마늘 100g.

만드는 방법 | 1. 팥, 소고기, 땅콩, 마늘을 모두 냄비에 넣고 물을 부어 끓인다.

2. 소고기와 팥이 푹 익을 때까지 끓인다.

3. 따뜻할 때 공복에 먹고 이틀 내에 모두 먹도록 한다.

효능 | 비장을 튼튼하게 하고 설사를 멎게 하며, 위장을 따뜻하게 하고 기운을 북돋운다.

주의 사항 | 만성 위염 환자가 먹으면 좋다.

팥죽

준비할 재료 | 팥 120g, 멥쌀 30g.

만드는 방법 | 1. 팥과 멥쌀을 깨끗이 씻어 물을 붓고 죽을 끓인다.

2. 아침과 저녁에 먹는다. 1주일 정도 꾸준히 먹는다.

효능 | 열을 내리고 체내의 습한 기운을 없애며, 부기를 가라앉히고 독소를 제거한다.

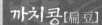

| 어떤 효과가 있나요? |

까치콩은 비장을 튼튼하게 하고 기운을 북돋우며, 체내의 습한 기운
을 없애고 더위를 식히는 데 효과적이다.

| 어떤 사람에게 적합할까요? |

까치콩은 비장이 허해 변이 묽은 사람, 식욕이 떨어지거나 만성적으
로 설사하는 사람, 소화가 잘되지 않는 사람에게 적합하다. 비장이
약하고 체력이 떨어지는 여성의 대하증 치료에도 좋다. 그리고 여름
철과 가을철에 속이 불편하거나 급성 위염 및 이질 환자, 여름 더위
와 습기 때문에 구토를 하거나 설사를 하는 사람, 암 환자 및 당뇨병
환자에게도 좋다.

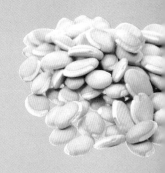

| 성질과 맛은 어때요? 어디에 좋은가요? |

까치콩은 성질이 평온하고 단맛이 나며, 위경(胃經)과 비경(脾經)의
기능을 왕성하게 한다.

| 주요 성분은 무엇인가요? |

까치콩에는 단백질, 지방, 당류, 칼슘, 인, 철분, 아연, 식물성 섬유,
비타민, 판토텐산(pantothenic acid), 시안 배당체(cyanogenic
glycosides), 티로시나아제(tyrosinase) 등이 함유되어 있다. 이 밖에
도 인지질, 자당, 포도당, 피토아글루티닌(phytoagglutinin), 트립신
(trypsin) 억제 물질 등이 들어 있다.

BONUS

현대 의학의 연구에 의하면, 까치
콩에 함유된 헤마글루티닌(hema-
gglutinin)이 디옥시리보핵산과 리
보핵산의 합성을 증가시켜 면역
반응과 백혈구, 림프 세포의 이동
을 억제한다고 한다. 종양 환자의
림프 세포에서 림프 독소를 만들
어 낼 수 있도록 해주기 때문에 인
체 세포에 비특이성 작용을 일으
켜 종양을 없애는 데 탁월한 효과
가 있다.
까치콩의 신선하고 연한 콩꼬투리
가 사람들이 보통 말하는 부분인
데 이 역시 즐겨 먹는 채소에 속한
다. 성질이 평온하고 단맛이 나며,
비장과 위장을 튼튼하게 하고 습
열(濕熱)을 없애는 데 효과적이다.
단백질, 지방, 탄수화물, 다양한 비
타민, 식이 섬유가 함유되어 있어
심혈관 질환·당뇨병·암·비
만·간장이나 쓸개 질환을 앓고
있는 환자가 먹으면 효과가 좋다.

| 주의할 사항이 있나요? |

까치콩은 절대 날것으로 먹어서는 안 되며, 반만 익혀서 먹는 것 역
시 안 된다. 까치콩에는 응혈(凝血) 물질과 용혈(溶血)성 사포닌이
들어 있어서 날것으로 먹거나 완전히 볶지 않고 먹으면 두통, 어지
럼증, 오심(惡心), 구토, 설사, 가슴 답답함, 두근거림, 두려움, 추위
를 못 견디는 등의 중독 반응을 일으킨다.

| 어떤 음식과 궁합이 맞나요? |

비장이 허해서 만성 설사에 시달리는 사람이
나 대하증으로 고생하는 여성은 까치콩에
마, 가시연밥, 연밥을 함께 끓여 먹으면 좋
고, 신선한 까치콩과 쌀로 죽을 끓여 먹으
면 한여름의 습한 기운을 없애는 데 효
과가 뛰어나다.

| 영양 성분이 얼마나 들어 있나요? |

까치콩은 다른 콩류 제품과 비교해서 더
위와 습한 기운을 없애고 위와 장의 기능
을 조절하는 효과가 우수해서 무더운 여
름철에 먹으면 좋으며, 여름 무더위와
가을 감기로 인한 급성 위장염 환자,
토하고 설사하는 사람이 먹으면 더
욱 확실한 식이 요법과 보양 효과를
볼 수 있다.

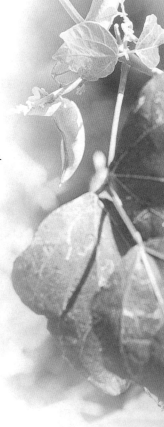

까치콩 당삼 죽

준비할 재료 | 까치콩 60g, 당삼 20g, 멥쌀 100g.

만드는 방법 | 1. 까치콩을 반쯤 익을 정도로 볶다가 당삼, 멥쌀과 함께 냄비에 넣는다.

2. 물을 적당히 붓고 죽을 끓인다.

3. 까치콩이 푹 익으면 설탕으로 간을 맞춘다.

효능 | 비장을 튼튼하게 하고 기운을 북돋운다.

주의 사항 | 비장과 위장이 허약한 만성 위염 환자가 먹으면 효과가 좋다. 속이 더부룩하거나 신경성 식욕 부진증, 트림이 나오는 증상에 효과적이다.

까치콩 마 죽

준비할 재료 | 볶은 까치콩, 마 각 100g, 쌀 70g.

만드는 방법 | 1. 까치콩, 마, 멥쌀을 냄비에 넣고 물을 적당히 부어 죽을 끓인다.

2. 까치콩이 푹 익으면 완성이다.

3. 설탕으로 간을 맞추고, 한꺼번에 많이 먹지 않고 나누어 먹는다.

효능 | 비장을 튼튼하게 하고 위장의 기운을 복돋운다.

주의 사항 | 만성 위염으로 말미암은 소화 불량 증상에 좋다.

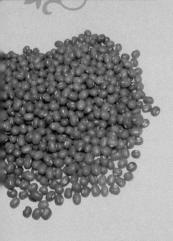

녹두(綠豆)

| 어떤 효과가 있나요? |

녹두는 더위를 식히고 갈증을 해소하며, 열을 내리고 체내의 독소를 배출하는 데 효과적이다. 이 밖에도 몸 안의 수분을 원활하게 몸 밖으로 내보내고 부기도 빠르게 제거해 준다.

| 어떤 사람에게 적합할까요? |

녹두는 고혈압·고지혈증 환자, 콜레스테롤 수치가 높은 사람, 여름철에 더위를 먹어 몸에 열이 나고 답답함을 호소하는 사람, 목이 마르고 갈증이 심한 사람, 부스럼이나 종기가 난 사람이 먹으면 효과적이다. 이 밖에도 단독(丹毒) 같은 열독으로 생긴 피부 감염, 눈병, 식중독, 약물 중독, 중금속 중독, 농약 중독, 가스 중독, 인화 아연 중독 등의 증상에도 녹두를 먹으면 효과가 좋다.

| 성질과 맛은 어때요? 어디에 좋은가요? |

녹두는 성질이 서늘하고 단맛이 나며, 위경(胃經)과 심경(心經)의 기능을 왕성하게 한다.

| 주요 성분은 무엇인가요? |

녹두에는 단백질, 지방, 탄수화물, 칼슘, 인, 철, 카로틴(carotene), 비타민 B1, 비타민 B2, 니코틴산 등이 함유되어 있다. 녹두에 함유된 단백질은 대부분 글로불린 단백질인데, 이 속에는 메티오닌(methionine), 트립토판(tryptophane), 리신, 류신, 트레오닌(threonine) 등이 많이 들어 있다.

| 주의할 사항이 있나요? |

비장과 위장의 기가 허하고 냉하며, 묽은 변을 보거나 설사가 낫지 않는 사람은 녹두를 절대 먹지 않도록 주의한다.

| 어떤 음식과 궁합이 맞나요? |

녹두는 금은화(金銀花)와 달여서 차로 마시면 홍역이나 이하선염을 예방할 수 있다. 농약을 잘못 마셔서 중독되었을 때는 녹두 가루에 계란을 풀어 복용하면 좋다. 또 녹두와 좁쌀은 궁합이 잘 맞는 음식이라 죽을 끓여 먹으면 영양가가 훨씬 높아진다. 반면에 비자나무, 잉어와는 상극이므로 함께 섭취하지 않도록 주의한다.

| 영양 성분이 얼마나 들어 있나요? |

녹두는 닭고기보다 영양가가 높다. 단백질 함량이 닭고기보다 높고 열량 또한 닭고기의 3배나 된다. 칼슘은 닭고기의 7배, 철분은 닭고기의 4.5배, 비타민 B1은 17배, 비타민 B2와 인의 함량도 닭고기보다 높다.

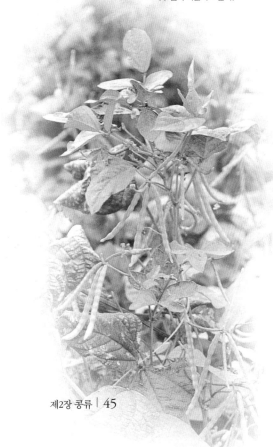

│ 식이 요법 │

녹두 배추 국

준비할 재료 │ 녹두 100g, 배추 속 2개.

만드는 방법 │ 1. 녹두를 먼저 넣고 끓이다가 배추를 넣은 뒤 15분 정도 더 끓인다.

2. 건더기는 버리고 국물만 따른다.

3. 하루에 1회 마신다.

효능 │ 열을 내리고 체내의 독소를 제거하며, 위장을 튼튼하게 하고 소화를 돕는다.

주의 사항 │ 위열로 말미암은 통증, 궤양이 있는 사람에게 좋다.

우유 녹두 음료

준비할 재료 │ 녹두 50g, 우유 250g.

만드는 방법 │ 1. 녹두를 깨끗이 씻어 냄비에 넣고 삶는다.

2. 우유를 다른 냄비에 넣고 살짝 끓이다가 1과 녹두를 섞는다.

3. 여기에 설탕을 적당히 넣고 다시 한 번 한소끔 끓이면 완성이다.

4. 매일 1회 마신다.

효능 │ 열을 내리고 체내의 독소를 제거하며, 정력을 왕성하게 하고 혈을 기른다.

주의 사항 │ 장티푸스 환자에게 좋다.

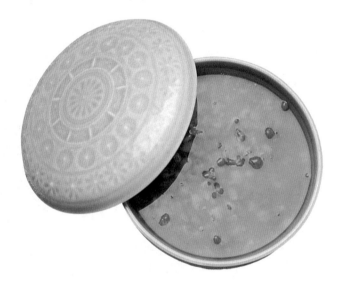

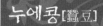

| 어떤 효과가 있나요? |

누에콩은 비장을 튼튼하게 하고 기운을 북돋우며, 체내의 습한 기운을 없애고 항암 작용을 한다.

| 어떤 사람에게 적합할까요? |

누에콩은 비장과 위장의 기가 허한 사람, 식사량이 적거나 식욕이 없는 사람, 대변이 무른 사람에게 적합하다. 수종 환자가 먹어도 좋고 식도암·위암·자궁 경부암 환자가 먹어도 효과가 뛰어나다.

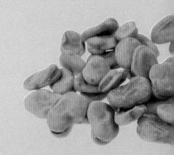

| 성질과 맛은 어때요? 어디에 좋은가요? |

누에콩은 성질이 평온하고 단맛이 나며, 위경(胃經)과 비경(脾經)의 기능을 왕성하게 한다.

| 주요 성분은 무엇인가요? |

누에콩에는 단백질, 지방, 탄수화물, 식이 섬유, 칼슘, 인, 철, 비타민 B, 인산이 함유되어 있으며, 인지질, 콜린 및 다른 곡류나 콩류에 없는 미량 원소도 들어 있다. 연구에 의하면 누에콩에 들어 있는 식물 응집소가 종양을 없애고 항암 작용을 하며, 암을 예방하는 것으로 나타났다.

| 주의할 사항이 있나요? |

누에콩은 영유아들이 많이 먹으면 좋지 않고, 기의 순환이 좋지 않 아 속이 더부룩한 사람은 먹지 않도록 한다. 체내에 '포도당-6-인산 탈수소 효소(glucose-6-phosphate dehydrogenase. 葡萄糖-6-燐酸脫 水素酵素)'가 부족한 사람도 먹지 않는 것이 좋다. 누에콩에는 비신 (vicine)이라는 성분이 들어 있어 '잠두 중독증(蠶豆中毒症. fabism)'을 유발한다. 주로 9세 이하의 어린이가 잘 걸리며 어른도 간혹 걸리는 수가 있다. 잠두 중독증은 누에콩을 먹은 뒤 보통 1~4 일 내에 발발하며, 초기에는 저열이 주로 나타나지만 고열이 나타나 기도 한다. 두통, 복통, 또는 온몸이 쑤시고 아프거나 피로감, 구역 질이 동반되기도 한다. 게다가 소변은 점차 붉은 갈색으로, 피부도 옅은 노란색으로 변한다. 혈액 검사를 하면 헤모글로빈이 뚜렷하게 감소하고 황달 지수가 상승해서 '잠두 황달'이라고 부르기도 한다. 이 병은 급성이기 때문에 제때 치료하지 않으면 사망에까지 이르기 도 한다.

| 어떤 음식과 궁합이 맞나요? |

수종이 있으면 누에콩과 동아와 함께 먹으면 좋고, 항암 효과를 기 대한다면 마름, 율무쌀, 감자, 토란과 함께 먹거나 번갈아 먹으면 된 다. 하지만 시금치와는 상극이므로 같이 먹지 않도록 주의한다.

| 영양 성분이 얼마나 들어 있나요? |

콩류 가운데 누에콩의 단백질 함량이 28.2%에 달할 정도로 높다. 잘 익은 누에콩은 전체적인 영양가가 높고, 어린 누에콩은 잘 익은 누 에콩보다 비타민 A, 비타민 C 함량이 높다.

누에콩 미음

준비할 재료 | 누에콩 적당량.

만드는 방법 | 1. 누에콩을 곱게 빻은 뒤 냄비에 넣고 볶다가 물을 부어 걸쭉하게 만든다.

효능 | 비장을 튼튼하게 하고 습한 기운을 없애며, 설사를 멎게 하고 지혈 작용을 한다.

주의 사항 | 비장이 허해 습한 기운이 체외로 빠져나가지 않는 사람에게 적합하다. 몸이 무겁고 무기력하거나 식욕이 없을 때, 몸이 많이 야위거나 변이 무르고 체력이 약한 사람이 먹으면 좋은 효과를 볼 수 있다.

느릅나무 잎 누에콩 죽

준비할 재료 | 누에콩 50g, 느릅나무 잎 10g, 쌀 100g.

만드는 방법 | 1. 누에콩, 느릅나무 잎, 쌀을 따로 깨끗이 씻고, 누에콩은 씻은 뒤 물에 4시간 정도 불린다.

2. 준비한 쌀, 누에콩, 느릅나무 잎을 넣고 물을 적당히 부어 센 불에서 끓인다.

3. 끓기 시작하면 약한 불로 낮추어 30분 정도 더 끓인다.

4. 하루에 1회, 1회에 100g씩 먹는다.

효능 | 비장을 튼튼하게 하고 습한 기운을 없애 주며, 지혈 효과와 함께 혈압을 낮춘다.

주의 사항 | 대장염을 앓고 있는 고혈압 환자가 먹으면 좋다.

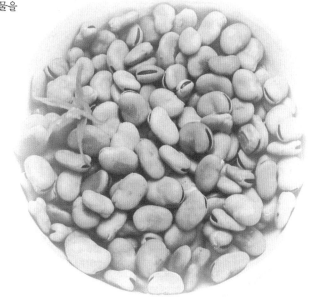

노란 콩 [黃豆]

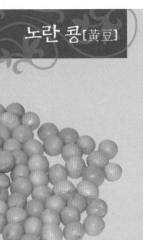

| 어떤 효과가 있나요? |

노란 콩은 근육과 뼈를 튼튼하게 하며, 비장을 튼튼하게 하고 답답함을 없앤다. 체내의 습기를 없애고 간장과 위장을 튼튼하게 하는 데도 효과적이다. 또 머리를 검게 하고 눈을 맑게 하며, 암을 예방한다. 노화 방지 및 장수에도 좋다.

| 어떤 사람에게 적합할까요? |

노란 콩은 당뇨병·비만증·고혈압·관상 동맥 경화·동맥 경화·고지혈증 환자 및 암 환자에게 적합하다. 기혈이 부족하고 영양 결핍이거나 신경 쇠약·건망증·불면증에 시달리는 사람, 철분 결핍 빈혈 환자, 성장기의 청소년이나 어린이에게 아주 좋다.

| 성질과 맛은 어때요? 어디에 좋은가요? |

노란 콩은 성질이 평온하고 단맛이 나며, 대장경(大腸經)과 비경(脾經)의 기능을 왕성하게 한다.

| 주요 성분은 무엇인가요? |

노란 콩에는 단백질과 지방이 풍부하게 함유되어 있다. 노란 콩의 단백질에는 우리 몸에 필요한 여덟 가지 필수 아미노산과 리신 성분이 풍부하고, 지방유에는 불포화 지방산, 리놀렌산(linolenic acid), 올레인산, 리놀산 등이 다량 함유되어 있다. 이 밖에도 탄수화물, 비타민, 회분, 칼슘, 인, 철, 몰리브덴(molybdenum), 셀레늄, 카로틴, 프로비타민 A, 비타민 B1·B2·C 등의 성분을 골고루 함유하고 있다.

| 주의할 사항이 있나요? |

음기가 허해 열이 많은 사람은 노란 콩을 먹으면 위험하다. 그리고 간 질환 · 신장병 · 통풍 · 동맥 경화 · 소화성 궤양 환자, 요오드 수치가 낮은 사람도 노란 콩을 먹지 않는다. 속이 더부룩하고 가스가 찬 사람 역시 되도록 적게 먹는 것이 좋다. 이 밖에 소화 기능이 약한 사람도 적게 먹는 것이 바람직하다.

| 어떤 음식과 궁합이 맞나요? |

식초에 절인 노란 콩은 당뇨병 · 동맥 경화 · 뇌 혈전 · 고혈압 · 비만을 예방하고 변비도 시원하게 해결해 준다.

| 영양가가 얼마나 들어 있나요? |

노란 콩에 함유된 단백질은 무려 36%에 달한다. 물론 단백질 함유량이 50%에 육박하는 검은콩에는 못 미치지만 지방 함유량은 18.4% 이상으로 검은콩보다 풍부하다. 고단백 식품인 노란 콩 500g에는 살코기 1kg, 계란 1.5kg, 우유 6ℓ와 맞먹는 단백질이 함유되어 있다.

산초 노란 콩 국

준비할 재료 | 노란 콩 30g, 산초 50g.

만드는 방법 | 1. 노란 콩과 산초를 따로 깨끗이 씻은 뒤 냄비에 함께 넣는다.

2. 물을 적당히 부어 센 불에서 끓이다가 약한 불로 낮추어 콩이 푹 익을 때까지 끓인다.

3. 마지막에 소금으로 간을 맞춘다.

효능 | 비장을 튼튼하게 하고 중초(中焦)를 편안하게 하며, 냉기를 없애고 통증을 제거한다. 아울러 위장을 편안하게 하고 구토를 멎게 한다.

주의 사항 | 위통과 구토에 좋다.

앉은검정 노란 콩 반죽

준비할 재료 | 앉은검정 10g, 노란 콩 가루(볶은 것) 50g.

만드는 방법 | 1. 앉은검정[百草霜. 솥 밑에 붙은 검은 그을음. 지혈·지사약으로 쓴다]을 냄비에 먼저 넣고 콩가루와 함께 골고루 섞는다.

2. 물을 적당히 부어 걸쭉하게 되면 설탕을 약간 넣고 골고루 젓는다.

효능 | 체한 것을 내려가게 하고 설사를 멎게 하며, 수렴 작용과 지혈 효과가 있다.

주의 사항 | 위·십이지장 궤양 환자가 출혈 증상이 있을 때 먹으면 좋다.

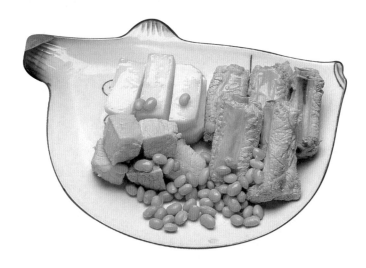

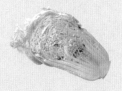 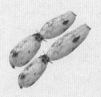

제3장

채소류 菜蔬類

● ● ●

- 채소는 풍부한 비타민과 무기질을 함유하고 있다. 영양가는 높고 열량은 낮은 우수 식품이다.
- 채소에 함유된 풍부한 식이 섬유는 장운동을 활발하게 하므로 꾸준히 섭취하면 대장암을 걱정하
  지 않아도 된다.
- 체소는 항산화 물질인 비타민 C와 베타카로틴betacarotin이 풍부하다. 독소를 중화시키고 자유 라
  디칼을 몸 밖으로 내쫓는다. 아울러 세포에 병변이 발생하고 노화가 진행되는 것을 막아 준다.
- 베타카로틴은 질병에서 우리 몸을 보호하는 '수비수' 역할을 한다. 간에서 비타민 A로 전환된다.

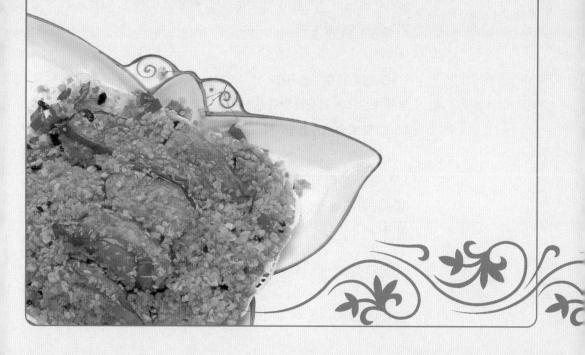

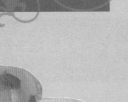

감자 [馬鈴薯]

| 어떤 효과가 있나요? |

감자는 비장을 튼튼하게 하고 기운을 북돋우며, 설사를 멎게 하고 배변을 수월하게 한다. 또 비장과 위장을 편안하게 하며, 건조한 폐를 윤택하게 한다. 뿐만 아니라 신장을 보하고 정력 강화에 좋으며, 기침을 멎게 하고 갈증을 해소하는 데에도 효과적이다.

| 어떤 사람에게 적합할까요? |

감자는 고혈압·동맥 경화 환자나 비만·신장염·습관성 변비로 고생하는 사람, 패혈증 환자에게 적합하다. 위궤양 및 십이지장 궤양을 앓거나 비장과 위장의 기운이 허할 때, 영양이 부족한 사람에게도 효과적이다. 암 환자 특히 유방암·직장암 환자가 먹으면 좋다.

 이李박사의 조언

위장 보호 방법 (3)

꼭꼭 씹어서 먹어라. 음식을 먹을 때 제대로 씹지 않고 삼키거나 급하게 먹어서는 안 된다. 음식물을 충분히 씹어야 분비되는 타액도 그만큼 증가해 위장의 부담을 덜어 주고 위 점막을 보호할 수 있다.

| 성질과 맛은 어때요? 어디에 좋은가요? |

감자는 성질이 평이하고 단맛이 나며, 위경(胃經)과 비경(脾經)의 기능을 왕성하게 한다.

| 주요 성분은 무엇인가요? |

당류가 많으며 전분질 함유량도 매우 풍부하다. 단백질, 비타민(B1, B2, C) 및 칼슘, 인, 철분, 칼륨 등도 함유되어 있다.

| 주의할 사항이 있나요? |

혈당 수치가 높은 당뇨병 환자는 감자를 적게 먹거나 먹지 않는 것이 좋다.

| 영양 성분이 얼마나 들어 있나요? |

감자의 단백질은 쌀보다 많고, 단백질의 여덟 가지 필수 아미노산은 일반 곡물은 따라오지 못하는 수준이다. 신선한 감자에 들어 있는 비타민 C 함량은 일반 과일이나 채소 중에서 상위권이다. 이런 까닭에 영양학자들은 감자를 '완벽한 식품'이라고 부른다.

| 식이 요법 |

소 위장 감자 채 볶음

준비할 재료 | 감자 80g, 익힌 소 위장 50g.

만드는 방법 | 1. 감자는 껍질을 깎은 뒤 채 썰어서 헹구고, 소 위장도 채 썬다.

2. 팬에 땅콩기름을 두르고 달군 뒤 다진 파, 마늘을 볶아 향을 낸다.

3. 여기에 준비한 감자와 소 위장을 넣고 골고루 볶는다.

4. 소고기 육수와 소금, 조미료를 적당히 넣고 익을 때까지 볶는다.

효능 | 비장을 따뜻하게 하고 위장을 튼튼하게 하며, 중초(中焦)를 보하고 기운을 북돋운다.

주의 사항 | 만성 위염에 좋다.

감자 조림

준비할 재료 | 감자 300g.

만드는 방법 | 1. 감자 껍질을 깎은 뒤 적당한 크기로 깍둑썰기 한다.

2. 팬에 기름을 두르고 달군 뒤 다진 파를 볶아 향을 낸 다음 감자를 넣는다.

3. 골고루 볶다가 소금, 간장, 물 200㎖를 넣고 뚜껑을 덮는다.

4. 국물이 자작자작하게 되면 다진 파를 뿌려 조금 더 익힌다.

효능 | 비장을 튼튼하게 하고 위장을 편안하게 하며, 기운을 북돋고 염증을 없애는 데 효과적이다.

주의 사항 | 위·십이지장 궤양 환자에게 좋다.

배추[白菜]

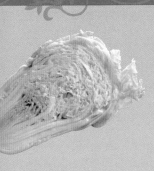

| 어떤 효과가 있나요? |

배추는 열을 내리고 답답증을 없애며, 위와 장을 시원하게 뚫어 준다. 체내의 진액을 만들고 갈증을 해소하며, 소화를 돕고 기를 아래로 내려가게 하는 데 효과적이다. 또한 열병으로 갈증이 심하거나 소화 불량으로 가스가 찰 때 먹으면 효과가 좋고 목을 시원하게 해준다.

| 어떤 사람에게 적합할까요? |

배추는 위장의 기가 허해 생긴 위궤양·소화 불량 환자, 변이 딱딱해 변을 보기가 힘든 사람, 소변이 잘 안 나오는 사람, 암·규폐증·당뇨병·비만 환자에게 좋다. 죽상 동맥 경화·고지혈증·고혈압과 같은 심혈관 질환자에게도 적합하다. 이 밖에도 입안이 마르고 속에 열이 많아 입 냄새가 심한 사람에게도 효과가 좋다. 특히 유아나 성장기 어린이가 먹으면 좋다.

| 성질과 맛은 어때요? 어디에 좋은가요? |

배추는 성질이 평온하고 단맛이 나며, 위경(胃經)과 대장경(大腸經)의 기능을 왕성하게 한다.

| 주요 성분은 무엇인가요? |

배추에는 단백질, 지방, 당류, 다양한 비타민, 식이 섬유, 무기 염류가 함유되어 있다. 칼슘·칼륨·철·아연·마그네슘·구리·몰리브덴 등의 미량 원소도 들어 있다.

| 주의할 사항이 있나요? |

몸이 지나치게 냉한 사람, 위장이 찬 사람, 폐에 열이 많아 기침이 심한 사람은 배추를 멀리하는 것이 좋다.

| 어떤 음식과 궁합이 맞나요? |

배추는 두부와 함께 먹으면 금상첨화다. 배추는 칼슘이 풍부한 반면 콩 제품 가운데 두부는 칼슘과 인 함유량이 적은 편이어서 배추와 두부를 함께 먹으면 상호 보완 작용을 하고 다이어트 및 미용 효과를 거둘 수 있다.

| 식이 요법 |

배추 즙

준비할 재료 | 배추 적당량.

만드는 방법 | 1. 깨끗이 씻은 배추를 찧어 200㎖ 가량의 즙을 낸다.

2. 배추 즙을 미지근하게 데워 식사하기 전에 마신다.

3. 매일 1회, 3일 동안 꾸준히 마신다.

효능 | 위와 장을 시원하게 뚫어 주고 기를 아래로 내려가게 하며, 중초(中焦)를 편안하게 해준다. 위장의 기운을 길러 주고 소화를 돕는다.

주의 사항 | 체했거나 소화성 궤양으로 출혈이 나는 사람에게 좋다. 기가 허하고 위장이 냉한 사람은 많이 먹지 않는 것이 좋다.

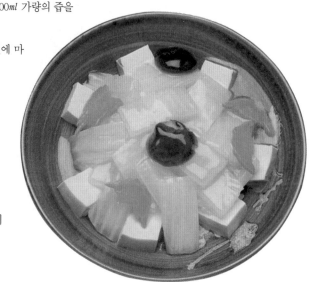

탕수 배추

준비할 재료 | 배추 · 고추 각 100g.

만드는 방법 | 1. 배추의 속살을 골라 씻고 길게 찢어 소금에 재운다.

2. 수분이 생기면 여러 번 씻어 염분을 없애고 깨끗한 거즈로 물기를 제거한다.

3. 고추를 채 썰어 배추 위에 얹어 둔다.

4. 설탕, 식초, 간장을 그릇에 넣고 골고루 섞어 배추 위에 끼얹는다.

5. 냄비에 기름을 두르고 달군 뒤 고추가 노랗게 색이 변할 때까지 볶는다.

6. 고추기름을 배추 위에 끼얹고 뚜껑을 덮어 매운 맛과 향이 배추에 배도록 잘 버무린다.

효능 | 위장을 튼튼하게 하고 소화를 도우며, 열을 내리고 답답증을 없애는 데 효과적이다.

주의 사항 | 소화 불량 · 복부 팽만 · 식욕 부진에 좋다.

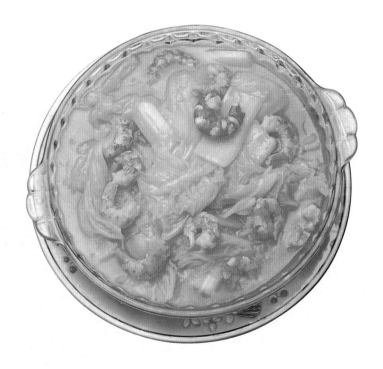

| 어떤 효과가 있나요? |

토마토는 진액을 만들고 갈증을 해소하며, 위장을 튼튼하게 하고 소화를 돕는다. 열을 내리고 독소를 없애며, 혈을 식히고 간장을 편안하게 만들 뿐만 아니라 혈압을 낮추는 데도 효과적이다.

| 어떤 사람에게 적합할까요? |

토마토는 고혈압 · 신장병 · 심장병 · 간질환 · 당뇨병 · 암 환자에게 적합하다. 괴혈병 · 펠라그라 · 알레르기성 자반 · 감기 · 비만 · 야맹증 · 홍반성 낭창 · 안저 출혈 · 잇몸 출혈 등의 증상이 있는 사람에게도 효과적이다. 이 밖에도 열이 나고 입이 마르는 사람, 여름철에 나는 갈증, 답답증을 자주 느끼는 사람, 식욕이 떨어지는 사람이 토마토를 먹으면 효과를 볼 수 있다.

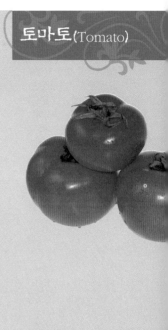

토마토(Tomato)

| 성질과 맛은 어때요? 어디에 좋은가요? |

토마토는 성질이 서늘하고 단맛과 신맛이 나며, 위경(胃經)의 기능을 왕성하게 한다.

| 주요 성분은 무엇인가요? |

토마토에는 단백질, 지방, 당류, 비타민 P, 비타민 PP와 함께 다양한 미량 원소가 함유되어 있다. 이 밖에도 유기산, 펙틴(pectin), 색소, 토마틴(thaumatin), 토마티딘(tomatidine) 등이 들어 있다.

| 주의할 사항이 있나요? |

토마토는 위장이 찬 사람에게는 해로우니 피하는 것이 좋으며, 찬 기운의 생리통이 있는 여성은 생리 기간에는 토마토를 먹지 않는 것이 좋다. 설익은 토마토도 먹지 않도록 주의한다.

| 어떤 음식과 궁합이 맞나요? |

현대 식품 영양학에서 요리에 주로 사용하는 식품으로 간주되는 토마토는 특히 계란과 함께 볶아 먹으면 영양과 맛이 완벽한 조화를 이룬다. 토마토와 계란은 서로의 단점을 보충해 주며, 함께 요리를 하면 빛깔, 향, 맛이 아주 뛰어나고 영양가도 매우 높다.

| 영양 성분이 얼마나 들어 있나요? |

채소로 또는 과일로 분류하기도 하는 토마토는 다른 과일에 비해 영양이 풍부하고 완벽하기 때문에 '비타민 창고' 라고 불린다. 일반 채소에 든 비타민은 열과 빛에 약하고 알칼리에게 약하지만 토마토는 이러한 단점을 가지고 있지 않다. 시트르산(citric acid), 말산(malic acid)이 함유되어 있고, 비타민 C는 산성에만 존재하는데 요리를 해도 쉽게 파괴되지 않으며, 손실이 적을 뿐만 아니라 체내 이용률도 높은 편이다. 이런 토마토의 장점은 다른 채소와 비교할 바가 못 된다. 토마토에 함유된 비타민 P와 비타민 PP의 함유량이 다른 과일보다 훨씬 풍부하기 때문에 혈관을 보호하고 혈관이 딱딱해지는 것을 막아 주며 고혈압 예방에도 효과적이다. 건강한 피부를 유지시키고 펠라그라(pellagra)라는 피부병을 치료하는 효과도 있다.

토마토 여주 탕

준비할 재료 | 토마토 400g, 여주 100g.

만드는 방법 | 1. 토마토를 깨끗이 씻어 적당한 크기로 자른다.

2. 여주는 속을 없애고 두툼하게 자른 뒤 소금에 잠깐 절였다가 찬물에 헹군 뒤 건져 둔다.

3. 준비한 토마토와 여주를 냄비에 같이 넣고 물을 적당히 부어 몇 분 동안 끓인다.

4. 마지막에 소금으로 간을 하면 완성이다.

효능 | 열을 내리고 위장을 튼튼하게 하며, 체내의 진액을 만들고 소화를 돕는다.

주의 사항 | 식욕 부진인 사람에게 좋다.

토마토 감자 즙

준비할 재료 | 토마토 · 감자 적당량.

만드는 방법 | 1. 토마토를 깨끗이 씻어 적당한 크기로 잘라 반 컵 분량의 즙을 짠다.

2. 감자를 씻어 껍질을 벗긴 뒤 반 컵 분량의 즙을 짠다.

3. 토마토 즙과 감자 즙을 잘 섞어 아침과 저녁에 각 한 번씩 마신다.

효능 | 위장을 튼튼하게 하고 소화를 도우며, 혈을 기르고 촉촉하게 한다.

주의 사항 | 비장과 위장이 약해서 소화가 잘되지 않는 사람에게 좋다.

이홍박사의 조언

토마토의 독소 배출 효과

토마토에 든 중요한 항산화 물질인 리코펜(lycopene)은 올리브유나 아마인유와 함께 요리해서 먹으면 체내 흡수율이 높아져 암 예방, 심혈관 질환 감소, 노화 방지 등에 효과적이다. 토마토는 또 체내의 페하(pH) 균형을 잡아 주는 역할도 하기 때문에 혈액이 산화되어 나타나는 통증이나 염증을 예방해 준다.

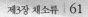

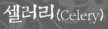

셀러리(Celery)

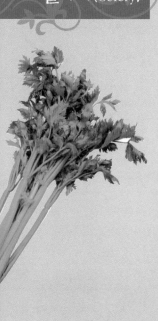

| 어떤 효과가 있나요? |

셀러리는 열을 내리고 독소를 제거하며, 위장을 튼튼하게 하고 간을 편하게 한다. 이 밖에 소변을 잘 보게 하고 습한 기운을 없애며, 항암과 노화 방지 효과가 탁월하다. 뿐만 아니라 혈압과 혈중 지방 농도를 낮추는 데도 효과적이다.

| 어떤 사람에게 적합할까요? |

셀러리는 당뇨병 · 철분 결핍 빈혈증 · 고혈압 · 고지혈증 · 혈관 경화 환자, 간에 열이 많은 사람, 간의 양기가 위로 올라와 머리가 어지럽고 붓는 사람에게 적합하다. 머리가 무겁고 다리에 힘이 없는 사람, 걸음걸이가 불안정한 사람, 얼굴과 눈이 지나치게 벌건 사람, 입안이 쓰거나 귀에서 소리가 나는 이명 현상이 있는 사람 등이 먹으면 효과를 볼 수 있다. 이 밖에도 갱년기 여성, 소변을 보는 데 불편함을 느끼거나 소변에 피가 섞여 나오거나 통증이 있는 사람, 유미뇨(乳糜尿. 암죽뇨. 암죽이나 지방이 섞여 유백색을 띠는 오줌) 환자에게도 효과적이다.

| 성질과 맛은 어때요? 어디에 좋은가요? |

셀러리는 성질이 서늘하고 단맛과 쓴맛이 나며, 위경(胃經)과 간경(肝經)의 기능을 왕성하게 한다

| 주요 성분은 무엇인가요? |

셀러리에는 단백질, 지방, 당류, 비타민, 무기 염류, 그리고 아피인(apiin), 정유(精油) 성분, 유기산, 알칼로이드(alkaloid) 등이 함유되

어 있다.

| 주의할 사항이 있나요? |

비장과 위장이 허하고 냉한 사람, 설사를 하거나 묽은 변을 보는 사람, 임신 중이거나 출산한 지 얼마 되지 않은 여성은 셀러리를 먹지 않는다. 셀러리를 먹으면 정자 수가 줄어든다는 연구 발표가 나왔으므로 2세 계획을 갖고 있는 남성은 적게 먹거나 신중을 기해야 한다.

| 영양 성분이 얼마나 들어 있나요? |

미나리와 셀러리는 효과가 비슷하다. 간장 기능을 활성화하는 채소인 셀러리는 간장을 보하고 열을 내리며, 혈압을 낮춰 주는데 이런 점은 셀러리가 미나리보다 더 뛰어나다. 반면에 폐 기능을 왕성하게 하는 채소인 미나리의 장점은 폐의 열을 식히고 소변을 잘 보게 하며 습열을 없애 주는 효과가 뛰어나다는 점이다.

셀러리에 들어 있는 카로틴은 줄기나 잎자루보다 잎에 80배 더 많이 함유되어 있으며, 비타민 C는 17배, 비타민 P는 13배, 칼슘 염류는 2배 더 많이 들어 있다. 앞으로 셀러리 잎을 버리는 일이 없도록 하자. 이 밖에 셀러리는 다른 박과 식물보다 단백질과 인이 배로 더 풍부하고, 칼슘과 철 함유량은 토마토보다 무려 20배 더 높다.

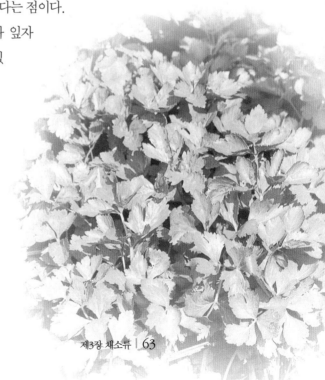

BONUS

현대 약리학 연구에 따르면, 셀러리는 혈압을 낮추는 데 탁월한 효과가 있으며, 이는 주로 대동맥궁에 존재하는 화학 수용기를 통해 이루어진다. 이 밖에 셀러리는 성기능 강화 효과가 있어서 서양에서는 '부부 금슬 채소'라고도 불린다. 특히 여성이 셀러리를 자주 섭취하면 젊음의 활력을 되찾을 수 있다. 여성 호르몬 분비를 촉진해 생리 불순이나 갱년기 장애를 개선해 주기 때문이다. 또 탄력적인 피부를 유지하도록 돕는 효과도 있다.

셀러리 죽

준비할 재료 | 셀러리 · 멥쌀 각 100g.

만드는 방법 | 1. 쌀을 깨끗이 씻고 물을 부어 죽을 끓인다.

2. 죽이 다 되어 갈 무렵 셀러리를 넣고 잠깐 더 끓인다.

3. 양에 따라 적당히 먹는다.

효능 | 간장을 편안하게 하고 열을 내리며, 위장을 튼튼하게 하고 소변을 잘 보게 한다.

주의 사항 | 변비에 좋다.

셀러리 무 즙

준비할 재료 | 셀러리 150g, 무 100g, 생질경이 30g.

만드는 방법 | 1. 셀러리, 무, 질경이를 깨끗이 씻은 뒤 찧어서 즙을 짠다.

2. 짠 즙을 모두 한 곳에 담아 끓인다.

3. 식으면 벌꿀을 적당히 넣고 잘 저어 준다.

효능 | 위장을 편안하게 하고 더부룩한 속을 다스리며, 간장을 편안하게 하고 기의 흐름을 원활하게 한다.

주의 사항 | 만성 위염에 좋다.

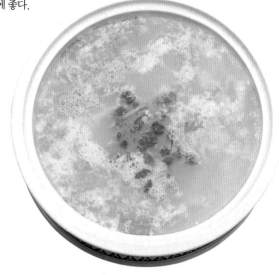

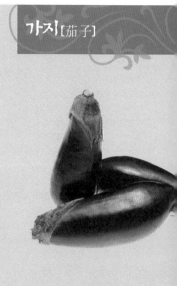

가지 [茄子]

│ 어떤 효과가 있나요? │

가지는 장을 편안하게 하고 열을 내리며, 혈액 순환을 원활하게 하고 부기를 제거한다. 배변을 수월하게 하고 진통 효과와 함께 항암 효과도 있다.

│ 어떤 사람에게 적합할까요? │

가지는 당뇨병·동맥 경화·고지혈증·고혈압·관상 동맥 경화 등의 심혈관 질환자에게 적합하다. 이 밖에도 객혈·괴혈병·피부 자반 환자, 직장(直腸) 궤양으로 인한 항문 출혈 환자, 치질로 출혈이 있는 사람, 안저 출혈 환자, 열이 나거나 변비로 고생하는 사람에게 효과적이다.

│ 성질과 맛은 어때요? 어디에 좋은가요? │

가지는 성질이 서늘하고 단맛이 나며, 위경(胃經), 대장경(大腸經), 비경(脾經)의 기능을 왕성하게 한다.

│ 주요 성분은 무엇인가요? │

가지에는 비타민, 단백질, 지방, 당류 및 무기 염류(칼륨, 구리, 마그네슘, 칼슘, 인, 철분)와 알칼로이드 등이 함유되어 있다.

BONUS

현대 연구 결과, 가지에 함유된 알칼로이드 성분이 암을 이겨 내고 노화를 방지하며 콜레스테롤 수치를 낮추는 효과가 있는 것으로 확인되었다.

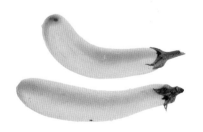

위하수체 환자의 운동 요법

두 발을 어깨 너비만큼 벌리고 선 상태에서 무릎을 약간 구부리고 가슴을 꼿꼿하게 편다. 이 자세에서 온몸에 힘을 빼고 자연스럽게 손을 앞으로 든다. 손가락을 배꼽에 놓고 숨을 들이쉴 때 양손도 가슴까지 올리고 숨을 내쉴 때 다시 배꼽으로 내린다. 이 동작을 반복할 때 호흡은 천천히 약하게 들이쉬고 내쉬어야 하며, 일부러 숨을 참을 필요는 없다. 숨을 들이쉴 때 양손을 위를 받쳐 든 모양으로 천천히 위로 올리고 숨을 내쉴 때는 단전에 의식을 집중한다.

| 주의할 사항이 있나요? |

임산부, 안질 환자, 비장이나 위장이 허하고 냉해 설사하는 사람은 가지를 먹으면 안 된다. 피부병·천식·암·홍반성 낭창·림프선 결핵 등 고질병을 앓는 환자 역시 가지를 멀리해야 한다. 그리고 가지에는 솔라닌이 들어 있어 가을이 지난 뒤에는 늙은 가지를 먹지 않는 것이 좋다.

| 영양 성분이 얼마나 들어 있나요? |

가지와 토마토는 다른 채소나 과일과는 비교도 안 될 정도로 비타민 P가 풍부하다. 가지는 토마토보다 비타민 P 함유량이 더 높다. 가지에 풍부한 비타민 P가 체내로 흡수되면, 혈관에 탄성을 더하고 모세 혈관의 삼투압을 줄이며, 모세 혈관 파열을 막아 준다. 이 밖에도 가지는 토마토보다 배로 더 많은 당과 2~3배 더 풍부한 무기 염류를 함유하고 있다.

| 식이 요법 |

가지 주(酒)

준비할 재료 | 가지·백주(白酒) 적당량.

만드는 방법 | 1. 가지를 약한 불에서 천천히 익히고 식기 전에 백주를 부어 3일 동안 담가 둔다.

2. 공복에 따뜻하게 해서 마신다.

효능 | 열을 내리고 독소를 제거하며, 혈액 순환을 돕고 지혈 작용을 한다.

주의 사항 | 직장 궤양으로 인한 변혈(便血)에 좋다.

가지 메추라기 볶음

준비할 재료 | 가지 500g, 메추라기 가슴살 75g.

만드는 방법 | 1. 가지의 껍질을 벗겨 내고 1㎝ 두께로 썬 다음 중간에 십자 모양으로 칼집을 낸다.

2. 팬에 기름을 두르고 가지를 튀기다가 붉은 색이 나면 건져 둔다.

3. 메추라기 가슴살을 씻어 가늘게 채 썰고 파, 생강, 마늘을 함께 넣어 볶은 후 그릇에 담아 둔다.

4. 찜 그릇을 따로 준비한 다음 간장 60㎖를 넣고 미리 튀겨 둔 가지와 볶은 메추라기 가슴살을 가지런히 잘 놓는다.

5. 푹 찐 다음 꺼내 큰 접시에 담는다.

6. 간장 15㎖와 녹말가루 약간, 육수를 넣어 만든 소스를 그 위에 끼얹는다.

7. 마지막에 고수를 살짝 위에다 흩뿌린다.

효능 | 기운을 북돋고 허한 기운을 보해 주며, 혈액 순환을 돕고 부기를 없애는 데 효과적이다.

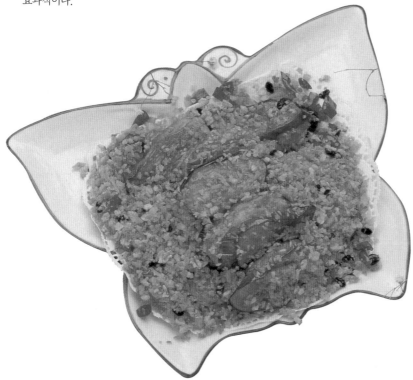

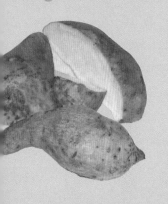

고구마[番薯]

∣ 어떤 효과가 있나요? ∣

고구마는 비장과 위장을 튼튼하게 하고 기혈을 보강하며, 위와 장을
편하게 하고 배변을 수월하게 해준다.

∣ 어떤 사람에게 적합할까요? ∣

고구마는 비장과 위장이 허약한 사람, 영양 상태가 나쁜 사람, 기혈
이 부족한 사람에게 적합하다. 습열로 인한 황달·만성 간 질환·신
장병·암 환자, 심혈관 질환 환자에게 좋으며, 야맹증·비타민 A 결
핍 환자, 만성 변비에 시달리거나 대변이 마른 사람, 산후 여성에게
효과가 좋다.

∣ 성질과 맛은 어때요? 어디에 좋은가요? ∣

고구마는 성질이 평온하고 단맛이 나며, 비경(脾經)의 기능을 왕성
하게 한다.

∣ 주요 성분은 무엇인가요? ∣

고구마에는 녹말, 당류, 점액질, 프로비타민 A, 식이 섬유 등이 함유
되어 있다.

∣ 주의할 사항이 있나요? ∣

당뇨병 환자는 고구마를 적게 먹는 것이 좋다. 위궤양·위염·위산
과다 환자, 속이 더부룩한 사람은 절대 먹지 않도록 한다.

| 어떤 음식과 궁합이 맞나요? |

습진 · 포진 등 만성 피부 질환 환자는 고구마를 율무쌀과 함께 죽을 끓여 먹으면 좋고, 빈혈 환자는 고구마와 대추, 팥, 찹쌀과 함께 죽을 끓여 먹으면 효과가 좋다.

| 영양 성분이 얼마나 들어 있나요? |

고구마에는 쌀이나 밀가루보다 더욱 많은 단백질이 들어 있다. 곡류에는 보통 비타민 C와 카로틴 함유량이 적으나 고구마에는 아주 풍부하다. 비타민 A 결핍증을 치료하고자 할 경우에는 붉은 껍질의 노란 고구마를 먹는 것이 흰 고구마를 먹는 것보다 효과가 뛰어나다.

BONUS

고구마는 식이 섬유가 풍부해 배변을 촉진하고 장암의 발생을 감소시킨다. 이런 연유로 고구마는 '장 청소부'로 불리기도 한다. 외국의 한 연구에 의하면 고구마에 들어 있는 콜라겐(collagen)과 점액 다당류 물질인 뮤코 단백질 [mucoprotein]이 피로를 없애고 인체의 면역력을 높이며 콜레스테롤의 배설을 촉진시킨다는 결과가 나왔다. 뿐만 아니라 심혈관의 지방 침전을 방지하고 동맥 혈관의 탄력성을 유지하는 데도 도움이 되며 동맥 죽상 경화를 예방한다. 따라서 고구마를 먹으면 고지혈증 · 고콜레스테롤 혈증 · 동맥 경화 · 관상 동맥 경화의 발병률을 낮춘다. 또 암 예방 및 치료 효과가 있으며 혈액의 적정 페하를 조절해 주는 역할도 한다. 이 밖에도 고구마 줄기를 끓여서 먹으면 여름철 장이 꼬여 복통을 일으키며 설사를 하는 사람에게 매우 효과적이다.

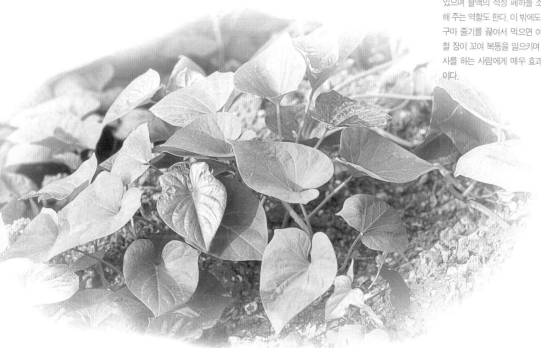

| 식이 요법 |

고구마 국

준비할 재료 | 고구마 적당량.

만드는 방법 | 1. 고구마를 깨끗이 씻어 적당한 크기로 잘라 냄비에 담는다.

2. 물을 붓고 생강과 흑설탕을 적당히 넣어 끓인다.

효능 | 비장을 튼튼하게 하고 식욕을 돋우며, 기운을 북돋고 장을 편안하게 한다.

주의 사항 | 비장과 위장이 약하거나 식사량이 적고 몸에 기운이 없는 사람에게 효
과적이다.

고구마 죽

준비할 재료 | 고구마 250g, 멥쌀 200g.

만드는 방법 | 1. 고구마를 깨끗이 씻어 적당한 크기로 썬다.

2. 씻어 둔 쌀과 준비한 고구마를 냄비에 넣고 물을 적당히 붓는다.

3. 센 불에서 끓이다가 약한 불로 낮추어 걸쭉하게 만든다.

효능 | 비장을 튼튼하게 하고 위장에 좋으며, 장을 윤택하게 하여 통변 효과를 일으
킨다.

주의 사항 | 변비에 좋다.

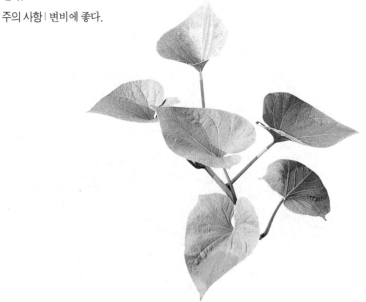

❙ 어떤 효과가 있나요? ❙

원추리는 열을 내리고 목을 시원하게 해주며, 기운을 북돋고 심장의 기능을 향상시킨다. 혈을 식히고 간장의 열을 내리며, 소변을 잘 보게 하고 젖을 잘 돌게 한다. 이 밖에도 뇌 건강에 뛰어난 효과가 있고 답답증을 없애며, 혈압을 낮춰 주고 진정제 역할도 한다.

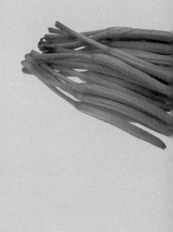

원추리[金針菜]

❙ 어떤 사람에게 적합할까요? ❙

원추리는 당뇨병·암 환자에게 좋고, 마음이 우울하거나 답답함을 느끼는 사람, 신경 쇠약이나 건망증 또는 불면증으로 고생하는 사람이 먹으면 효과가 좋다. 심장이 빨리 뛰고 숨이 가쁜 사람, 마음이 항상 불안한 사람이 먹어도 뛰어난 효과를 보인다. 뿐만 아니라 대소변에 피가 섞여 나오거나 출혈을 동반한 치질 환자, 코피나 객혈 등 각종 출혈 환자에게 특히 효과적이다.

❙ 성질과 맛은 어때요? 어디에 좋은가요? ❙

원추리는 성질이 서늘하고 단맛이 나며, 간경(肝經)의 기능을 왕성하게 한다.

❙ 주요 성분은 무엇인가요? ❙

원추리에는 단백질, 당분, 지방, 카로틴과 비타민(A, B, C) 등과 함께 칼륨·마그네슘·칼슘·인·철 등의 무기 염류가 함유되어 있다.

| 주의할 사항이 있나요? |

원추리는 콜히친(colchicine)이라는 알칼로이드 성분도 함유되어 있
다. 이 성분이 위장에 흡수되면 독성 물질로 변해서 위장 계통과 신
경 계통이 손상되어, 속이 메스껍거나 구토, 복통, 어지럼증 등의 중
독 반응을 일으킬 수 있다. 때문에 원추리를 먹을 때는 반드시 센 불
에서 볶아 완전히 익혀 먹어야 한다.

| 식이 요법 |

원추리 탕

준비할 재료 | 원추리 · 설탕 각 50g.

만드는 방법 | 1. 원추리를 물에 담갔다가 꺼내어 끓는 물에 데친다.

2. 데친 원추리와 설탕을 함께 냄비에 넣고 물을 부어 끓인다.

3. 차 대용으로 마신다.

효능 | 열을 내리고 몸속의 습기를 없애며, 독소를 제거하고 기운을 북돋운다.

주의 사항 | 체내에 습열이 많아 생긴 만성 이질 환자에게 좋다.

검은 목이 원추리 볶음

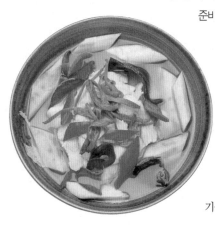

준비할 재료 | 원추리 80g, 검은 목이 20g.

만드는 방법 | 1. 검은 목이를 물에 불렸다가 이물질을 없애고 깨끗이
씻은 뒤 적당한 크기로 찢는다.

2. 원추리를 찬물에 불린 뒤 깨끗이 씻어 물기를 없앤다.

3. 팬에 식용유를 두르고 다진 파를 볶아 향을 낸 다음 검은 목이
와 원추리를 볶는다.

4. 육수, 소금, 조미료를 넣고 맛이 스며들 때까지 볶는다.

5. 마지막에 미리 개어 둔 녹말가루를 넣어 걸쭉하게 만든다.

효능 | 기운을 북돋고 열을 내리며, 비장을 튼튼하게 하고 몸속의 습
기를 없애 준다.

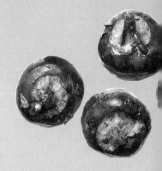

| 어떤 효과가 있나요? |

올방개는 열을 내리고 진액을 만들며, 혈을 식히고 독소를 없앤다. 소화에 도움이 되고 가래를 제거하며, 이뇨 작용과 숙취 해소 효과도 있다.

| 어떤 사람에게 적합할까요? |

올방개는 폐암 · 위암 등 암 환자에게 적합하다. 고혈압 환자 또는 열이 나고 갈증이 나거나 목이 건조하고 아픈 사람에게 좋다. 급만성 기관지염 · 기관지 확장증 · 엽폐렴(葉肺炎. 폐렴 쌍구균으로 인하여 일어나는 폐렴) · 폐 농양 환자를 포함한 풍열 감기 환자, 폐에 열이 있고 기침이 나며, 노랗고 끈적거리는 가래가 많이 나는 사람에게도 효과적이다. 뿐만 아니라 온몸이 붓거나 소변이 시원하게 나오지 않거나 소변 양이 적은 사람에게 좋다. 유행성 뇌막염 및 소아 홍역 예방에 좋으며, 홍역을 앓을 때 피부의 습포가 빨리 터지지 않는 환자가 먹으면 좋은 효과를 볼 수 있다. 과음 후 혹은 과음 후 짜증이 심하게 나거나 갈증을 호소하는 사람이 먹어도 좋다. 습열로 인한 황달 환자에게도 효과가 있다.

| 성질과 맛은 어때요? 어디에 좋은가요? |

올방개는 성질이 서늘하고 단맛이 나며, 위경(胃經)과 폐경(肺經)의 기능을 왕성하게 한다.

올방개는 껍질이 까맣고 속살은 희다. 달고 즙이 많으며, 아삭아삭하고 맛이 좋을 뿐만 아니라 영양도 풍부하다. 예로부터 땅에서 나는 배 라고 불렸으며 중국 북방 사람들은 올방개를 '강남의 인삼' 이라고 불렀다. 외국의 한 연구에 따르면, 올방개에 항균 성분인 푸치인뿐만 아니라 암세포 증식을 막아 주는 성분도 들어 있다고 나타났다. 중국에서도 이런 연유로 병원에 근무하는 임상 의사들도 폐암, 식도암, 유방암 치료 시 올방개를 보조 식품으로 많이 사용한다. 올방개는 급성 전염병 예방 효과를 가지고 있어 홍역, 유행성 뇌막염이 잘 발생하는 봄철에 예방 식품으로 먹는 것이 좋다.

주요 성분은 무엇인가요?

올방개는 녹말과 당분 함량이 아주 높고, 단백질, 지방, 회분, 각종 비타민, 칼슘, 인, 철분도 함유되어 있다. 이밖에 열에 강한 항균 성분인 푸치인(puchiin)도 들어 있다.

주의할 사항이 있나요?

위장이 찬 사람은 섭취를 금하며, 생리 중인 여성도 먹지 않는 것이 좋다. 당뇨병 환자도 올방개 섭취를 삼간다.

어떤 음식과 궁합이 맞나요?

열담(熱痰. 담음(痰飮)의 하나로 본래 담이 있는 데다 열이 몰려 생기는데, 몸에 열이 심하고 가슴이 두근거리며 입이 마르고 목이 잠긴다)으로 목이 마르거나 여름에 갈증이 심한 사람은 올방개 즙에 배 즙, 연근 즙, 노근(蘆根. 말린 갈대 뿌리) 즙을 넣어서 마시고, 고혈압 환자와 열담으로 기침을 하는 사람은 올방개와 해파리를 달여 먹으면 좋고, 소아 홍역을 치료하고자 한다면 올방개와 고수를 함께 달여 먹고, 유행성 뇌막염을 예방하려면 올방개와 생석고를 달여 차 대용으로 마시면 효과적이다.

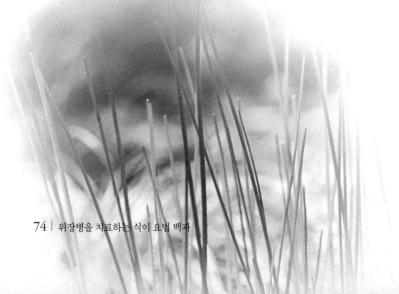

올방개 콩국

준비할 재료 | 올방개 5개, 생콩국 250g.

만드는 방법 | 1. 올방개를 깨끗이 씻어 따뜻한 물에 1분 정도 담갔다가 껍질을 벗기고 즙을 짠다.

2. 생콩국을 알루미늄 용기에 붓고 중간 불에서 끓인다.

3. 여기에 올방개 즙을 넣고 한소끔 끓인 뒤 그릇에 붓는다.

4. 설탕을 적당히 넣고 잘 저어서 마신다.

효능 | 열을 내리고 혈을 식히며, 체내의 진액을 만들어 갈증을 없앤다. 건조함을 없애고 허한 기운을 북돋운다.

주의 사항 | 장에 열이 많아서 생긴 변비, 폐에 열이 있어 생긴 기침, 위에 열이 있어 생긴 갈증, 변을 볼 때 출혈이 나는 사람에게 좋다.

올방개 배 음료

준비할 재료 | 올방개 10개, 배 1개.

만드는 방법 | 1. 올방개는 껍질을 벗긴 후 깨끗이 씻어 즙을 짠다.

2. 배 껍질을 깎고 씨를 제거한 뒤 즙을 짠다.

3. 올방개 즙과 배 즙을 잘 섞는다.

효능 | 열을 내리고 체내의 진액을 만들며, 건조함을 없애고 배변을 수월하게 한다.

주의 사항 | 장에 열이 많아 생긴 변비 환자에게 효과적이다. 대변이 딱딱하거나 몸에 열이 나고 입안이 마른 증상이 있을 때 먹으면 좋다.

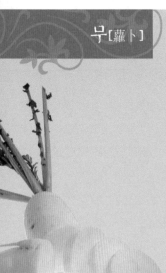

무[蘿卜]

| 어떤 효과가 있나요? |

무는 위장을 튼튼하게 하고 소화를 도우며, 가래를 없애고 기침을 멎게 한다. 열을 내리고 이뇨 작용을 하며, 기의 흐름을 원활하게 한다. 뿐만 아니라 진액을 만들고 갈증을 없애며, 숙취 해소에 효과가 좋고 항암 작용도 한다.

| 어떤 사람에게 적합할까요? |

무는 체한 것이 잘 내려가지 않아 속이 더부룩하거나 트림을 하고 신물이 넘어오는 사람, 장염으로 설사하는 사람, 급·만성 이질 환자에게 적합하다. 고혈압·고지혈증·동맥 경화·비만 환자에게 좋다. 급·만성 기관지염 환자, 규폐증 환자, 백일해에 걸려 기침하고 가래가 많이 나오는 소아에게도 좋다. 이 밖에도 비뇨기 계통 결석이나 담석증 환자, 지루성 탈모 및 지루성 피부염 환자가 먹어도 효과가 좋다. 음주 후나 암 환자, 인삼 남용 증후군(GAS. ginseng abuse syndrome) 환자에게도 좋다.

| 성질과 맛은 어때요? 어디에 좋은가요? |

생무는 성질이 서늘하고 단맛과 매운맛이 나며, 익힌 무는 성질이 따뜻하고 단맛이 난다. 모두 위경(胃經)과 폐경(肺經)의 기능을 왕성하게 한다.

| 주요 성분은 무엇인가요? |

무에는 당류, 효소, 유기산, 미네랄 및 비타민과 겨자 씨 기름[芥子油] 등이 함유되어 있다.

| 주의할 사항이 있나요? |

기가 허하고 체력이 약한 사람은 무를 많이 먹는 것이 좋지 않으며,
숨이 차고 호흡이 가쁜 사람은 절대 먹지 말아야 한다.

| 어떤 음식과 궁합이 맞나요? |

백일해 소아 환자에게는 무즙과 배 즙을 함께 먹이고, 유행성 감
기와 상부 호흡기(上部呼吸器) 감염 환자는 무와
덜 익은 올리브를 함께 달여 차 대용으로 마
시면 된다. 신선한 무와 신선한 올방개
를 함께 먹으면 규폐증의 치료가 가
능하다. 하지만 인삼, 서양삼, 하
수오, 지황 등의 한약재와는 같
이 먹어서는 안 된다는 점을 유
의한다.

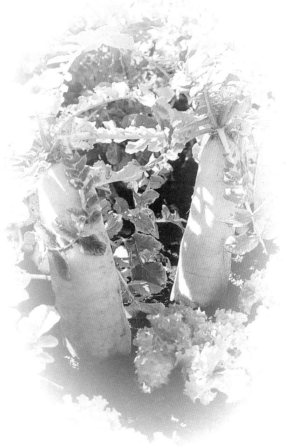

식이 요법

무 두부 탕

준비할 재료 | 무 400g, 두부 200g.

만드는 방법 | 1. 무를 깨끗이 씻어 껍질을 벗기고 채를 썬 뒤 끓는 물에 데쳤다가 찬물에 담근다.

2. 두부를 길쭉하고 도톰하게 자른다.

3. 팬에 기름을 두르고 파와 생강을 볶고, 맛국물(멸치, 다시마, 조개 따위를 우려내어 맛을 낸 국물), 무, 두부를 차례대로 넣고 센 불에서 끓인다.

4. 무가 푹 익으면 소금, 조미료를 넣고 약한 불로 낮추어 양념이 재료에 잘 배도록 천천히 익힌다.

5. 국그릇에 담은 뒤 후춧가루와 고수 잎 가루를 위에 뿌리면 완성이다.

효능 | 기의 흐름을 원활하게 하고 소화를 도우며, 비장을 튼튼하게 하고 기운을 북돋운다. 중초(中焦)를 보하고 위장의 기를 기르며, 장을 편안하게 하고 건조함을 없앤다.

주의 사항 | 만성 위염에 좋다.

새우 김 무 국

준비할 재료 | 무 250g, 새우 살 25g, 김 5g.

만드는 방법 | 1. 무를 깨끗이 씻어 채 썰고 새우 살은 맛술에 재운다.

2. 김은 잘게 부수어서 그릇에 담아 둔다.

3. 팬에 기름을 두르고 달군 뒤 새우 살, 다진 파, 다진 생강을 볶다가 맛술과 물을 넣고 5분 정도 끓인다.

4. 여기에 무채를 넣고 소금, 조미료를 넣어 5분 정도 더 끓인 뒤 김을 담아 둔 그릇에 붓는다.

5. 마지막에 참기름을 몇 방울 떨어뜨리면 완성이다.

효능 | 신장을 보하고 정력 강화에 좋으며, 중초(中焦)를 다스리고 위장을 편안하게 한다.

주의 사항 | 소화 불량에 좋다.

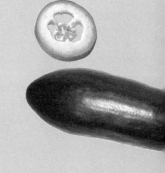

| 어떤 효과가 있나요? |

동아는 열을 내리고 소변을 잘 보게 할 뿐만 아니라 갈증을 없애고 답답증을 치료하는 효과가 있다. 그리고 해독 작용과 다이어트 효과가 있다.

| 어떤 사람에게 적합할까요? |

동아는 당뇨병·비만·동맥 경화·고혈압·고지혈증·암 환자에게 좋고, 신장병으로 생긴 수종, 임신으로 붓는 부종, 간경화로 배에 물이 차고 더부룩할 때 먹으면 좋다. 이 밖에도 가래를 동반한 기침 천식이 있는 사람, 습열로 설사를 하는 사람, 옹종(癰腫. 악성 종기)이나 단독증(丹毒症)에 걸린 사람, 임신부 및 무더운 여름철에 가슴이 답답한 사람, 천연두나 치질에 걸린 사람, 어패류에 중독된 사람도 동아를 먹으면 효과를 볼 수 있다.

| 성질과 맛은 어때요? 어디에 좋은가요? |

동아는 성질이 서늘하고 단맛과 담백한 맛이 나며, 대장경(大腸經), 폐경(肺經), 방광경(膀胱經)의 기능을 왕성하게 한다.

| 주요 성분은 무엇인가요? |

동아에는 단백질, 식이 섬유, 당분, 회분, 칼슘, 인, 철, 카로틴, 비타민(B1, B2, C), 니코틴산 등이 함유되어 있다.

| 주의할 사항이 있나요? |

비장과 신장의 양기가 허한 사람이나 오랜 병으로 설사가 심한 사람

BONUS

동아에는 지방이 전혀 들어 있지 않아 다이어트 효과를 얻을 수 있다. 동아에 들어 있는 트리고넬린(trigonelline)과 타르트론산(tartronic acid) 성분을 설명하면, 전자는 체내 신진대사에 중요한 역할을 하고, 후자는 체내에 지방이 축적되고 당이 지방으로 전환되는 것을 막아 준다. 이 밖에 동아에 함유된 풍부한 비타민 B류는 음식물의 전분과 당류가 지방으로 전환되는 것을 차단해 준다. 동아 껍질은 체내의 습한 기운을 제거하고 부기를 빼는 효과가 있어서 약용으로도 쓰인다. 그리고 동아 씨는 성질

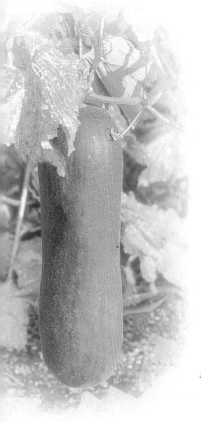

이 서늘하고 단맛이 나며 폐의 기능을 왕성하게 한다. 사포닌(saponin), 지방유, 요소, 시트룰린(citrulline) 등이 함유되어 폐에 열이 많거나 가래가 심한 사람이 먹으면 좋다. 특히 폐렴·기관지 확장증·폐 농양, 가래를 동반한 기침, 누런 가래가 나오고 냄새가 독한 경우에 먹으면 좋다. 하지만 한담(寒痰. 팔과 다리가 차고 마비되어서 근육이 군데군데 쑤시고 아픔) 증상과 기침을 하는 사람은 동아를 먹지 않는 것이 좋다.

은 동아를 먹지 않는다.

| 영양 성분이 얼마나 들어 있나요? |

동아는 다른 일반 채소에 비해 나트륨 함량이 낮으며 지방도 들어 있지 않다. 어린 조롱박과 아주 비슷한 동아는 당뇨병·비만·신장병·수종 및 부종 환자가 먹으면 최고의 효과를 거둘 수 있다.

| 식이 요법 |

동아 계란 탕

준비할 재료 | 동아 100g, 백합 20g, 계란 흰자 1개.
만드는 방법 | 1. 동아를 깨끗이 씻어 속을 제거한 뒤 적당한 크기로 자르고, 백합은 씻어서 물에 불린다.
2. 손질한 동아, 백합, 계란 흰자 푼 것을 모두 냄비에 넣고 물을 부어 끓인다.
3. 재료가 익으면 소금으로 간을 맞춘다.
효능 | 열을 내리고 장을 부드럽게 해주며, 소변이 잘 나오게 하고 배변을 수월하게 해준다.
주의 사항 | 변비에 좋다.

동아 얼음사탕

준비할 재료 | 동아 속·얼음사탕 적당량.
만드는 방법 | 1. 동아 속과 얼음사탕을 냄비에 넣고 잘 저은 뒤 물을 붓고 끓인다.
2. 하루에 3회 나누어 마신다. 1회에 200㎖가 적당하다.
효능 | 열을 내리고 독소를 제거하며, 소변이 잘 나오게 하고 담을 삭인다.
주의 사항 | 습독(濕毒. 습기로 인해 생기는 몸 안의 독)과 이질에 좋다.

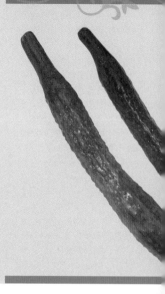

| 어떤 효과가 있나요? |

오이는 진액을 만들어 갈증을 없애며, 열을 내리고 더위를 쫓는다. 다이어트와 이뇨 효과도 탁월하다. 이 밖에 위와 장을 청소하고 콜레스테롤 수치를 떨어뜨리며, 근육의 탄력을 더해 준다.

| 어떤 사람에게 적합할까요? |

오이는 당뇨병 · 암 환자에게 적합하다. 고혈압 · 고지혈증 · 비만 환자에게도 좋으며, 담낭염 · 담석증 · 급성 간 질환 · 만성 간 질환 환자 및 고열이 나는 사람에게도 효과적이다. 소변이 시원하게 나오지 않거나 부종이 있는 사람, 변이 딱딱한 사람, 과음 이후, 갑자기 몸에 열이 나고 가슴이 답답하거나 입이 마르고 갈증이 나는 사람에게 효과가 좋다. 무더운 여름철에 먹으면 더위를 쫓아 준다.

| 성질과 맛은 어때요? 어디에 좋은가요? |

오이는 성질이 서늘하고 단맛이 나며, 위경(胃經), 대장경(大腸經), 비경(脾經)의 기능을 왕성하게 한다.

| 주요 성분은 무엇인가요? |

오이에는 포도당 · 만노오스(mannose) · 크실로오스(xylose) · 람노오스(rhamnose) · 갈락토오스(galactose) · 과당 · 루틴(rutin) · 아르기닌 · 글루코사이드(glucoside) 등의 다양한 당류와 글리코사이드(glycoside)가 함유되어 있다. 이 밖에 카페익산(caffeic acid), 유리 아미노산(free amino acid), 비타민, 무기 염류도 들어 있다.

| 주의할 사항이 있나요? |

비장과 위장이 허하거나 약한 사람, 설사를 하는 사람, 위장이 냉한 사람, 생리 중인 여성에게는 오이를 생으로 먹거나 차게 먹는 것이 몸에 해롭다. 특히 몸이 차서 생리통이 심한 여성은 절대 먹으면 안 된다.

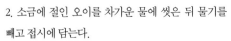

| 식이 요법 |

탕수 오이

준비할 재료 | 어린 오이 200g.

만드는 방법 | 1. 오이의 끝부분을 잘라 내어 길쭉하게 썰고 소금에 30분 동안 재워 둔다.

2. 소금에 절인 오이를 차가운 물에 씻은 뒤 물기를 빼고 접시에 담는다.

3. 팬에 땅콩기름 50g을 두르고 달군 뒤 산초를 볶다가 설탕, 식초, 참기름을 넣고 살짝 끓인다.

4. 그 다음 그릇에 담아 둔 오이에 부어 세 시간 정도 절인다.

효능 | 열을 내리고 독소를 제거하며, 소변이 잘 나오게 하고 배변을 수월하게 해준다.

주의 사항 | 장이 건조해 생긴 변비에 좋다.

오이 탕

준비할 재료 | 오이 뿌리 60g.

만드는 방법 | 1. 깨끗이 씻은 오이 뿌리에 물을 부어 끓인다.

2. 어느 정도 끓이고 난 다음 설탕을 적당히 넣는다.

3. 차 대용으로 자주 마신다.

효능 | 열을 내리고 염증을 없애며, 건조함을 제거하고 배변이 수월해진다.

주의 사항 | 장과 위장에 열이 생기고 독소의 열이 심해서 생긴 설사, 이질에 좋다.

| 어떤 효과가 있나요? |

시금치는 횡격막을 열고 위와 장을 시원하게 뚫어 준다. 숙취를 해소하고 건조함을 없애며, 갈증을 해소하고 암을 예방한다. 또한 혈액 순환이 잘되게 하고, 지혈 효과와 함께 혈을 보해 준다.

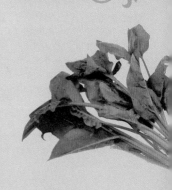

시금치 [菠菜]

| 어떤 사람에게 적합할까요? |

시금치는 당뇨병 · 고혈압 · 감기 환자에게 적합하다. 빈혈 증상이 있는 사람이나 괴혈병 환자가 먹으면 좋다. 야맹증이나 피부가 거칠고 알레르기가 있는 사람에게도 효과적이며, 시금치를 먹으면 처지거나 늘어진 피부가 탱탱해지는 효과도 볼 수 있다. 이 밖에 습관성 변비나 대변이 딱딱한 사람, 출혈을 동반한 치질을 앓는 사람에게 효과적이다.

| 성질과 맛은 어때요? 어디에 좋은가요? |

시금치는 성질이 서늘하고 단맛이 나며, 위경(胃經)과 소장경(小腸經)의 기능을 왕성하게 한다.

| 주요 성분은 무엇인가요? |

시금치에는 탄수화물, 단백질, 지방, 식이 섬유, 회분, 칼슘, 인, 철, 카로틴, 비타민 D, 아스코르브산(ascorbic acid. 비타민 C), 니코틴산, 리보플래빈(riboflavin), 옥살산(oxalic acid) 등이 함유되어 있다.

| 주의할 사항이 있나요? |

비뇨기 계통 결석이나 신부전증을 앓는 사람은 절대 시금치를 먹으면 안 된다. 비장과 위장이 허하고 냉한 사람, 가늘고 묽은 변을 자주 보는 사람 역시 시금치는 피하는 것이 좋다. 골절상을 입었거나 갱년기인 여성은 되도록 적게 먹는 것이 바람직하다.

| 어떤 음식과 궁합이 맞나요? |

야맹증에는 시금치를 돼지 간과 함께 볶아 먹거나 국을 끓여 먹으면 좋고, 당뇨병에는 시금치 뿌리와 계내금(鷄內金. 닭 모래주머니의 노란 속껍질)을 함께 먹으면 좋다. 하지만 시금치는 두부와 상극이므로 함께 요리하지 않도록 주의한다. 시금치와 두부를 함께 요리하면 옥살산 칼슘(calcium oxalate)이 생겨나는데, 이 성분은 체내에 쉽게 흡수되지 않는다.

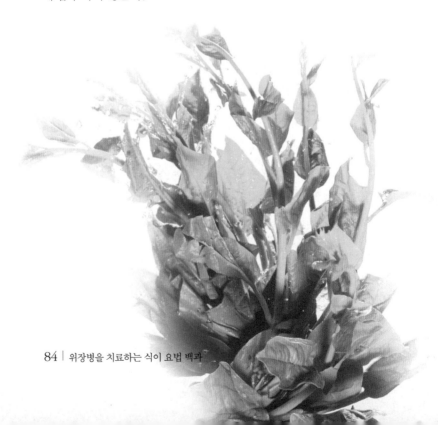

시금치 무침

준비할 재료 | 신선한 시금치 250g.

만드는 방법 | 1. 냄비에 물을 넣고 끓으면 소금을 약간 넣는다.

2. 여기에 깨끗이 씻은 시금치를 넣어 3분 정도 데친다.

3. 수분을 말끔히 제거한 시금치에 참기름을 넣고 버무린다.

효능 | 혈을 기르고 출혈을 막으며, 음기가 새지 않게 하고 건조함을 없앤다.

주의 사항 | 변비로 인한 출혈에 좋다.

시금치 죽

준비할 재료 | 뿌리 있는 신선한 시금치 150g, 멥쌀 100g.

만드는 방법 | 1. 시금치를 씻은 뒤 손으로 찢어 끓는 물에 데친 뒤 수분을 제거한다.

2. 준비한 시금치와 쌀을 뚝배기에 함께 담는다.

3. 여기에 물 800$m\ell$을 부어 쌀이 푹 퍼질 때까지 걸쭉하게 끓인다.

4. 아침과 저녁에 먹는다.

효능 | 혈을 보하고 출혈을 막으며, 장을 부드럽게 하고 배변이 수월해진다.

주의 사항 | 대변이 시원하게 나오지 않거나, 배변 시 출혈이 있을 때, 철분 결핍성 빈혈과 괴혈병에 좋다.

 이홍박사의 조언

시금치의 독소 배출 효과

시금치에 들어 있는 베타카로틴은 항산화 작용을 하며 손상된 세포를 회복시키고 자유기의 침입을 낮춘다. 피부의 건강을 지켜 주는 것은 물론 피부가 갈라지거나 건조해지는 것을 예방해 준다. 그리고 엽산은 뇌의 혈청소를 높이고 유쾌한 기분을 만드는 인자를 증가시키며 신경 계통 및 소화 계통, 백혈구의 정상적인 발육을 돕는다. 칼륨은 체내 수분의 균형을 유지하고 삼투압을 안정적으로 만든다. 이뇨 효과도 있고, 필요 없는 수분을 체외로 배출시키는 작용을 한다.

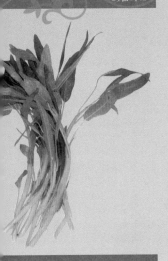

나팔꽃 나물
[蕹菜]

| 어떤 효과가 있나요? |

나팔꽃 나물은 열을 내리고 혈을 식힌다. 열을 식혀 더위를 물리칠 뿐만 아니라 혈압을 떨어뜨리고 변비를 시원하게 해결해 주는 데 효과적이다.

| 어떤 사람에게 적합할까요? |

나팔꽃 나물은 당뇨병 · 고혈압 · 암 환자에게 적합하다. 폐에 열이 많아 코피를 흘리거나 코피가 멎지 않는 사람에게 효과가 좋다. 소변에 피가 섞여 나오는 사람, 습관성 변비나 치질을 앓는 사람이 먹으면 좋고, 무더운 여름철에 열나고 답답하며 목이 마를 때 먹으면 뛰어난 효과를 볼 수 있다.

| 성질과 맛은 어때요? 어디에 좋은가요? |

나팔꽃 나물은 성질이 차고 단맛이 나며, 위경(胃經)과 대장경(大腸經)의 기능을 왕성하게 한다.

| 주요 성분은 무엇인가요? |

나팔꽃 나물에는 단백질, 지방, 당류, 무기 염류, 니코틴산, 비타민 (A, B1, B2, C) 등이 다양하게 함유되어 있다. 이 밖에 칼슘, 인, 철 성분도 들어 있다.

| 주의할 사항이 있나요? |

나팔꽃 나물은 칼륨 함유량이 높기 때문에 요독증 환자는 섭취를 금한다. 혈압이 지나치게 낮은 사람은 먹지 말아야 한다. 뿐만 아니라 비장과 위장이 허하고 냉한 사람, 대변이 가늘고 묽거나 만성 설사에 시달리는 사람도 먹으면 안 된다. 냉증성 생리통이 있는 여성 역시 생리 기간에는 나팔꽃 나물 섭취를 삼간다.

이초박사의 조언

나팔꽃 나물의 독소
배출 효과

나팔꽃 나물은 암 예방, 혈압 강하, 염증 억제, 항산성화, 항감기 바이러스 및 자외선 방지, 간장의 화학 독소 제거 등 다양한 효과를 가지고 있다.

| 식이 요법 |

올방개 나팔꽃 나물 탕

준비할 재료 | 올방개 10g, 신선한 나팔꽃 나물 250g.

만드는 방법 | 1. 올방개 껍질을 벗긴 후 얇게 썰어 나팔꽃 나물과 함께 냄비에 넣는다.

2. 물을 적당히 넣고 끓인다.

3. 하루에 2~3회 마신다.

효능 | 열을 내리고 배변이 수월해지며, 혈을 식히고 혈압을 낮춘다.

주의 사항 | 장에 열이 있어 생긴 변비에 좋다.

나팔꽃 나물 탕

준비할 재료 | 나팔꽃 나물 500g.

만드는 방법 | 1. 씻은 나팔꽃 나물을 잘게 썰어 물을 적당히 붓고 끓인다.

2. 푹 익을 때까지 끓이다가 건더기를 건져 내고 국물이 300ml가 될 때까지 졸인다.

3. 마지막에 얼음사탕을 적당히 넣고 잘 저어 준다.

효능 | 열을 내리고 습한 기운을 없애며, 건조함을 제거하고 배변이 수월해진다.

주의 사항 | 습열이 몸에 쌓여 생긴 궤양성 결장염에 좋다.

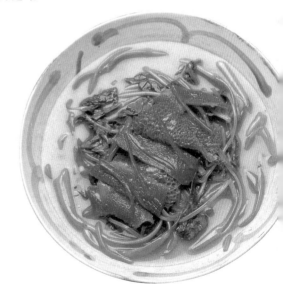

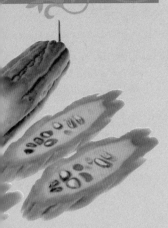

여주(Balsam pear. Ampalaya)

| 어떤 효과가 있나요? |

여주는 식욕을 증진시키고 갈증을 없애며, 열을 내리고 독소를 제거한다. 덜 익은 푸른색의 여주는 더위를 쫓고 몸의 열을 내릴 뿐만 아니라 눈을 맑게 하고 심장의 열을 없애는 효과가 있다. 이와 달리 잘익은 여주는 혈을 기르고 간장의 자양분을 공급하며, 비장과 신장을 튼튼하게 하는 효과가 있다. 여주는 그중에서도 답답하고 열이 나며 갈증이 날 때, 풍열로 눈이 충혈되었을 때, 여름철에 이질 증상을 보일 때 등의 경우에 뛰어난 치료 효과가 있다.

| 어떤 사람에게 적합할까요? |

덜 익은 푸른색 여주는 당뇨병 환자에게 적합하다. 열이 많거나, 여드름이나 뾰루지가 자주 생기는 사람에게 좋다. 더운 여름철 땀띠나 종기, 눈병, 인후가 부어 아픈 사람이 먹어도 효과가 좋다. 이 밖에도 급성 이질 환자나 암 환자가 먹어도 좋다. 특히 여름철 더위를 물리치는 데 여주만 한 채소가 없다.

| 성질과 맛은 어때요? 어디에 좋은가요? |

덜 익은 여주는 성질이 서늘하고 쓴맛이 나며, 잘 익은 여주는 성질이 평온하고 단맛이 난다. 모두 위경(胃經), 심경(心經), 비경(脾經)의 기능을 왕성하게 한다.

| 주요 성분은 무엇인가요? |

여주에는 지방, 단백질, 당류, 카란틴(charantin), 풍부한 아미노산, 펙틴, 다양한 비타민, 칼슘, 인, 철 등의 성분이 함유되어 있다.

| 주의할 사항이 있나요? |

비장과 위장이 허하고 냉한 사람, 설사나 묽은 변을 보는 사람이 여주를 생으로 먹으면 몸에 해롭다. 아울러 생리 기간의 여성이 몸이 허하고 냉하거나 온몸에 힘이 없을 때, 아랫배가 차고 아플 때는 여주 섭취를 되도록 자제하는 것이 좋다.

| 식이 요법 |

여주 차

준비할 재료 | 신선한 여주 1개, 찻잎 적당량.

만드는 방법 | 1. 여주의 가운데를 잘라 속을 파낸 뒤 찻잎을 넣어 다시 봉한 다음 통풍이 잘되는 그늘진 곳에서 말린다.

2. 한 번에 6g을 물에 끓이거나 뜨거운 물에 담갔다가 차 대용으로 마신다.

효능 | 기의 흐름을 원활하게 하고 위장을 편안하게 하며, 열을 내리고 습기를 없앤다.

주의 사항 | 습열 조위형(濕熱阻胃型) 만성 위염, 소화성 궤양에 좋다.

여주 설탕 절임

준비할 재료 | 신선한 여주 1개.

만드는 방법 | 1. 여주를 곱게 찧은 다음 설탕을 적당히 넣고 버무린다.

2. 두 시간 지나면 건더기는 버리고 즙을 짜서 적당량을 마신다.

3. 하루에 2회, 며칠 정도 꾸준히 마신다.

효능 | 열을 내리고 습기를 없애며, 독소를 제거하고 눈을 맑게 한다.

주의 사항 | 장과 위장에 열이 있을 때 좋다. 이질 또는 눈이 발갛게 부어오를 때 먹으면 좋다.

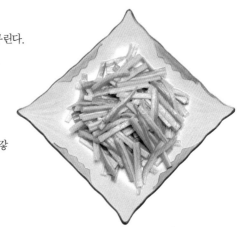

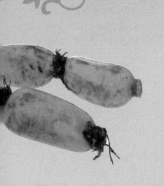

연근(蓮根)

| 어떤 효과가 있나요? |

연근은 열을 내리고 답답증을 없애며, 건조한 폐를 윤택하게 하고 신경을 안정시키는 효과가 있다. 소화를 촉진하고 혈을 식히며, 출혈을 막아 준다. 연근을 생으로 먹으면 지혈 작용과 어혈을 풀어 주는 데 좋을 뿐만 아니라 열을 내리고 혈을 식히는 데도 효과적이다. 반면 연근을 익혀서 먹으면 마음을 편하게 하고 혈을 만들며, 비장을 튼튼하게 하고 식욕을 북돋운다. 이 밖에 설사를 멎게 하고 허기를 채우는 데도 효과가 좋다.

| 어떤 사람에게 적합할까요? |

연근은 당뇨병·고혈압·고(高)콜레스테롤혈증 환자, 습관성 변비에 시달리는 사람, 간 질환 환자 및 체력이 약한 사람에게 적합하다. 피를 토하거나 입이나 코에서 피가 나는 사람, 객혈을 하는 사람, 혈뇨(血尿)나 혈우병이 있는 사람이 먹으면 효과가 좋다. 빈혈이나 체질이 약한 사람, 영양 부족인 경우는 익혀 먹으면 좋고, 고열 환자, 속이 답답하고 갑자기 열이 오르거나 짜증이 나고 갈증이 심한 사람은 생으로 먹거나 연근을 갈아 즙으로 마시면 더 큰 효과를 볼 수 있다.

| 성질과 맛은 어때요? 어디에 좋은가요? |

생연근은 성질이 차고 익힌 연근은 성질이 따뜻하지만 모두 단맛이 나며, 위경(胃經), 비경(脾經), 심경(心經)의 기능을 왕성하게 한다.

| 주요 성분은 무엇인가요? |

연근에는 단백질, 당류, 칼슘, 인, 철, 다양한 비타민, 식이 섬유, 타닌 (tannin), 아스파라긴, 과산화물, 폴리페놀(polyphenol) 등의 성분이 함유되어 있다. 그중에서 비타민 함유량이 매우 높다.

| 주의할 사항이 있나요? |

위장이 찬 사람이나 몸이 차서 생리통이 심한 사람은 연근을 생으로 먹으면 안 된다. 그리고 익힌 연근이나 연근 가루는 전분과 당분 함유량이 높아서 당뇨병 환자에게는 독이다. 익힌 연근은 철제 용기에 담지 않도록 주의한다.

BONUS

연근은 타닌산을 풍부하게 함유하고 있어 수렴 효과와 혈관 수축 효과가 뛰어나고, 지혈에도 좋은 식품이다. 연근에 함유된 식이 섬유는 장을 자극해 변비를 치료하고, 유해 물질이 체외로 배출되도록 돕는 작용을 한다. 뿐만 아니라 콜레스테롤과 혈당 수치를 떨어뜨려 당뇨병과 고혈압을 예방하는 작용도 한다.

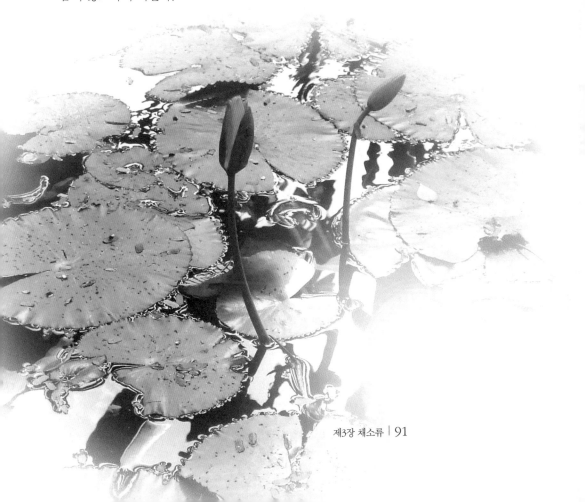

위장 보호 방법(4)

물도 때를 가려 마셔라. 물을 마시는 가장 좋은 시간은 이른 아침 공복 때나 매일 식사하기 한 시간 전이다. 식사 후 바로 물을 마시면 위액을 희석시켜 소화가 잘되지 않을 수 있으니 주의하고, 이보다 피해야 할 것은 국밥을 먹는 것이다. 국밥은 국물이 있어서 소화에 도움이 되는 것처럼 보이지만 사실상 그 반대로 소화를 더디게 만들고 위장의 부담을 가중시킨다.

| 식이 요법 |

생강 연근 볶음

준비할 재료 | 신선한 연근 250g, 생강 10g.

만드는 방법 | 1. 깨끗이 씻은 연근을 얇게 썰어 소금에 잠시 재어 둔다.

2. 생강을 씻은 뒤 곱게 찧는다.

3. 소금에 잰 연근, 생강 찧은 것과 참기름, 설탕, 식초를 접시에 담고 골고루 버무린다.

효능 | 열을 내리고 진액을 만들며, 위장을 편안하게 하고 구토를 멎게 한다.

주의 사항 | 구토에 좋다.

연근 음료

준비할 재료 | 신선한 연근 500g.

만드는 방법 | 1. 연근을 깨끗이 씻어 즙을 짠다.

2. 연근 즙에 벌꿀을 넣고 잘 저은 뒤 찜통에 넣고 약한 불에 천천히 익힌 다음 마신다.

효능 | 음기를 기르고 진액을 만들며, 어혈을 풀고 출혈을 막을 뿐 아니라 열을 내리고 혈을 식힌다.

주의 사항 | 음기가 허해 속에 열이 있는 사람, 하얀 고름이나 피가 대변에 섞여 나오는 이질 환자에게 효과가 좋다.

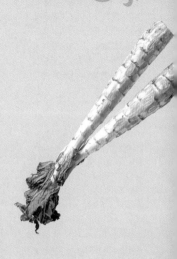

줄기 상추 [萵苣]

| 어떤 효과가 있나요? |

줄기 상추는 젖을 잘 돌게 하고 발육을 촉진시키며, 수종을 없애고 열을 내리며 소변을 잘 보게 한다. 그리고 발육을 촉진시키고 체격이 좋아지며, 변비나 암을 예방하는 데도 효과가 탁월하다.

| 어떤 사람에게 적합할까요? |

줄기 상추는 당뇨병·암·비만 환자에게 적합하다. 고혈압·관상동맥 경화·부정맥과 같은 심혈관 질환을 앓는 사람에게도 효과가 좋다. 또한 성장기 어린이, 이갈이를 하거나 이가 자라는 시기의 아동에게 좋다. 소변이 잘 나오지 않는 사람, 소변에 피가 섞여 나오거나 수종을 앓는 사람, 산후 수유량이 부족하거나 젖이 잘 돌지 않는 산모에게 좋으며, 술 마신 다음 날에 줄기 상추를 먹으면 효과를 볼 수 있다.

| 성질과 맛은 어때요? 어디에 좋은가요? |

줄기 상추는 성질이 서늘하고 단맛과 쓴맛이 나며, 위경(胃經)과 대장경(大腸經)의 기능을 왕성하게 한다.

| 주요 성분은 무엇인가요? |

줄기 상추에는 단백질, 지방, 당류, 회분, 프로비타민 A, 비타민(B1, B2, C) 및 칼슘·인·철·칼륨·규소·마그네슘 등의 풍부한 무기 염류와 식이 섬유가 함유되어 있다.

BONUS

줄기 상추는 미량 원소를 풍부하게 함유하고 있어 성장기 어린이, 이갈이를 하거나 이가 자라는 시기의 어린이에게 좋다. 줄기 상추는 당 함유량이 낮은 반면에 니코틴산 함유량이 높다. 이 니코틴산은 인슐린 활성제로, 당뇨병 환자에게 특히 효과적이다. 최근에 진행된 한 연구 결과에 따르면 줄기 상추에 방향족 탄화수소(aromatic hydrocarbons)가 함유되어 있는데, 이 성분이 음식을 통해 체내에 들어오는 발암 물질인 니트로아민을 분해해 암세포가 생기는 것을 막아 준다고 한다. 또한 소화기 계통 암인 간암, 위암, 장암을 예방하고 방사선 치료나 화학 치료 후 암 환자들에게 나타나는 여러 가지 증상을 완화시킨다. 이런 연유로 현재 일본에서는 줄기 상추가 항암 채소로 각광을 받고 있다.

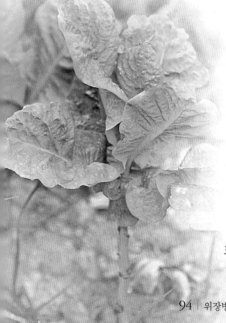

| 주의할 사항이 있나요? |

비장과 위장이 허하고 냉한 사람이나 눈 질환을 앓는 사람은 줄기 상추 섭취를 피해야 한다. 류머티즘 환자도 먹어서는 안 된다. 생리 기간이거나 냉증성 생리통이 있는 여성도 줄기 상추를 먹지 않도록 주의한다.

| 영양 성분이 얼마나 들어 있나요? |

줄기 상추와 시금치의 영양 성분을 비교하면, 철분 함유량은 거의 비슷하다. 줄기 상추 잎의 비타민 함량은 줄기 부분보다 대여섯 배 더 높으며 그중 비타민 C는 열다섯 배 넘게 차이가 난다. 따라서 줄기 상추의 잎을 많이 먹으면 몸에 이롭다.

| 식이 요법 |

줄기 상추 무침

준비할 재료 | 줄기 상추 200g, 고추냉이 150g, 생강 50g.

만드는 방법 | 1. 줄기 상추 껍질을 벗겨 채를 썰어 소금에 두 시간 정도 재웠다가 찬물에 씻는다.

2. 끓는 물에 살짝 데쳤다가 물기를 없앤 뒤 설탕, 식초, 조미료를 넣고 재워 둔다.

3. 고추냉이를 길쭉하게 잘라 끓는 물에 익힌 뒤 간장, 설탕, 조미료, 식초를 넣고 두 시간 동안 재운다.

4. 생강은 껍질을 벗기고 채 썰어 물에 담갔다가 식초에 30분 정도 재운다.

5. 시간이 되면 줄기 상추, 고추냉이, 생강을 함께 버무리고 그 위에 참기름을 살짝 뿌린다.

효능 | 열을 내리고 가래를 삭이며, 위장을 튼튼하게 하고 구토를 없애는

데 효과적이다.

주의 사항│비장과 위장이 허하거나 냉해서 생기는 구토와 오심(惡心. 위가 허하거나 위에 한, 습, 열, 담, 식체 따위가 있어서 가슴속이 불쾌하고 울렁거리며, 구역질이 나면서도 토하지 못하고 신물이 올라오는 증상)에 좋다. 치질 환자는 삼간다.

줄기 상추 탕

준비할 재료│신선한 줄기 상추 적당량.

만드는 방법│1. 깨끗이 씻은 줄기 상추 잎을 냄비에 넣고 물을 부어 끓인다.

2. 차 대용으로 마신다.

효능│열을 내리고 혈을 식히며, 소변과 대변이 수월해진다.

주의 사항│장이 건조해서 생긴 변비 또는 치질로 인한 출혈에 좋다.

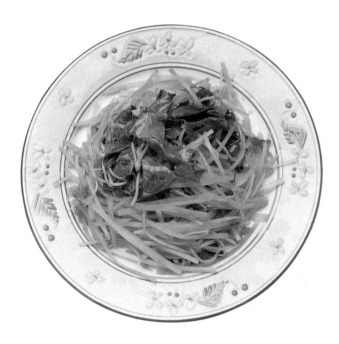

쇠비름[馬齒莧]

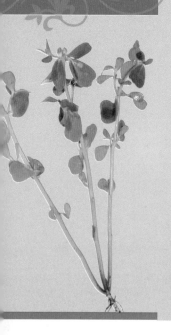

| 어떤 효과가 있나요? |

쇠비름은 열을 내리고 독소를 제거하며, 이질을 멎게 하고 지혈 효과가 있다.

| 어떤 사람에게 적합할까요? |

쇠비름은 고혈압·고콜레스테롤 혈증·고지혈증 환자, 혈액 농도가 높은 사람에게 적합하다. 급·만성 감염성 장염 및 이질 환자, 비타민 A 결핍인 사람, 각막 연화증·안구 건조증·야맹증 환자, 피부가 거친 사람이 먹어도 좋다. 요도 감염·급성 방광염·요도염 환자에게도 좋다. 치질 때문에 출혈이 있거나 소변 볼 때 피가 섞여 나오는 사람, 기능성 자궁 출혈·산후 출혈 환자에게도 좋다. 백일해·폐결핵·규폐증 환자, 십이지장충이 있는 사람, 대하증이 있거나 곧 출산을 맞이하는 여성에게 효과적이다.

| 성질과 맛은 어때요? 어디에 좋은가요? |

쇠비름은 성질이 서늘하고 신맛이 나며, 대장경(大腸經), 간경(肝經), 비경(脾經)의 기능을 왕성하게 한다.

| 주요 성분은 무엇인가요? |

쇠비름에는 노르아드레날린(noradrenalin)과 다량의 칼륨염이 함유되어 있으며 단백질, 지방, 당, 식이 섬유, 무기염 및 비타민도 들어있다.

| 주의할 사항이 있나요? |

비장과 위장이 허하고 차서 설사를 하거나 변이 무른 사람은 먹지 않는 것이 좋다. 임신 초기나 습관성 유산이 있는 임산부도 쇠비름 섭취를 절대 금한다.

| 어떤 음식과 궁합이 맞나요? |

만성 이질에 시달리는 경우에는 멥쌀을 넣어 죽을 끓여 먹고, 적·백대하가 있는 여성은 쇠비름 즙에 날달걀을 깨트려서 먹는다. 쇠비름 250g을 달인 물에 식초 50㎖를 넣고 3일 동안 꾸준히 마시면 십이지장충을 치료한다. 그리고 쇠비름 즙과 연근 즙을 1:1 비율로 혼합하여 먹으면 소변이나 대변에 피가 섞여 나오는 증상을 고칠 수 있다.

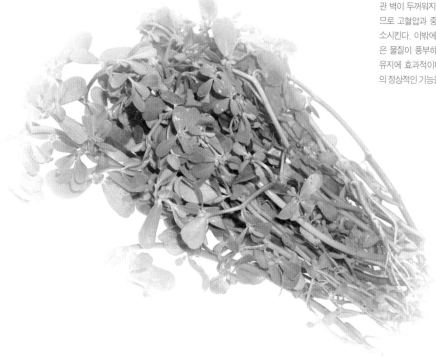

BONUS

현대 약리학 연구에 따르면, 쇠비름은 대장균, 이질균, 장티푸스균 등을 억제하는 작용을 하는데 특히 이질균 억제 효과가 매우 큰 것으로 나타났다. 쇠비름은 또 먼지와 독소 제거가 가능해, 대식 세포의 변성과 괴사를 방지하며, 림프선의 염증과 섬유성 변화를 차단시켜 준다. 규폐 결절의 형성을 완전 차단해 주므로 규폐증 예방과 치료에 유익하다.

쇠비름에 함유된 불포화 지방산에는 혈청 콜레스테롤과 트리글리세리드(triglyceride)의 형성을 억제하고 혈액 점도를 감소시켜 주므로 심장과 뇌의 혈전 형성 예방 효과가 있다. 그리고 쇠비름에 든 칼륨염은 혈관 벽에 직접적인 효과를 준다. 혈관 벽을 확장시켜 동맥 혈관 벽이 두꺼워지는 것을 막아 주므로 고혈압과 중풍 발병률을 감소시킨다. 이밖에 비타민 A와 같은 물질이 풍부하므로 상피 조직 유지에 효과적이며, 각막과 결막의 정상적인 기능을 유지시킨다.

쇠비름 마늘 찜

준비할 재료 | 신선한 쇠비름 500g, 마늘 30g.

만드는 방법 | 1. 쇠비름에 묻은 이물질과 뿌리를 떼고 씻은 뒤 끓는 물에 살짝 데쳐 물기를 빼고 그릇에 담아 둔다.

2. 마늘을 곱게 다지고, 깨를 10초 정도 볶은 뒤 곱게 빻는다.

3. 파의 밑동 10g을 다진다.

4. 그릇에 담아 둔 쇠비름에 소금을 넣고 버무린 뒤 다진 마늘, 간장, 파의 밑동 다진 것, 산초 가루, 조미료, 식초, 소금, 설탕을 넣고 골고루 버무린다.

5. 마지막에 깨를 뿌리면 완성이다.

효능 | 열을 내리고 독소를 제거하며, 이질을 치료하고 출혈을 방지한다.

주의 사항 | 대장에 습열이 많아 생긴 설사, 변에 피가 섞여 나오는 이질에 좋다.

쇠비름 차

준비할 재료 | 쇠비름 50g, 찻잎 15g, 설탕 30g.

만드는 방법 | 1. 쇠비름, 찻잎, 설탕을 함께 냄비에 넣고 물을 부어 끓인다.

2. 차 대용으로 5일 동안 꾸준히 마신다.

효능 | 열을 내리고 독소를 제거하며, 소변을 잘 보게 하고 이질을 멎게 한다.

주의 사항 | 세균성 이질에 좋다.

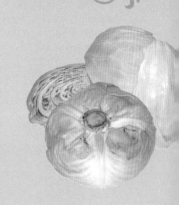

양배추[洋白菜]

| 어떤 효과가 있나요? |

양배추는 신장을 보하고 근육과 뼈를 튼튼하게 하며, 위장을 튼튼하게 하고 소화를 돕는다.

| 어떤 사람에게 적합할까요? |

양배추는 위·십이지장 궤양 환자, 위장이 약해 입맛이 없거나 소화 불량인 사람에게 효과적이다. 신장이 약해 발육이 느리거나 귀가 어둡거나 건망증이 있는 사람, 온몸에 힘이 없고 무기력한 사람이 양배추를 먹으면 효과를 볼 수 있다. 당뇨병·동맥 경화 환자, 담석증으로 고생하는 사람이나 암 환자, 비만·노년기 골절·피부 알레르기 증상이 있는 사람이 먹으면 좋다.

| 성질과 맛은 어때요? 어디에 좋은가요? |

양배추는 성질이 평온하고 단맛이 나며, 위경(胃經)과 신경(腎經)의 기능을 왕성하게 한다.

| 주요 성분은 무엇인가요? |

양배추에는 식물성 단백질, 비타민과 카로틴·아연·구리·마그네슘·코발트(cobalt)·몰리브덴·철·칼륨·인·칼슘 등 열 가지 무기 염류가 함유되어 있다.

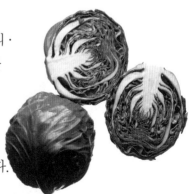

| 주의할 사항이 있나요? |

갑상선 비대증 환자는 양배추를 절대 먹지 않도록 주의한다.

양배추에는 여러 가지 성분이 함유되어 있다. 몰리브덴은 아질산 암모니아의 합성을 억제하고 항암 작용을 하며, 인돌류 화합 물질 역시 항암 성분을 가지고 있어 체내에 들어가면 발암 물질을 분해하는 데 도움을 준다. 뿐만 아니라 비타민 U는 위궤양과 십이지장 궤양을 치료하고, 풍부한 섬유소와 펙틴은 콜레스테롤과 담즙산이 장에서 소화되는 것을 막아 주는 역할을 하므로 동맥 경화·담석증 환자 및 비만인 사람에게 아주 이롭다. 양배추류의 채소는 당 함유량이 낮고 녹말이 거의 들어 있지 않고 열량도 낮은 편이어서 당뇨병 환자나 비만 환자에게 적극 추천하면 좋은 식품이다.

이밖에 양배추의 변종인 방울다다기양배추(brussels sprouts)라는 종류도 있다. 방울다다기양배추에는 비타민 C가 보통 양배추보다 세 배 이상 더 많이 들어 있다. 따라서 간을 보호할 뿐만 아니라 간의 부담을 줄여 주기 때문에 간 질환 환자에게 적합하다. 베타카로틴도 아주 풍부해 피부 미용에 좋다. 거친 피부를 부드럽게, 탄력 없는 피부를 탱탱하게 만들며 피부 알레르기 치료에도 효과적이다.

| 식이 요법 |

양배추 즙

준비할 재료 | 양배추 적당량.

만드는 방법 | 1. 양배추를 깨끗이 씻어 즙을 짠 다음 살짝 데워서 마신다.

2. 식사하기 전에 100㎖ 정도 마신다.

3. 하루에 1~2회, 10일 동안 꾸준히 마신다.

효능 | 위장을 튼튼하게 하고 신장을 보하며, 열을 내리고 장을 부드럽게 한다.

주의 사항 | 위장에 열이 있고 기의 흐름이 원활하지 못해 생긴 위궤양 통증 또는 위장의 음액(陰液)이 부족해 생긴 열성 변비에 좋다.

양배추 채 무침

준비할 재료 | 양배추 250g.

만드는 방법 | 1. 깨끗이 씻은 양배추를 채 썰어 끓는 물에 살짝 데친다.

2. 여기에 다진 마늘, 다진 파, 후춧가루, 고추기름, 참기름을 넣고 골고루 버무린다.

효능 | 위장을 튼튼하게 하고 한기를 없애며, 독소를 제거하고 뭉친 곳을 풀어 준다.

주의 사항 | 비장과 위장이 약하고 냉한 사람에게 좋다.

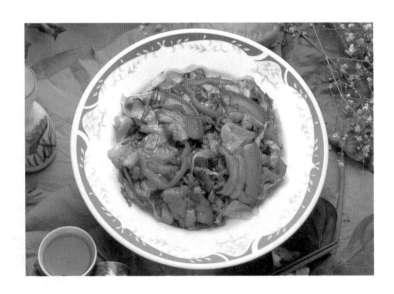

| 어떤 효과가 있나요? |

냉이는 비장을 튼튼하게 하고 이뇨 작용을 하며, 지혈 효과와 함께 눈을 맑게 해준다.

| 어떤 사람에게 적합할까요? |

냉이는 당뇨병 · 위궤양 · 위경련 환자, 설사 · 구토 · 이질 · 장염 증상을 보이는 사람에게 적합하다. 내상으로 인한 토혈(吐血)과 객혈(喀血), 대소변에 피가 섞여 나오는 경우, 소화기 궤양으로 출혈이 있거나 망막 출혈, 월경 과다, 기능성 자궁 출혈 등 출혈을 동반한 질환에도 효과가 뛰어나다. 유미뇨(乳糜尿), 비뇨기 계통 결석, 신장염으로 몸이 붓는 사람이나 결막염 환자, 눈이 충혈되고 붓고 아픈 사람, 야맹증 · 녹내장 · 안저 출혈 등과 같은 안과 질환에도 좋다. 소아 홍역이나 유행성 감기가 전염되는 시기에 먹으면 예방 효과도 거둘 수 있다.

| 성질과 맛은 어때요? 어디에 좋은가요? |

냉이는 성질이 평온하고 단맛이 나며, 간경(肝經)과 폐경(肺經)의 기능을 왕성하게 한다.

| 주요 성분은 무엇인가요? |

냉이에는 다양한 유기산, 아미노산, 당분, 무기 염류, 비타민 등이 함유되어 있다.

BONUS

냉이는 자궁을 자극하는 성분이 함유해서 응혈 시간을 단축시킨다. 냉이에 함유된 불식산(bursic acid) 성분은 피를 멎게 하는 데 뛰어난 효과가 있다. 또한 냉이에는 인돌(indole) 화합물과 이소티오시안산(isothiocyanates) 같은 암세포 억제 물질이 들어 있어 항암 작용을 한다. 최근 의학계에서도 '항암 식품' 리스트에 냉이를 포함시켰다. 그래서 냉이를 암을 치료하는 '특효약', 밭에서 나는 항암제'라고 부른다. 이 밖에 냉이에 함유된 풍부한 비타민 A 성분은 야맹증, 백내장 등과 같은 안과 질환 치료에 뛰어난 효과가 있다.

이李박사의 조언

위하수 환자의 호흡 요법

바른 자세로 누워 바닥에 5㎝ 정
도 되는 쿠션을 받친다. 먼저 숨을
쉬고 나중에 숨을 뱉고, 그 다음
잠시 숨을 멈춘다. 이 동작을
10~20분 정도 반복한다. 숨을 들
이쉴 때는 혀끝을 입천장에 갖다
붙이고, 숨을 내뱉을 때는 혀를 아
래로 떨어뜨린다. 호흡을 멈출 때
는 혀를 움직이지 않는다. 호흡을
할 때 문구를 소리 내지 않고 읽는
것이 좋다. 숨을 내뱉을 때 한 글
자, 들이쉴 때 한 글자를 소리 내
지 않고 읽으며 속도는 빠르지 않
게 천천히 실시한다.

| 주의할 사항이 있나요? |

냉이는 맛과 성질이 평온해서 특별히 주의해야 할 사항이 없다.

| 영양 성분이 얼마나 들어 있나요? |

냉이는 일반 가정에서 재배하는 채소보다 영양가가 훨씬 풍부하다.
카로틴 함유량은 당근에 필적할 만하고, 비타민 C 함유량은 고추에
는 못 미치나 토마토보다는 월등히 높다.

| 식이 요법 |

냉이 탕

준비할 재료 | 냉이 100g.

만드는 방법 | 1. 냉이를 깨끗이 씻은 뒤 물을 붓고 끓인다.

효능 | 열을 내리고 소변을 잘 보게 하며, 혈을 식히고 지혈 효과가 있다.

주의 사항 | 장에 습열이 많아 생긴 이질에 좋다.

냉이 죽

준비할 재료 | 냉이 100g, 멥쌀 50g.

만드는 방법 | 1. 냉이를 씻어 잘게 썬 다음 쌀과 함께 냄비에 넣는다.

2. 물을 붓고 죽을 끓인다.

효능 | 비장을 튼튼하게 하고 소변을 잘 보게 하며, 지혈 효과와 함
께 눈을 맑게 한다.

주의 사항 | 비장과 위장이 허약하거나 수종 증상에다 소변에
피가 섞여 나올 때 먹으면 효과가 좋다.

| 어떤 효과가 있나요? |

당근은 위장을 튼튼하게 하고 소화를 도우며, 간을 튼튼하게 하고 눈을 맑게 한다. 또 홍역이나 천연두의 독을 빼 준다. 그리고 혈을 보하고 발육을 촉진한다.

| 어떤 사람에게 적합할까요? |

당근은 고혈압·고콜레스테롤 혈증·담결석 환자나 비장과 위장의 기가 허해 빈혈 또는 영양 부족·식욕 부진 등의 증상을 보이는 사람에게 좋다. 이 밖에도 성장기의 어린이와 청소년, 홍역이나 천연두를 앓는 어린이, 암 환자, 장기간 수은에 노출된 사람, 직업병으로 납 중독인 사람이 먹어도 뛰어난 효과를 볼 수 있다. 아울러 피부가 까칠하거나 두피가 가려울 때, 비듬이 심할 때, 야맹증이나 안구 건조증을 앓는 사람이 먹으면 효과가 아주 좋다.

| 성질과 맛은 어때요? 어디에 좋은가요? |

당근은 성질이 평온하고 단맛이 나며, 비경(脾經)과 폐경(肺經)의 기능을 왕성하게 한다.

| 주요 성분은 무엇인가요? |

당근에는 단백질, 지방, 탄수화물, 다양한 비타민이 함유되어 있다. 이 밖에 구리, 불소, 마그네슘, 망간, 코발트, 정유 성분, 다양한 효소와 아미노산(amino acid), 만니톨(mannitol), 리그닌 성분도 함께 들어 있다.

| 주의할 사항이 있나요? |

한 번에 지나치게 많은 양을 섭취하지 않도록 주의한다. 카로틴이
체내에 저장되어 있으면 피부가 노랗게 변한다(2개월이 지나면 저
절로 없어진다).

| 어떤 음식과 궁합이 맞나요? |

당근을 양고기 등 육류와 함께 먹으면 영양 성분의 흡수 작용을 돕는
다. 홍역이나 수두를 앓는 어린이가 당근과 고수, 올방개를 함께 달여
차로 마시면 좋다. 하지만 당근에 식초를 넣어 요리를 하거나 식초와
함께 먹으면 카로틴이 쉽게 파괴되므로 주의해야 한다.

| 영양 성분이 얼마나 들어 있나요? |

당근에는 보통 채소보다 풍부한 당분이 함유되어 있고, 카로틴 함유
량은 살구, 복숭아, 모과, 호박 등의 과일보다 월등히 높다.

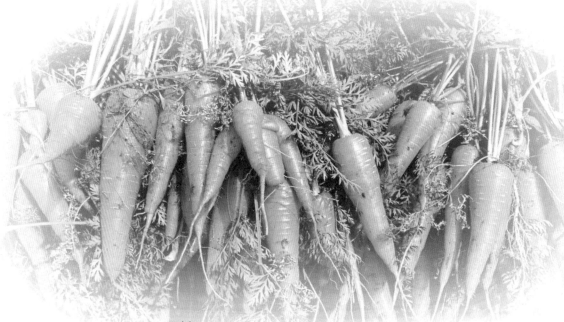

| 식이 요법 |

당근 죽

준비할 재료 | 당근 500g, 찹쌀 100g.

만드는 방법 | 1. 당근을 깨끗이 씻어 깍둑썰기 한 뒤 찹쌀과 함께 냄비에 넣고 물을 적당히 붓는다.

2. 약한 불에서 천천히 익히며 죽을 끓인다.

3. 죽이 다 되어 가면 흑설탕으로 간을 맞춘다.

효능 | 위장을 튼튼하게 하고 소화를 도우며, 위장의 기운을 기르고 북돋운다.

주의 사항 | 소화 불량, 속이 더부룩하거나 식체일 때 좋다.

당근 개고기 찜

준비할 재료 | 당근 200g, 개고기 300g.

만드는 방법 | 1. 당근을 깨끗이 씻어 깍둑썰기 하고 생강은 얇게 저며 썬다.

2. 개고기를 끓는 물에 넣어 데쳤다가 식힌 후 적당한 크기로 썰어 물기를 제거한다.

3. 손질한 개고기, 당근, 생강을 모두 냄비에 넣고 물을 적당히 부어 센 불에서 끓인다.

4. 끓고 나면 약한 불로 낮추어 개고기가 푹 익을 때까지 천천히 익힌다.

5. 마지막에 소금으로 간을 맞춘다.

효능 | 위장을 따뜻하게 하고 통증을 없애며, 위장을 튼튼하게 하고 소화를 돕는다.

주의 사항 | 위장이 냉해서 생기는 통증에 좋다.

 이李박사의 조언

당근의 독소 배출 효과

당근에 많이 들어 있는 베타카로틴은 중요한 항산화 물질로 독소를 중화시키고 자유기를 없애며 세포의 병변과 인체의 노화를 예방한다. 간에서 비타민 A로 전환되는 베타카로틴은 질병을 막는 제1 방어막 역할을 하고, 당근에 들어 있는 비타민, 미네랄, 섬유소는 장의 부패한 세균을 없애는 데 도움이 되며 몸에 이로운 세균을 늘려 주는 작용을 한다.

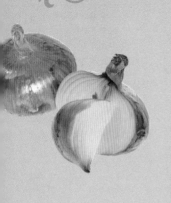

양파[洋蔥]

| 어떤 효과가 있나요? |

양파는 해독과 살충 효과가 있고 풍을 제거하며, 땀을 나게 한다. 열을 내리고 가래를 제거하는 데도 효과적일 뿐만 아니라 혈압과 혈중 지방 농도를 낮추고 면역력을 높이며, 항암 효과도 뛰어나다.

| 어떤 사람에게 적합할까요? |

양파는 소화 불량 환자, 식사량이 부쩍 줄어든 사람, 위산이 부족한 사람, 장염이나 이질 증상이 있는 사람에게 적합하다. 당뇨병·암 환자에게도 좋으며, 고혈압·고지혈증·동맥 경화 등의 심혈관 질환을 앓는 사람에게 효과가 좋다. 감기에 걸렸을 때도 양파를 먹으면 좋다.

 이축박사의 조언

양파의 독소 배출 효과

양파에 들어 있는 알릴기 황화물(allyl sulfides)은 살균 작용을 한다. 면역 세포의 효과를 증진시키고 혈중 콜레스테롤을 낮추어 혈전 및 동맥 경화를 예방한다. 양파에 함유된 케르세틴은 지방 흡수를 억제해 체내에 지방이 쌓이는 것을 줄여 주는 작용을 한다. 프락토올리고당(fructo-oligosaccharide)은 몸에 이로운 세균의 생태 환경 개선에 도움을 주기 때문에 위장의 유동 운동을 촉진하고 독소를 체외로 배출시킨다.

| 성질과 맛은 어때요? 어디에 좋은가요? |

양파는 성질이 따뜻하고 매운맛이 나며, 위경(胃經), 대장경(大腸經), 폐경(肺經)의 기능을 왕성하게 한다.

| 주요 성분은 무엇인가요? |

양파에는 단백질, 탄수화물, 식이 섬유, 칼슘, 인, 철, 비타민, 정유 성분, 프로스타글란딘 A(prostaglandin A), 다양한 아미노산이 함유되어 있다. 지방은 거의 들어 있지 않다.

| 주의할 사항이 있나요? |

양파는 소양성 피부 질환, 다시 말해서 피부가 가려운 사람이나 급성 눈병 환자, 눈이 충혈되었거나 부은 사람은 먹지 않아야 한다.

양파 양고기 볶음

준비할 재료 | 양고기 150g, 양파 200g.

만드는 방법 | 1. 양고기를 씻은 뒤 채 썰기 하고, 양파도 씻어서 잘게 채를 썬다.

2. 팬에 땅콩기름을 두르고 달군 다음 파, 생강을 넣고 향이 날 때까지 볶는다.

3. 여기에 양고기 채 썬 것을 함께 볶다가 양파 채 썬 것을 넣고 골고루 익힌다.

4. 마지막에 소금과 조미료로 간을 맞춘다.

효능 | 기의 흐름을 원활하게 하고 막힌 것을 뚫으며, 식욕을 돋우고 소화를 돕는다.

주의 사항 | 기의 흐름이 원활하지 못하고 식욕 부진으로 생긴 장 무기력증, 만성 장염에 좋다.

양파 죽

준비할 재료 | 양파 150g, 멥쌀 100g.

만드는 방법 | 1. 양파를 깨끗이 씻어 채를 썰고, 쌀을 씻어 냄비에 넣고 죽을 끓인다.

2. 죽이 어느 정도 되어 가면 양파 채 썬 것을 넣는다.

3. 며칠 동안 꾸준히 먹는다.

효능 | 위장을 튼튼하게 하고 소화를 도우며, 열을 내리고 가래를 삭인다.

주의 사항 | 기의 흐름이 원활하지 못해 생긴 이질에 좋다.

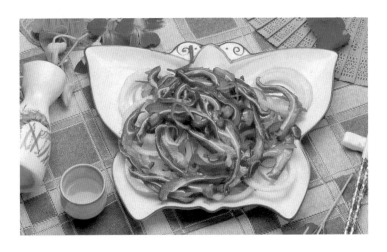

BONUS

한 연구 결과에 따르면, 양파가 혈전을 녹이고 고지방 식품을 섭취해 생기는 고콜레스테롤 혈증을 예방해 준다고 한다. 따라서 양파는 동맥 경화 치료에도 큰 도움을 준다. 또 양파는 톨부타미드(tolbutamide) 성분을 함유하고 있어서 혈당을 떨어뜨리는 효과도 있다. 양파는 유일하게 프로스타글란딘 A를 함유한 채소로 알려져 있다. 이 성분은 체내에 흡수되면 주변 혈관이 막히는 것을 막고 혈액의 점성을 떨어뜨리며 혈압도 함께 낮춰 준다. 그리고 양파에 다량 함유된 셀레늄은 뛰어난 항암 작용을 한다. 셀레늄은 면역력을 자극해 고리 모양 아데노신 1인산(cyclic adenosine monophosphate) 분비량을 증가시킴으로써 암세포의 분열과 증식을 차단시킨다. 이 밖에 양파는 천연 항암 물질인 케르세틴(quercetin)을 함유하고 있어서 양파를 자주 먹는 사람은 적게 먹거나 아예 먹지 않는 사람보다 위암 발병률이 무려 25%나 낮다. 그래서 양파는 저렴하면서도 효과도 좋은 항암 식품으로 손꼽힌다. 뿐만 아니라 양파는 칼슘 함유량도 높아서 양파를 자주 먹으면 중·노년층의 칼슘 섭취에 큰 도움을 주며 골다공증도 예방할 수 있다. 그리고 양파에 함유된 풍부한 시스테인(cysteine)은 세포 노화를 지연시키는 작용을 한다.

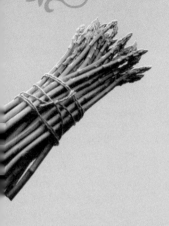

아스파라거스
(Asparagus)

| 어떤 효과가 있나요? |

아스파라거스는 부족한 기운을 보충해 주고, 항암 작용과 다이어트 효과까지 있다.

| 어떤 사람에게 적합할까요? |

아스파라거스는 암·비만 환자, 신장염으로 인한 부종·요로 결석·간 기능 이상·습관성 변비가 있는 사람에게 적합하다. 고혈압·고지혈증·동맥 경화 등 심혈관 질환을 앓고 있는 환자에게도 좋으며, 체질이 허약하거나 기혈이 부족한 사람, 영양 결핍인 사람이나 빈혈 환자가 먹어도 좋은 효과를 볼 수 있다.

BONUS

아스파라거스에 들어 있는 특별 비타민 P는 심혈관 질환 및 암 환자에게 탁월한 효과가 있다. 외국의 의학계 연구에 따르면, 아스파라거스가 암세포 증식을 막아 주는 작용을 하므로 각종 암 환자에게 상당히 이로운 것으로 나타났다. 식이성 섬유가 풍부해 장 유동 운동을 촉진시켜 소화와 배변을 돕는다. 그리고 각종 비타민 및 무기 염류의 다양한 작용으로 인체의 저항력 향상에 좋으며, 백내장, 잇몸 출혈, 빈혈, 골절 예방에 매우 뛰어난 효과가 있다.

이외에 다섯 뿌리의 아스파라거스에 엽산이 약 100㎍이 들어 있을 정도로 엽산이 풍부하다. 이 수치는 하루 필요량의 4분의 1에 해당

| 성질과 맛은 어때요? 어디에 좋은가요? |

아스파라거스는 성질이 서늘하고 단맛이 나며, 비경(脾經)의 기능을 왕성하게 한다.

| 주요 성분은 무엇인가요? |

아스파라거스에는 당분, 각종 비타민, 단백질, 지방, 무기 염류, 식이성 섬유, 열일곱 가지 아미노산 등이 함유되어 있다.

| 주의할 사항이 있나요? |

통풍(gout) 환자는 섭취를 삼간다.

돼지고기 아스파라거스 볶음

준비할 재료 | 아스파라거스 200g, 돼지 살코기 100g.

만드는 방법 | 1. 아스파라거스를 뜨거운 물에 살짝 데쳤다가 꺼내어 얇게 저며 썬다.

2. 돼지 살코기는 씻어서 얇게 저며 썬다.

3. 팬에 땅콩기름을 두르고 달군 뒤 다진 파, 다진 생강을 향이 날 때까지 볶다가 돼지 살코기를 넣고 볶는다.

4. 여기에 아스파라거스를 넣고 재료가 골고루 익으면 조미료와 소금으로 간을 맞춘다.

효능 | 비장을 튼튼하게 하고 기운을 북돋우며, 정력을 왕성하게 하고 건조함을 없앤다.

주의 사항 | 비장과 위장이 허약하거나 식욕이 부진한 사람에게 좋다.

아스파라거스 버섯 탕

준비할 재료 | 여린 아스파라거스 50g, 송이 8개, 표고 4개.

만드는 방법 | 1. 아스파라거스를 뜨거운 물에 데쳤다가 꺼내어 얇게 저며 썬다.

2. 송이, 표고를 냄비에 넣고 25분 정도 끓여 맛국물을 만든다.

3. 준비한 아스파라거스와 버섯 맛국물을 그릇에 담는다.

4. 여기에 소금, 조미료, 간장을 넣고 찜통에 물을 붓고서 센 불에서 찐다.

효능 | 위장을 튼튼하게 하고 소화를 도우며, 허한 곳을 보하고 기운을 북돋운다.

한다. 따라서 아스파라거스를 많이 먹으면 부족한 엽산을 보충할 수 있으며 임산부가 엽산을 섭취할 수 있는 중요한 식품이기도 하다. 아스파라거스는 향이 좋고 식이성 섬유도 부드럽고 먹기도 좋아 식욕을 증진시키며 소화 흡수도 잘된다. 서양에서는 '10대 식품'으로 꼽는 고급 채소이며, 영양학자와 채식주의자들은 건강을 지켜 주고 완벽한 항암 식품 선정에 주저하지 않고 아스파라거스를 꼽는다.

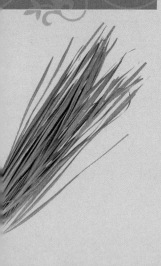

부추[韭菜]

| 어떤 효과가 있나요? |

부추는 신장을 따뜻하게 하고 양기를 북돋운다. 비장과 위장을 보하고 기의 흐름을 원활하게 하며, 어혈을 풀어 줄 뿐만 아니라 위장의 기운을 왕성하게 하고 장을 진정시키는 효과도 있다.

| 어떤 사람에게 적합할까요? |

부추는 암 환자 중에서도 식도암·분문암·위암 환자에게 좋은 채소다. 이 밖에도 냉한 체질, 양기가 허하고 추위를 많이 타는 사람, 허리와 무릎이 시린 사람, 성 기능이 저하되는 남성, 음위(陰痿. 발기 불능)이거나 정액이 새는 남성, 조루·야뇨증·빈뇨증 증상이 있는 사람, 양기가 부족해서 생리 기간에 아랫배가 차고 아픈 여성, 산후 수유량이 부족한 산모가 먹어도 좋다. 그리고 넘어져 다친 사람, 피를 토하거나 소변에 피가 섞여 나오는 사람, 식도암으로 구역질이 심한 경우, 딱딱한 변을 보는 사람, 습관성 변비에 시달리는 사람이 부추를 먹으면 모두 뛰어난 효과를 볼 수 있다.

| 성질과 맛은 어때요? 어디에 좋은가요? |

부추는 성질이 따뜻하고 단맛과 매운맛이 나며, 위경(胃經), 간경(肝經), 신경(腎經)의 기능을 왕성하게 한다.

| 주요 성분은 무엇인가요? |

부추에는 단백질, 탄수화물, 지방, 당류, 비타민과 칼슘·인·철·칼륨 등의 무기 염류와 휘발성 정유 성분, 글루코사이드류, 아마로이드(amaroid) 등의 성분이 함유되어 있다.

| 주의할 사항이 있나요? |

위궤양·십이지장 궤양·간경화·위 정맥류 환자 역시 부추 섭취를 삼간다. 눈병으로 눈이 벌겋게 충혈된 사람, 부스럼이 생겨 붓고 아픈 사람, 입 냄새가 심한 사람은 부추를 먹지 않는 것이 좋다. 음기가 허하고 속에 열이 많은 경우, 그리고 안과 수술을 받은 직후에는 부추를 먹지 않는 것이 좋다.

| 어떤 음식과 궁합이 맞나요? |

부추는 새우, 가막조개, 동죽조개, 돼지고기와 함께 볶아 먹으면 찰떡궁합이고, 소고기나 꿀과는 상극이다. 양기가 허하고 신장이 차거나 발기가 안 되는 남성, 허리와 무릎이 시큰거리거나 정액이 새고 몽정 증상이 있는 남성은 부추와 호두 살을 참기름에 볶아 먹으면 좋다. 그리고 소화기 계통 암 환자는 부추 즙에 우유나 생강즙을 섞어 마시면 효과가 배가 된다.

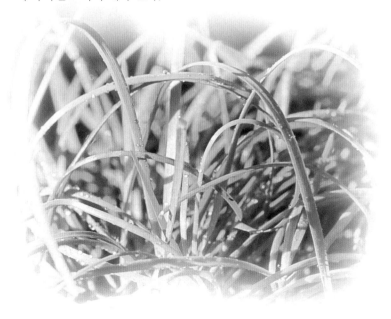

| 식이 요법 |

부추 우유 수프

준비할 재료 | 부추 250g, 우유 250g, 생강 25g.

만드는 방법 | 1. 부추와 생강을 따로 씻은 뒤 부추는 적당한 길이로 자르고 생강은 얇게 저며 썬다.

2. 준비한 부추와 생강을 함께 찧어 깨끗한 거즈로 즙을 짠다.

3. 우유와 부추 생강즙을 냄비에 함께 넣고 끓이면 완성이다.

효능 | 위장을 따뜻하고 튼튼하게 하며, 기의 흐름을 원활하게 하는 데 효과적이다.

주의 사항 | 위장이 냉해 생긴 궤양·만성 위염으로 말미암은 위통·구토·오심(惡心) 증상이 있는 사람이 먹으면 좋다.

부추 죽

준비할 재료 | 부추 100g, 멥쌀 50g.

만드는 방법 | 1. 부추를 깨끗이 씻어 잘게 썰고 쌀과 함께 냄비에 넣는다.

2. 여기에 물을 적당히 부어 죽을 끓인다.

효능 | 중초(中焦)를 따뜻하게 하고 한기를 없애며, 위장을 따뜻하게 하고 장을 편안하게 한다.

주의 사항 | 증상이 심하지 않은 이질 초기 환자에게 좋다.

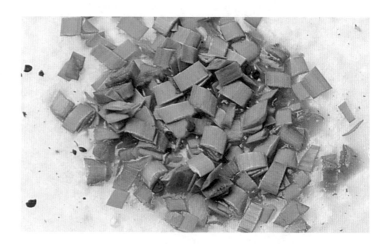

비름[莧菜]

| 어떤 효과가 있나요? |

비름은 열을 내리고 머리를 맑게 하며, 대소변을 잘 보게 하는 효과
가 있다.

| 어떤 사람에게 적합할까요? |

비름은 급·만성 장염이나 이질에 걸린 사람, 대변이 딱딱한 사람,
소변에 피가 섞여 나오거나 시원하지 않는 사람에게 적합하다. 철분
결핍성 빈혈·골절 환자, 곧 출산을 맞이하는 임산부에게도 좋다.
특히 출산한 후에 어혈이 그대로 남아 있어 복통을 호소하는 산모에
게 효과적이다.

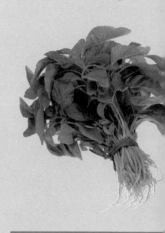

| 성질과 맛은 어때요? 어디에 좋은가요? |

비름은 성질이 서늘하고 단맛이 나며, 대장경(大腸經)과 간경(肝經)
의 기능을 왕성하게 한다.

| 주요 성분은 무엇인가요? |

비름에는 단백질, 지방, 칼슘, 인, 철, 칼륨, 마그네슘, 나트륨, 불소와
비타민 등의 성분이 함유되어 있다.

| 주의할 사항이 있나요? |

비장과 위장이 허하고 차서 묽은 변을 보는 사람은 비름 섭취를 삼
간다.

| 어떤 음식과 궁합이 맞나요? |

출산을 앞둔 임신부나 아이를 낳은 산모가 비름과 쇠비름을 함께 먹으면 아주 좋은 효과를 얻을 수 있다. 보통 가정에서는 비름과 마늘을 함께 볶아 먹는데 그 독특한 맛이 일품이다. 단, 비름은 자라와 상극이므로 서로 피하는 것이 좋다.

| 영양 성분이 얼마나 들어 있나요? |

비름은 칼슘과 철분 함유량이 가장 풍부한 채소로, 부족한 피를 보충하는 데는 비름만 한 것이 없다. 비름은 시금치보다 영양가가 더 풍부하다. 푸른빛을 띠는 비름의 철 함유량은 시금치에 조금 못 미치지만, 붉은 빛을 띠는 비름은 시금치보다 배 이상 많은 철분을 함유한다. 그리고 비타민 C 함유량도 시금치보다 월등히 많다. 비름은 시금치에는 없는 비타민 B2까지 함유하고 있다.

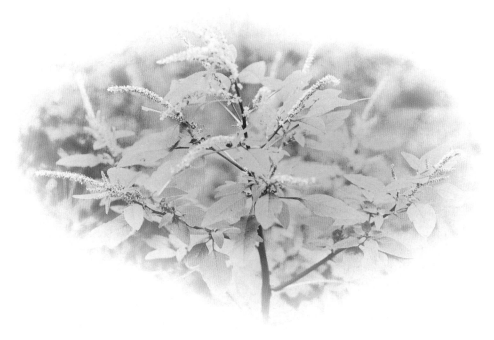

비름 죽

준비할 재료 | 신선한 비름 150g, 멥쌀 100g.

만드는 방법 | 1. 비름은 뿌리를 없앤 뒤 깨끗이 씻어서 잘게 썬다.

2. 준비한 비름과 씻은 쌀을 냄비에 함께 담아 물을 넣고 죽을 끓인다.

3. 아침 또는 저녁 식사나 간식 대용으로 먹는다.

효능 | 열을 내리고 독소를 제거하며, 항균 작용과 함께 이질을 멎게 한다.

주의 사항 | 노년성 급·만성 세균성 이질과 장염에 효과적이다. 비장이 허해 변이 무르게 나오는 사람은 많이 먹지 않도록 주의한다.

비름 두부 탕

준비할 재료 | 비름 350g, 두부 200g, 생선 머리 1개.

만드는 방법 | 1. 생선 머리를 깨끗이 씻어 자르고, 비름과 두부는 씻어 둔다.

2. 냄비에 물을 적당량 부어 센 불에서 끓인다.

3. 물이 끓으면 비름, 생선 머리, 두부, 생강을 넣고 약한 불로 줄여 30분 정도 천천히 익힌다.

4. 소금, 참기름으로 맛을 내면 탕이 완성된다.

효능 | 열을 내리고 습한 기운을 제거하며, 위장을 튼튼하게 하고 기운을 북돋운다.

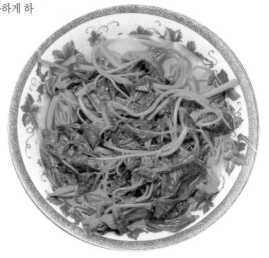

BONUS

연구 결과에 따르면, 비름에는 리신 성분이 많이 들어 있다. 아미노산의 일종인 리신은 신체의 성장과 발육에 직접적인 영향을 미치므로 유아와 청소년에게 아주 적합한 식품이다. 이 시기에 비름을 많이 먹으면 성장 발육에 큰 도움이 된다.

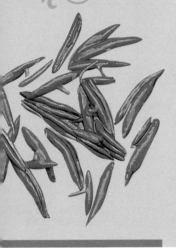

순채(蓴菜)

| 어떤 효과가 있나요? |

순채는 열을 내리고 독소를 없애 주며, 이뇨 작용을 하고 부기를 빼는 데 효과적이다.

| 어떤 사람에게 적합할까요? |

순채는 암 환자 특히 식도암·위암 등 소화기 계통 암이나 간과 쓸개의 악성 종양 환자에게 효과적이다. 고혈압 환자 및 급성 황달성 간염 환자에게도 적합하다. 종기·부스럼·단독 등 일반적인 열병, 감염성 질환에도 좋다. 뿐만 아니라 무더운 여름철 열을 내리고 독소를 없애며, 열을 식힐 때 먹으면 좋은 효과를 볼 수 있다.

| 성질과 맛은 어때요? 어디에 좋은가요? |

순채는 성질이 서늘하고 단맛이 나며, 위경(胃經)과 비경(脾經)의 기능을 왕성하게 한다.

| 주요 성분은 무엇인가요? |

순채에는 비타민 B12, 다당 혼합물이 소량 들어 있다. 그리고 단백질, 지방, 펜토산(pentosan), 갈릭산(gallic acid), 및 류신, 페닐라라닌(phenylalanine), 메티오닌, 프롤린(proline), 트레오닌, 아스파라긴, 히스타민(histamine)이 함유되어 있다.

| 주의할 사항이 있나요? |

위장이 차가운 사람, 설사를 하거나 변이 묽게 나오는 사람은 섭취하지 않는다. 아랫배가 차가워 생리통을 앓거나 곧 생리가 다가오는 여성도 먹지 않는 것이 좋다.

| 어떤 음식과 궁합이 맞나요? |

순채는 농어와 함께 먹는 것이 좋다. 다른 생선과도 궁합이 좋은 편인데 주로 잉어, 청어, 붕어 등과 함께 먹는다. 순채와 식초는 음식 궁합이 맞지 않으므로 같이 먹으면 좋지 않다.

BONUS

관련 연구에 의하면, 순채 잎 뒤에서 분비되는 점액이 항암 작용을 하고 혈압을 낮춰 주는 것으로 밝혀졌다. 뿐만 아니라 순채에 들어 있는 산성의 다당류는 우리 몸의 면역 기능을 강화하고 암 예방 및 치료에 아주 좋은 효과가 있는 것으로 나타났다.

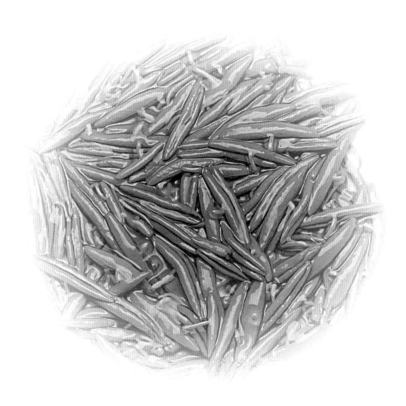

순채 죽

준비할 재료 | 순채 200g, 멥쌀 100g.

만드는 방법 | 1. 순채를 깨끗이 씻은 다음, 끓는 물에 넣어서 살짝 데치고 멥쌀은 깨끗이 일어 물기를 뺀다.

2. 냄비에 멥쌀을 넣고 물을 1,500㎖ 부어서 센 불에 끓이다가 약한 불로 줄여서 죽을 끓인다.

3. 준비해 둔 순채와 적당량의 얼음사탕을 넣고 잠깐 더 끓이면 완성이다.

효능 | 장과 위를 튼튼하게 해주며, 열독(熱毒. 더위 때문에 생기는 발진)과 수종을 없앤다.

주의 사항 | 열성 이질, 위궤양, 만성 위염, 위암에 좋다.

순채 두부 탕

준비할 재료 | 순채 200g, 두부 250g.

만드는 방법 | 1. 순채와 두부를 깨끗이 씻어서 썰어 둔다.

2. 냄비에 물을 적당히 붓고 생강 분말을 넣어 끓인다.

2. 두부를 넣고서 끓이다가 두부가 떠오르면 건져 내어 그릇에 담아 둔다.

3. 순채를 넣고 한 번 끓어오르면 소금, 조미료를 넣고 간을 한다.

4. 양념한 순채를 미리 그릇에 담아 둔 두부 위에 얹고 마지막에 참기름을 살짝 뿌린다.

효능 | 열을 내리고 체내의 독소를 없애 주며, 이뇨 작용과 함께 종양 제거에도 효과가 있다.

주의 사항 | 위궤양에 좋다.

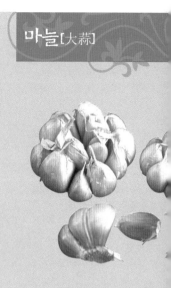

마늘[大蒜]

| 어떤 효과가 있나요? |

마늘은 혈중 지방과 혈압을 떨어뜨리고 비장과 위를 따뜻하게 하며, 막힌 기를 뚫어 주는 효과가 있다. 피가 뭉치지 않게 돕고 소변을 잘 보게 하며, 종기를 가라앉히는 데도 효과적이다. 기침을 멎게 하고 가래를 없애 줄 뿐만 아니라 살균과 항암 작용도 한다.

| 어떤 사람에게 적합할까요? |

마늘은 당뇨병 환자, 폐결핵 환자, 백일해를 앓은 아동, 암 환자, 고혈압·고지혈증·과콜레스테롤 혈증·동맥 경화·관상 동맥 경화증·비만증이 있는 사람에게 효과적이다. 이 밖에도 장염·이질·감기 환자, 직업병으로 납 중독에 걸린 사람, 십이지장충이나 요충 환자가 먹으면 모두 뛰어난 효과를 볼 수 있다.

| 성질과 맛은 어때요? 어디에 좋은가요? |

마늘은 성질이 따뜻하고 매운맛이 나며, 위경(胃經), 비경(脾經), 폐경(肺經)의 기능을 왕성하게 한다.

| 주요 성분은 무엇인가요? |

마늘은 정유 성분을 함유하고 있는데, 이것은 알리신(allicin), 여러 가지 알릴기(allyl group), 프로필기(propyl group)와 메틸기(methyl group)가 결합해 만들어진 티오에테르(thioether)가 주를 이룬다. 이 밖에도 알리인(allin), 단백질, 지방, 탄수화물, 비타민과 셀레늄·아연·게르마늄(germanium) 등의 미량 원소도 함유되어 있다.

주의할 사항이 있나요?

각종 안과 질환 환자, 백내장이나 구강 인후 질환 환자, 치질이 있는 사람은 되도록 적게 먹거나 아예 먹지 않는 것이 좋다. 또 자주 얼굴이 붉어지고 눈이 충혈되는 사람, 답답하고 열이 나거나 변비가 심한 사람, 미열과 갈증이 나는 사람 등 음기가 허하고 열이 많아 생긴 질환이 있는 사람은 절대 마늘을 먹지 말아야 한다. 위·십이지장 궤양 환자나 신장염 환자 역시 마늘 섭취를 삼가는 것이 바람직하다.

어떤 음식과 궁합이 맞나요?

심혈관 질환이 있는 사람은 마늘과 식초를 함께 먹으면 좋고, 폐결핵인 사람은 마늘과 찹쌀로 죽을 끓여 먹으면 좋다. 마늘과 설탕에 절인 귤이나 얼음사탕을 함께 끓여 먹으면 소아 백일해를 치료하는 데 효과가 뛰어나다. 그리고 쇠비름과 마늘을 달여서 차로 마시면 장염과 이질 치료에 효과적이다. 하지만 마늘은 꿀과 상극이므로 함께 요리하지 않는 것이 좋다.

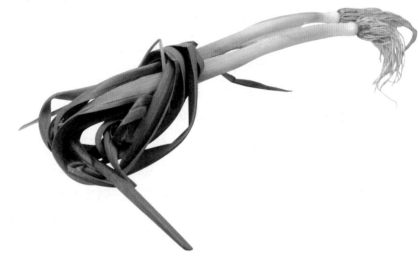

마늘 금은화 차

준비할 재료┃ 보라색 껍질 마늘15g, 금은화 9g, 감초 3g.

만드는 방법┃ 1. 껍질을 벗겨서 곱게 찧은 마늘을 금은화, 감초와 함께 끓는 물에 넣는다.

2. 여기에 설탕을 적당히 넣고 잘 짓는다.

3. 차 대용으로 마신다.

효능┃ 열을 내리고 독소를 없애며, 위장을 따뜻하게 하고 이질을 멎게 한다.

주의 사항┃ 급성 세균성 이질에 좋다.

마늘 돼지 위장 찜

준비할 재료┃ 마늘 250g, 돼지 위장 1개.

만드는 방법┃ 1. 돼지 위장을 깨끗이 씻은 뒤 묵은 식초에 열두 시간 담가 둔다.

2. 시간이 지나면 꺼내어 통풍이 잘되는 그늘진 곳에서 말린다.

3. 마늘은 껍질을 까서 돼지 위장에 넣고 약한 불에서 고기가 푹 익을 때까지 찐다.

효능┃ 비장을 튼튼하게 하고 위장의 기운을 북돋우며, 부기와 통증을 없앤다.

주의 사항┃ 위통에 좋다.

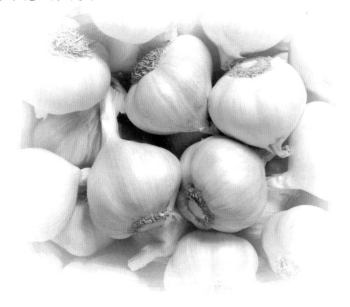

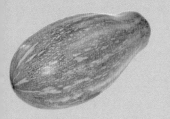

호박[南瓜]

| 어떤 효과가 있나요? |

호박은 혈중 당 수치와 지방 수치를 떨어뜨리고 중초(中焦)를 보하며, 기를 북돋운다. 해독과 살균 작용을 하고 영양 보충으로 허한 기를 보하며, 병에 대한 저항력을 높이고 노화 방지와 항암 작용도 한다. 염증이 생겼거나 통증을 치료하려고 할 때 그 부위에 호박을 발라 주면 효과적이다.

| 어떤 사람에게 적합할까요? |

호박은 중·노년층의 변비 환자나 당뇨병·비만·암 환자에게 적합하다. 고혈압·관상 동맥 경화·고지혈증 환자, 특히 콜레스테롤 수치가 높은 사람에게도 좋다. 이 밖에도 요로 결석 환자나 구리·납·수은 등 중금속에 노출된 사람이 먹으면 효과가 뛰어나다. 회충 환자가 호박을 날 것으로 먹으면 큰 효과를 볼 수 있다.

이李박사의 조언

호박의 독소 배출 효과

호박은 항산화 작용을 하고 혈관을 깨끗하게 만든다. 혈관의 콜레스테롤을 감소시키고 노화를 예방할 뿐만 아니라 폐에 있는 독소를 체외로 배출한다.

| 성질과 맛은 어때요? 어디에 좋은가요? |

호박은 성질이 따뜻하고 단맛이 나며, 위경(胃經)과 비경(脾經)의 기능을 왕성하게 한다.

| 주요 성분은 무엇인가요? |

호박에는 녹말, 단백질 외에도 아스파라긴, 트리고넬린, 시트룰린, 아르기닌, 아데닌, 카로틴, 비타민 B, 아스코르브산, 지방, 포도당, 자당, 만니톨 등의 성분이 함유되어 있다.

| 주의할 사항이 있나요? |

괴저 · 각기병 · 황달 증상이 있는 사람이나 기의 흐름이 원활하지 못해 막힌 사람은 호박을 먹지 않는 것이 바람직하다.

| 어떤 음식과 궁합이 맞나요? |

호박은 양고기와 함께 먹지 않는 것이 좋다. 특히 돼지 간, 팥, 메밀과는 상극이므로 절대 같이 요리하지 않도록 주의한다.

BONUS

호박에 다량 함유된 펙틴은 장에 흡수되면 젤라틴(gelatin) 형태의 물질을 만들어 낸다. 연구 결과 이 물질은 체내 지방 흡수 속도를 지연시키는 효과가 있는 것으로 밝혀졌다. 또한 펙틴은 체내의 불필요한 콜레스테롤과 결합해 혈중 콜레스테롤 수치를 떨어뜨려서 동맥경화를 예방한다. 호박에 함유된 비타민은 비만이나 변비를 해결하는 역할을 한다. 호박은 당 함유량과 열량이 낮은 반면에 미량 원소를 풍부하게 함유하고 있다. 이 밖에도 호박은 강력한 항독 작용이 있는 식품이다. 호박이 체내의 납이나 수은 등 중금속에 달라붙어서 아질산염의 발암성을 파괴하고, 간장과 신장의 세포 재생 능력을 높인다. 신장 결석이나 방광 결석 환자가 호박 즙을 꾸준히 마시면 건강을 빨리 회복할 수 있다.

| 식이 요법 |

호박 대추 죽

준비할 재료 | 호박 50g, 대추 10g, 찹쌀 60g.

만드는 방법 | 1. 호박을 깨끗이 씻어 적당한 크기로 자르고 대추는 씻어서 씨를 뺀다.

2. 깨끗이 씻은 찹쌀에 준비한 호박과 대추를 냄비에 한꺼번에 넣고 죽을 끓인다.

3. 죽이 어느 정도 다 되어 가면 흑설탕을 적당히 넣고 잘 저어 준다.

효능 | 중초(中焦)를 보하고 기운을 북돋우며, 위장을 튼튼하게 하고 비장을 보한다.

주의 사항 | 비장과 위장이 허약하거나 중초(中焦)의 기운이 부족한 사람에게 좋다.

녹두 호박 탕

준비할 재료 | 호박 250g, 녹두 30g.

만드는 방법 | 1. 호박을 적당한 크기로 자르고, 녹두는 미리 물에 두 시간 정도 불려 둔다.

2. 준비한 호박과 녹두를 냄비에 넣고 물을 적당히 부어 충분히 익을 때까지 끓인다.

3. 국물도 마시고 호박과 녹두도 함께 먹는다.

효능 | 열을 내리고 독소를 제거하며, 허한 기운을 보하고 북돋운다.

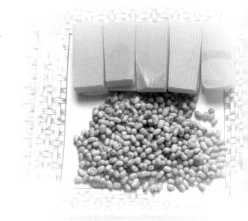

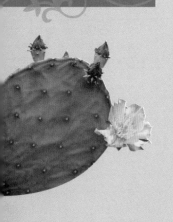

선인장(仙人掌)

| 어떤 효과가 있나요? |

선인장은 열을 내리고 독소를 제거하며, 기의 흐름을 원활하게 하고 위장을 편안하게 한다.

| 어떤 사람에게 적합할까요? |

선인장은 만성 위염 환자, 위·십이지장 궤양 환자에게 적합하다. 출혈이 있는 환자나 당뇨병·암·심혈관 질환 환자, 심계 항진으로 말미암은 불면증 환자, 기관지 천식 환자가 먹으면 효과가 좋다.

| 성질과 맛은 어때요? 어디에 좋은가요? |

선인장은 성질이 서늘하고 쓴맛이 나며, 위경(胃經), 폐경(肺經), 심경(心經)의 기능을 왕성하게 한다.

| 주요 성분은 무엇인가요? |

선인장은 비타민이 풍부하다. 베타카로틴, 철, 아연, 칼슘, 인, 다양한 아미노산, 단백질, 말산, 숙신산 등도 함유되어 있다.

| 주의할 사항이 있나요? |

위장이 냉해 위통이 있는 사람과 천식 환자는 삼간다.

| 어떤 음식과 궁합이 맞나요? |

선인장을 돼지 위장과 함께 먹으면 위궤양 · 십이지장 궤양 · 출혈 치료에 좋다. 설탕과 함께 먹으면 심계 항진으로 생긴 불면증에 뛰어나다. 그리고 벌꿀과 함께 먹으면 천식 치료에 효과가 좋다.

| 식이 요법 |

선인장 소고기 볶음

준비할 재료 | 선인장 80g, 소고기 200g.

만드는 방법 | 1. 선인장의 껍질과 가시를 제거한 뒤 약한 소금물에 담가 둔다.

2. 20분 정도 지나면 깨끗이 씻어 작은 토막으로 썰고 끓는 물에 몇 분 정도 데친다.

3. 데친 선인장을 채 썰고, 소고기도 채 썬다.

4. 팬에 땅콩기름을 두르고 달군 다음 생강, 파를 센 불에 볶으면서 향을 낸다.

5. 여기에 채 썬 소고기를 먼저 볶은 다음 선인장을 살짝 볶는다.

6. 마지막으로 소금과 조미료를 넣어 간을 맞춘다.

효능 | 위장을 튼튼하게 하고 장을 강화하며, 열을 내리고 기운을 북돋운다.

주의 사항 | 소화성 궤양 환자에게 효과적이다.

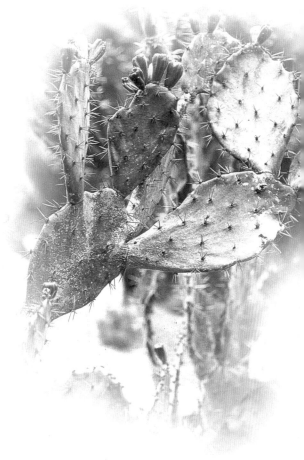

선인장 뿌리 돼지 위장 찜

준비할 재료 | 선인장 뿌리 30~60g, 돼지 위장 1개.

만드는 방법 | 1. 선인장 뿌리와 돼지 위장을 깨끗이 씻어 냄비에 넣고 물을 적당히 부어 천천히 끓인다.

2. 돼지 위장이 푹 익을 때까지 익히다가 소금으로 간을 맞춘다.

3. 국물과 함께 고기도 먹는다.

효능 | 기의 흐름을 원활하게 하고 혈액 순환을 도우며, 위장을 튼튼하게 하고 통증을 없앤다.

주의 사항 | 위통에 좋다.

선인장 볶음

준비할 재료 | 선인장 1개.

만드는 방법 | 1. 선인장 껍질을 벗기고 가시를 뽑은 다음 농도가 약한 소금물에 20분 정도 담가 둔다.

2. 시간이 되면 끓는 물에 몇 분 간 데쳤다가 채 썰기 한다.

3. 팬에 기름을 두르고 달군 뒤 파, 생강, 선인장 채를 넣고 재빨리 볶는다.

4. 마지막에 조미료와 소금으로 간을 맞춘다.

효능 | 열을 내리고 독소를 제거하며, 기의 흐름을 원활하게 하고 위장을 튼튼하게 한다.

| 어떤 효과가 있나요? |

두부는 기운을 북돋고 속을 편안하게 해주며, 체액을 생성하고 수분을 공급해 준다. 뿐만 아니라 열을 내리고 해독 작용을 하며, 암을 예방하고 치료하는 데에도 효과가 뛰어나다.

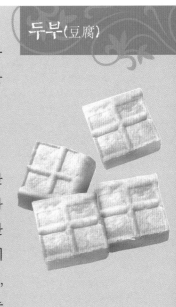

| 어떤 사람에게 적합할까요? |

두부는 고지혈증 환자, 콜레스테롤 수치가 높은 사람, 혈관 경화 환자, 비만인 사람에게 적합하다. 또한 당뇨병·암 환자, 몸이 허약하거나 기혈이 부족한 사람, 영양이 부족한 사람, 몸이 쇠약한 노인 환자에게도 효과적이다. 이 밖에 기침·천식 환자, 급성 기관지염에 걸렸거나 기관지 확장증으로 인해 누런 가래나 농이 나오는 사람, 모유가 부족한 산모, 성장기의 청소년과 어린이, 술을 자주 마시는 사람, 바뀐 기후가 맞지 않아 고생하는 사람에게도 효과가 있다.

| 성질과 맛은 어때요? 어디에 좋은가요? |

두부는 성질이 서늘하고 단맛이 나며, 위경(胃經), 대장경(大腸經), 비경(脾經)의 기능을 왕성하게 한다.

| 주요 성분은 무엇인가요? |

두부에는 단백질과 지방이 풍부하게 들어 있다. 두부 단백질에는 우리 몸에 필요한 여덟 가지 필수 아미노산이 들어 있으며 리신 함유량도 매우 높다. 불포화 지방산과 리놀렌산, 올레인산, 리놀산이 풍부하게 함유되어 있을 뿐만 아니라 탄수화물, 회분, 칼슘, 인, 철, 몰리브덴, 셀레늄, 카로틴과 여러 가지 비타민도 함께 들어 있다.

주의할 사항이 있나요?

만성적으로 위장이 냉한 사람, 폐와 위장이 허하고 차서 묽은 변을 보는 사람은 먹지 말아야 한다. 통풍 환자나 혈중 요산 수치가 지나치게 높은 사람도 절대 먹으면 안 된다.

어떤 음식과 궁합이 맞나요?

두부와 시금치는 음식 궁합이 맞지 않으므로 같이 먹지 않는 것이 좋다. 항생 물질인 테트라시클린(tetracycline)과도 같이 먹지 않도록 주의한다.

식이 요법

식초 두부 전

준비할 재료 | 두부 250g, 식초 250㎖.

만드는 방법 | 1. 두부와 식초를 팬에 넣고 두부에 맛이 잘 스며들 때까지 지진다.

효능 | 열을 내리고 독소를 없애며, 중초(中焦)를 다스리고 기운을 북돋운다.

주의 사항 | 결장염이 자주 재발하는 환자에게 좋다.

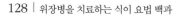

두부 흑설탕 조림

준비할 재료 | 두부 500g, 흑설탕 60g.

만드는 방법 | 1. 두부와 흑설탕을 함께 냄비에 넣고 물 500㎖를 붓는다.

2. 약한 불에서 10분 정도 자작하게 졸인다.

효능 | 위를 편안하게 하고 출혈을 막아 주며, 열을 내리고 독소를 없애는 데 효과적이다.

주의 사항 | 위·십이지장 궤양 환자가 출혈 증상을 보일 때 먹으면 좋다.

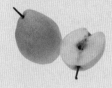 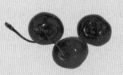

· 과일은 비타민, 식이 섬유, 무기질이 풍부하다. 그래서 인체에 필요한 각종 영양소를 공급하고 성장 발육을 촉진하며 신체 각 기관이 제 기능을 다할 수 있도록 한다. 아울러 신진대사를 원활하게 하고 몸속의 유해 물질이 재빨리 몸 밖으로 빠져나가도록 한다.

· 과일을 섭취하면 저항력과 면역력은 높아지고 감염 가능성은 낮아진다. 또한 발병률도 자연히 크게 낮아진다.

· 과일은 감기와 괴혈병 등을 예방하는 효과가 있다. 주로 상처를 빨리 아물게 하고, 골격과 근육, 혈관이 정상적으로 기능을 수행하도록 돕는다. 아울러 혈관 벽의 탄력성과 저항력을 높여 준다.

· 과일에 다량 함유된 포도당, 과당, 자당은 우리 몸에 바로 흡수되어 에너지를 생성한다. 그리고 과일 속의 유기산은 소화액 분비를 촉진해 소화 기관이 제대로 작동하게 한다.

· 과일의 가장 큰 매력은 바로 지방 함유량이 제로에 가깝다는 점이다.

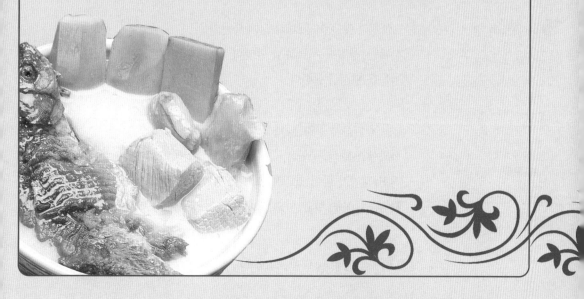

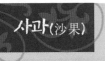

사과(沙果)

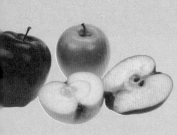

| 어떤 효과가 있나요? |

사과는 폐를 윤택하게 하고 위장을 튼튼하게 하며, 체내에 진액을 만들어 갈증을 해소하는 데 효과적이다. 소화에도 도움을 주고 설사를 멎게 하는 효능이 있으며, 우리 몸의 기를 잘 돌게 하고 숙취 해소를 돕는다.

| 어떤 사람에게 적합할까요? |

사과는 만성 설사나 신경성 결장염, 특히 어린아이의 소화 불량성 설사에 효과가 있다. 변비·고혈압·고지혈증·비만 환자에게 좋으며, 암 환자 및 빈혈이 심하거나 비타민 C가 부족한 사람에게 효과가 좋다. 이 밖에도 만성 위염, 소화 불량, 기가 막혀서 제대로 운행이 되지 않아 생기는 여러 가지 질환에도 효과적이다. 사과는 콜레스테롤 수치 상승을 예방하며, 음주 후에 섭취하면 숙취 해소를 돕는다. 노년층이 사과를 자주 먹으면 설사는 물론 고혈압 예방에도 확실한 효과가 있으며, 직장암에 걸릴 가능성도 낮아진다.

 이홍박사의 조언

사과의 독소 배출 효과

사과에 들어 있는 칼륨염은 나트륨이 포함된 소금과 여분의 소금을 체외로 배출시키는 것을 도와 혈압을 낮춘다. 말산, 퀴닌산(quinic acid), 시트르산은 장의 유동 운동을 자극하고, 섬유소와 결합하면 항균 작용은 물론 통변 효과도 있다. 사과의 타닌산은 또 가벼운 설사 증상을 완화시킨다.

| 성질과 맛은 어때요? 어디에 좋은가요? |

사과는 성질이 서늘하고 단맛이 나며, 위경(胃經)과 폐경(肺經)의 기능을 왕성하게 한다.

| 주요 성분은 무엇인가요? |

사과에는 말산, 구연산, 타르타르산(tartaric acif), 타닌산(tannic acid), 펙틴, 당류가 들어 있으며, 지방, 점액질, 카로틴, 비타민 B, 비타민 C, 칼슘, 인, 철분, 칼륨, 아연, 요오드(iodine) 등이 함유되어 있다.

| 주의할 사항이 있나요? |

위장이 냉해서 생긴 위장병을 앓고 있을 때는 날것으로 먹지 않도록
하고, 당뇨병 환자도 많이 먹지 않도록 주의한다.

| 영양 성분이 얼마나 들어 있나요? |

다른 과일과 비교했을 때, 사과에 들어 있는 섬유소는 일반 과일보
다 훨씬 우수하며, 질과 양 모두 뛰어나다.

| 식이 요법 |

벌꿀 사과 절임

준비할 재료 | 사과 3개.

만드는 방법 | 1. 사과는 껍질을 깎고 씨를 없앤 뒤 귤 조각처럼 잘라서 끓는 물에 데
쳤다가 물기를 없앤다.

2. 냄비가 달궈지면 설탕을 넣어 잘 녹도록 계속 젓는다.

3. 설탕이 다 녹으면 준비한 사과와 벌꿀을 적당히 넣는다.

4. 설탕과 벌꿀이 사과에 잘 배어들면 완성이다.

효능 | 폐를 윤택하게 하고 위장을 튼튼하게 하며, 진액을 만들고
갈증을 없앤다. 소화를 돕고 설사를 멎게 한다.

주의 사항 | 소화 불량, 식욕 감퇴, 위통, 기침, 변비에 좋다.

사과 야채 주스

준비할 재료 | 사과 · 감자 · 당근 · 오이 각 300g.

만드는 방법 | 1. 사과, 감자, 당근, 오이를 잘게 썬 뒤 믹서로 갈아서 즙을 낸다.

2. 여기에 꿀을 적당히 넣고 골고루 저어 하루에 1회 마신다.

효능 | 열을 내리고 체내의 진액을 만들며, 습한 기운을 없애고 이뇨 작용을 한다.

주의 사항 | 만성 간염 환자가 급 · 만성 기관지염으로 인해 갑자기 기침을 하거나
기침이나 천식이 오래된 경우에 먹으면 좋다.

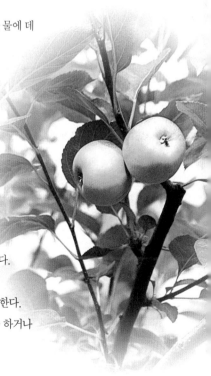

해외에서는 '다이어트 과일', '젊
음의 과일', '지혜의 과일'이라고
불리기도 한다. 사과에 들어 있는
대량의 말산과 펙틴이 담즙산이
혈액으로 재흡수되는 것을 막아
주는 역할을 하기 때문이다. 혈액
속의 담즙산 함량을 감소시킴으로
써 혈중 콜레스테롤 수치를 낮추
고, 체내의 지방을 분해함으로써
비만을 예방해 다이어트에 효과가
있다. 말산은 미용에 효과적인 성
분으로 건조하고 탄력 없는 피부
를 촉촉하고 탱탱하게 만들어 준
다. 사과에 풍부하게 함유되어 있
는 아연은 어린이의 뇌 발육에 아
주 좋다.

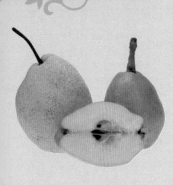

배 [梨]

Ⅰ 어떤 효과가 있나요? Ⅰ

배는 혈압을 낮추고 음기를 길러 주며, 열을 내린다. 체내의 진액을 생성하여 기침을 멈추게 하고 담이나 가래를 없애 주며, 건조한 폐를 윤택하게 만든다. 이 밖에도 숙취 해독과 몸속의 독을 제거하며, 목을 맑게 만들어 주고 더운 기운을 아래로 내려 보내기도 한다.

Ⅰ 어떤 사람에게 적합할까요? Ⅰ

배는 습관성 변비가 있거나 딸꾹질과 트림을 하는 사람에게 효과적이다. 고혈압·심장병·급성 간염 환자가 먹으면 좋다. 열병 말기인 사람이나, 진액이 손상되어 입안이 마르고 갈증이 심한 사람, 폐에 열이 있어 기침을 하고 가래가 끈적거리거나 가래가 없는 사람, 목이 가렵고 아프거나 목이 쉬어서 목소리가 잘 나오지 않는 사람에게 좋다. 따라서 교사, 아나운서, 연기를 하거나 노래를 하는 사람이 먹으면 효과를 볼 수 있다. 폐암에 걸렸거나 투병 중인 환자, 항암 약물 치료나 방사선 치료 후의 환자 및 저칼륨 혈증 환자에게 좋다. 만취된 사람에게도 좋으며 무더운 여름철에 먹으면 효과가 뛰어나다.

Ⅰ 성질과 맛은 어때요? 어디에 좋은가요? Ⅰ

배는 성질이 서늘하고 단맛과 약간의 신맛이 나며, 위경(胃經)과 폐경(肺經)의 기능을 왕성하게 한다.

| 주요 성분은 무엇인가요? |

배에는 말산, 시트르산, 과당, 자당, 포도당, 비타민 B와 비타민 C가 들어 있으며, 단백질, 지방, 카로틴 및 칼륨, 인, 철분이 함유되어 있고 칼륨도 풍부하다.

| 주의할 사항이 있나요? |

비장이 허해서 변이 무르게 나오거나 만성 장염으로 고생하는 사람, 위장이 냉하거나 찬바람을 쐬어 감기에 걸려 기침을 하는 사람은 먹어서는 안 된다. 산후 여성 및 생리 중인 여성도 금해야 하며, 특히 아랫배가 차가워 생리통이 심한 여성은 더욱 주의해야 하는데 조리하지 않은 배는 먹지 않도록 한다. 당뇨병 환자도 먹지 말아야 한다.

| 어떤 음식과 궁합이 맞나요? |

배를 천패모 가루, 얼음사탕과 함께 삶아 먹으면 담열(痰熱)로 인한 기침 치료에 효과적이며, 마른기침에 가래가 있거나 가래가 나오지 않는 증상도 고칠 수 있다. 배의 속을 비워 내고 그 속에 마황(麻黃) 열매를 넣어 쪄서 먹으면 소아 백일해 치료에 좋다.

|영양 성분이 얼마나 들어 있나요? |

배는 날것으로 먹을 수도 있고 익혀 먹을 수도 있지만 그 효능은 엄연히 다르다. 날것은 성질이 서늘하여 열을 내리고 화기를 없애는 효과가 있고, 익힌 것은 성질이 평온해서 체내의 진액을 돌게 해 정력을 왕성하게 하는 데 좋다. 열로 인한 병이라면 날것이 좋고, 음기를 보강하려면 익힌 것이 우선이다.

배 즙

준비할 재료 | 당도 높은 배 4개.

만드는 방법 | 1. 배 껍질을 깎은 뒤 얇게 저며 썰어 500㎖의 찬물에 넣어 식힌다.

2. 반나절 정도 담가 두었다가 국물도 마시고 배도 먹는다.

효능 | 음기를 길러 주고 열을 내리며, 진액을 만들고 기침을 멈추게 한다. 가래를 삭이고 건조함을 없앤다.

주의 사항 | 위장의 음기가 부족해 생긴 위 · 십이지장 궤양에 좋다.

배 약 즙

준비할 재료 | 배 즙 · 올방개 즙 · 노근(蘆根) 즙 · 연근 즙 · 귤 즙 각 10㎖.

만드는 방법 | 1. 배 즙, 올방개 즙, 노근 즙, 연근 즙, 귤 즙을 모두 한데 섞어 잘 젓는다.

효능 | 음기를 기르고 열을 내리며, 건조함을 없애고 화기를 아래로 내려 보낸다.

주의 사항 | 가슴이 답답하고 열이 나며 갈증이 날 때, 또는 소아 변비에 좋다.

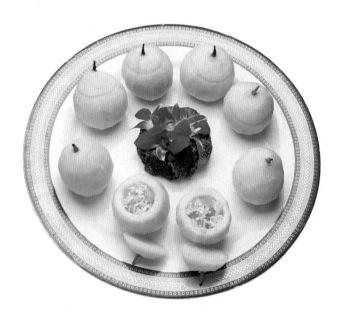

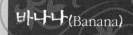

| 어떤 효과가 있나요? |

바나나는 혈압을 낮추고 항암 작용을 한다. 열을 내리고 배변도 수월하게 해주며, 숙취 해소 및 두뇌 건강에도 효과적이다.

| 어떤 사람에게 적합할까요? |

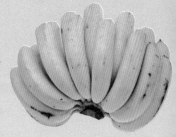

바나나는 위궤양이나 십이지장 궤양을 앓고 있는 환자에게 적합하다. 대변이 건조하거나 치질·항문 파열·용변 시 출혈이 있는 사람이 먹으면 좋다. 고혈압·관상 동맥 경화·동맥 경화 환자에게 효과가 좋다. 이 밖에도 열이 나는 사람이 입이 마르고 갈증이 심하거나 목 안이 타고 인후가 아픈 사람에게도 좋다. 항암 투병 중인 환자, 또는 약물 치료나 방사선 치료 후의 암 환자가 먹어도 좋으며 폐결핵 환자의 고질적인 마른기침에도 좋다. 특발성 지방 설사증, 식중독으로 인한 소화 불량이나 술에 취했을 때도 먹으면 효과를 볼 수 있다.

| 성질과 맛은 어때요? 어디에 좋은가요? |

바나나는 성질이 서늘하고 단맛이 나며, 위경(胃經), 대장경(大腸經), 폐경(肺經)의 기능을 왕성하게 한다.

| 주요 성분은 무엇인가요? |

바나나에는 녹말, 단백질, 지방, 당분, 비타민(A, B, C, E), 니코틴산, 카로틴, 칼슘, 인, 철, 칼륨, 알루미늄 및 소량의 노르아드레날린과 세로토닌(serotonin)이 함유되어 있다.

미국의 한 과학 연구팀에 의해 일
주일 동안 매일 꾸준히 바나나 두
개를 먹으면 혈압을 10% 낮출 수
있고, 매일 바나나 다섯 개를 먹으
면 혈압 강하제를 복용했을 때의
절반의 효과를 거둘 수 있다는 결
과가 나왔다. 바나나를 자주 먹으
면 장의 유동 운동이 활발해져 통
변 효과가 좋아지는데, 그 효과는
광물류의 스테롤(sterol)보다 뛰어
나다.

미국의 과학자는 덜 익은 푸른 바
나나에 위궤양을 치료하는 천연
성분인 세로토닌이라는 화학 물질
이 들어 있으며, 이 물질은 위 점막
에 대한 위산의 자극을 완화시켜
주는 동시에 위 점막 세포의 성장
을 자극하며 위벽 회복에도 뛰어
난 효과가 있어 궤양으로 인해 손
상된 부분을 보호해 주며 위궤양
의 형성을 억제하는 효과가 있다
고 밝혔다.

| 주의할 사항이 있나요? |

풍한으로 인한 감기로 기침이 있는 사람은 섭취를 삼간다. 생리가
시작될 무렵, 특히 아랫배가 차가워 생리통을 호소하는 여성도 바나
나를 먹지 않도록 한다. 만성 장염, 허한성 설사, 변이 자주 무르게
나오는 사람들은 금한다. 당뇨병 환자, 급·만성 신장염 환자, 위산
과다인 사람, 류머티즘 관절염 환자도 절대 먹지 않도록 한다.

| 영양 성분이 얼마나 들어 있나요? |

건조한 바나나는 당분이 90% 이상을 차지한다. 비타민 함량도 아주
높아서, 비타민 A의 경우 사과의 네 배나 되며, 대부분의 과일에는
들어 있지 않는 비타민 E도 들어 있다. 이 밖에도 보통 과일에서는
찾아보기 힘든 칼륨이 다량 함유되어 있다.

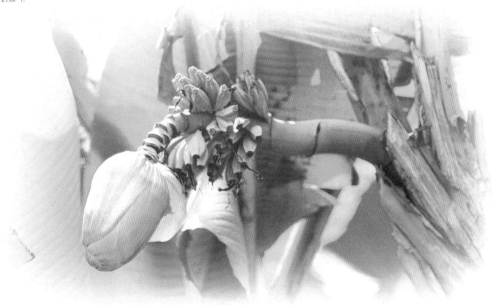

바나나 죽

준비할 재료 | 바나나 1,500g, 찹쌀 100g.

만드는 방법 | 1. 껍질을 벗긴 바나나와 찹쌀을 냄비에 넣고 물을 부어 끓인다.

2. 여기에 얼음사탕을 적당히 넣고 죽이 완성될 때까지 천천히 끓인다.

3. 아침과 저녁으로 1회씩, 1주일 동안 꾸준히 먹는다.

효능 | 열을 내리고 독소를 없애며, 장을 부드럽게 하고 배변을 수월하게 해준다.

주의 사항 | 변비에 좋다.

바나나 생식

준비할 재료 | 바나나 500g, 검은깨 25g.

만드는 방법 | 1. 검은깨를 반쯤 익도록 볶고, 바나나는 껍질을 벗긴다.

2. 바나나에 검은깨를 묻혀 먹는다.

효능 | 열을 내리고 위장을 튼튼하게 하며, 장을 부드럽게 하고 배변이 수월해진다.

주의 사항 | 마른 변이 나오는 사람에게 좋다.

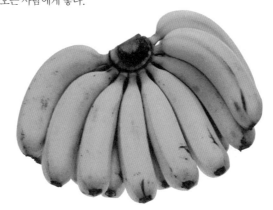

귤(橘)

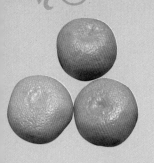

| 어떤 효과가 있나요? |

귤은 건조한 폐를 윤택하게 하고 식욕을 돋우며, 기를 잘 통하게 하여 담을 없애고 갈증을 해소하는 데에도 효과적이다.

| 어떤 사람에게 적합할까요? |

귤은 식욕이 늘 없거나 소화가 잘 안 되는 사람, 고혈압·암·관상 동맥 경화 환자, 심·뇌혈관 질환을 앓고 있는 환자에게 적합하다. 급·만성 기관지염에 걸려 기침을 하고 가래가 많은 사람, 열이 나고 입안이 마르거나 열병으로 인해 갈증이 나는 사람, 저칼륨 혈증 환자, 과다한 음주 후, 답답하고 열이 나거나 술에 취한 사람에게도 효과가 좋다.

BONUS

귤에는 천연 비타민 C와 칼륨이 풍부하여 자주 먹으면 노년성 중풍을 예방할 수 있으며 심·뇌혈관 발병률을 낮춰 준다. 고혈압, 관상 동맥 경화 및 뇌혈관 질환 예방 효과가 있다.

신선한 귤 즙에는 암세포의 활성을 막아 주는 물질인 오리프텐이 들어 있어 발암 물질을 분해하며 암세포의 성장을 억제하고 막아 준다. 뿐만 아니라 체내의 해독 효능을 가진 효소의 활성을 배로 향상시켜 줘 발암 물질이 세포핵을 파괴하는 것을 차단시킴으로써 유전자 보호에도 큰 도움이 된다. 귤 내피의 하얀 부분에는 비타민 P가 들어 있어 고혈압을 예방하므로 노년층에게 좋으며 기관지염

| 성질과 맛은 어때요? 어디에 좋은가요? |

귤은 성질이 서늘하고 단맛과 신맛이 나며, 위경(胃經)과 폐경(肺經) 기능을 왕성하게 한다.

| 주요 성분은 무엇인가요? |

귤에는 소량의 단백질과 지방, 풍부한 포도당, 과당, 자당, 말산, 구연산, 시트르산, 카로틴, 니코틴산, 비타민(B1, B2, C)이 함유되어 있다.

| 주의할 사항이 있나요? |

차가운 바깥 기운 때문에 감기에 걸려 기침하는 사람이나 당뇨병 환자는 귤을 먹지 않도록 한다. 또한 위궤양을 앓고 있거나 비뇨기 계통 결석이 있는 사람도 삼간다.

| 어떤 음식과 궁합이 맞나요? |

무, 오이, 동물의 간과 함께 먹어서는 안 된다. 우유와 함께 먹어서도 좋지 않다. 비타민 K, 술폰아미드제 약물류, 이뇨 작용이 있고 알도스테론증을 치료할 때 쓰이는 스피로놀락톤(spironolactone), 트리암테렌(triamterene), 칼륨 보충제 등과 함께 먹는 것은 금물이다.

| 식이 요법 |

흰 목이 귤 양갱

준비할 재료 | 귤 150g, 흰 목이 2개, 설탕 100g.

만드는 방법 | 1. 귤껍질을 벗겨 하나씩 떼놓고, 흰 목이는 따뜻한 물에 불린 뒤 이물질을 없애고 잘게 찢는다.

2. 준비해 놓은 귤과 흰 목이를 큰 사발에 담고 설탕과 물 500g을 넣어 밀봉한다.

3. 밀봉한 사발을 찜통에 넣어 15분간 쪄 내면 완성이다.

효능 | 폐를 보강하고 기운을 북돋아 주며, 식욕을 증진시키고 소화를 돕는다.

귤 샐러드

준비할 재료 | 귤 1개, 하미과[哈密瓜. 중국 신장[新疆]의 하미[哈密] 일대에서 나는 참외. hami melon] · 수박 적당량.

만드는 방법 | 1. 귤의 껍질과 씨를 제거한 뒤 잘게 썬다.

2. 하미과와 수박을 큼직하게 썰어 그릇에 담고 잘게 썬 귤을 하미과와 수박 위에 뿌린다.

3. 과일 위에 소스를 넣고 잘 버무린다.

효능 | 폐를 윤택하게 하고 가래를 삭이며, 위장을 튼튼하게 하고 갈증을 없앤다.

으로 인한 기침에 가슴과 옆구리 통증을 호소하는 환자에게 더욱 좋다.

귤의 씨는 성질이 따뜻하고 쓴맛을 가지고 있으며, 기를 잘 돌게 하고 체내의 굳은 물질을 부드럽게 풀어 주며 진통 효과도 있기 때문에 소장 탈장(헤르니아), 또는 고환이 붓거나 통증이 있을 때, 유방의 부기가 심한 경우 먹으면 좋다.

귤껍질은 차 재료로도 이용된다. 비장과 위의 기가 막혀 소통이 잘 되지 않을 때나 배가 더부룩하고 소화가 잘 안될 때, 또는 식욕이 떨어지고 기침할 때 가래가 많은 사람에게 좋다. 뿐만 아니라 고혈압으로 인한 중풍 · 관상 동맥 경화 · 죽상 동맥 경화 · 지방간 환자에게도 좋은 효과가 있다.

귤병(橘餠)은 단맛과 매운 맛을 함께 가지고 있으며 성질은 따뜻한 편이다. 답답함이나 짜증을 없애고 기를 아래로 내려 보내며, 술을 깨게 하고 소화를 돕는다. 가래를 없애고 기침을 멎게 해준다. 식체한 사람과 가래가 많은 사람에 좋고, 과음한 사람이 먹으면 좋다. 폐암 · 후두암 환자에게도 효과가 좋다.

포도(葡萄)

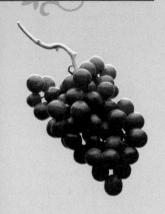

| 어떤 효과가 있나요? |

포도는 기운을 북돋고 혈액의 생성을 도우며, 식욕을 돋워 주고 진액을 만드는 데 효과적이다. 뿐만 아니라 근육과 뼈를 튼튼하게 하고 이뇨 효과가 좋아 부기를 빼는 데도 좋다.

| 어떤 사람에게 적합할까요? |

포도는 간 질환이나 신장염을 앓고 있는 사람, 고혈압 및 암 환자, 수종 증상이 있는 사람에게 적합하다. 폐가 허하여 오랫동안 기침이 멎지 않거나 밤에 잘 때 땀을 많이 흘리는 사람이 먹어도 좋다. 기혈이 부족하거나 신경 쇠약 증상이 있는 사람, 과로에 시달리며 몸에 기운이 없는 사람들에게도 효과적이다. 이 밖에 어린이, 임산부, 노년성 체력 저하에도 좋다. 술에 담가 먹으면 중·노년층의 간장과 신장 기운 부족으로 인한 증상, 허리가 쑤시고 다리에 힘이 빠지거나 근육과 뼈가 아픈 증상이 심한 사람에게도 효과적이다.

이李박사의 조언

포도의 독소 배출 효과

항산화 작용을 하고 혈관 색전(塞栓)을 용해하며, 암세포의 혈관 증식을 억제하여 암을 예방한다.

| 성질과 맛은 어때요? 어디에 좋은가요? |

포도는 성질이 평온하고 신맛과 단맛이 나며, 신경(腎經), 비경(脾經), 폐경(肺經)의 기운을 왕성하게 한다.

| 주요 성분은 무엇인가요? |

포도에는 단백질과 탄수화물이 들어 있으며, 포도당·과당·자당·크실로오스(xylose) 등의 당류도 함유되어 있다. 또한 타르타르산·시트르산·옥살산(oxalic acid)·구연산·말산 등의 유기산이 들어 있다. 각종 비타민(B1, B2, B6, C, P, PP)과 카로틴, 니코틴산이 들어 있으며, 이 밖에도 10여 가지의 아미노산과 레시틴, 펙틴 및 칼륨, 나트륨, 칼슘, 인, 철분 등이 들어 있다.

| 주의할 사항이 있나요? |

당뇨병 환자와 비만인 사람은 포도를 먹지 않도록 한다. 포도를 한 번에 지나치게 많이 먹으면 속이 더부룩하고 시력이 흐려지거나 속에 열이 나고 설사 등의 증상이 생길 수 있다.

| 어떤 음식과 궁합이 맞나요? |

포도를 먹은 경우 최소한 4시간 뒤에 수산물을 먹는 것이 좋다. 포도에 든 타닌 성분이 수산물에 함유된 칼슘을 체내에 흡수되기 힘든 물질로 바꾸기 때문에 건강에 해롭다.

| 식이 요법 |

포도 식초 즙

준비할 재료 | 포도 · 무색투명한 식초 각 적당량.

만드는 방법 | 1. 포도와 식초를 냄비에 함께 넣고 천천히 약한 불에서 끓인다.

2. 포도 건더기는 버리고 즙을 마신다.

효능 | 식욕을 돋우고 진액을 만들며, 소화를 돕고 구토를 멎게 한다.

주의 사항 | 구토, 소화 불량에 좋다.

포도 벌꿀 주스

준비할 재료 | 포도 500g, 벌꿀 약간.

만드는 방법 | 1. 포도를 짜서 즙을 낸 뒤 약한 불에서 끓여 살짝 응고시킨다.

2. 여기에 벌꿀을 넣고 잘 저어서 한 번에 한 스푼씩 먹는다.

효능 | 기운을 북돋고 진액을 만들며, 비장을 튼튼하게 하고 소화를 돕는다. 근육과 뼈도 튼튼하게 만들고 이뇨 작용이 좋아 부기를 없앤다.

BONUS

아스피린에 비해 포도가 혈전이 형성되는 것을 막아 주는 효과가 더 크고, 혈청 콜레스테롤 수치를 낮추며 혈소판 응집력을 낮춤으로써 심혈관 질환 예방에 효과적이라는 연구 결과가 나왔다.

건포도는 대뇌 신경에 흥분 작용과 유익한 효과를 거두기 때문에 신경 쇠약을 앓거나 과도한 피로에 시달리는 사람에게 유익한 것으로 알려져 있다. 이 밖에도 건포도에는 칼륨과 철분이 풍부해 칼륨과 철분을 얻을 수 있는 천연 보충제로 여겨진다.

또한 포도주는 음기를 북돋고 비장을 보하며, 식욕을 증진시키고 뭉쳐진 근육을 풀어 준다. 이밖에 혈액 순환을 돕고 신경 안정에도 좋은 효과가 있으며 흥분 신경, 인체 신진대사를 촉진시키는 기능을 가지고 있다. 외국의 한 연구팀에 의해 몸이 허약하거나 불면증 환자에게 포도주가 가장 효과적이라는 연구 결과가 나왔다.

키위(Kiwi)

| 어떤 효과가 있나요? |

키위는 소변을 잘 나오게 하고 항암 효과가 뛰어나며, 열을 내리고 체내의 진액을 생성하는 데 효과적이다.

| 어떤 사람에게 적합할까요? |

키위는 고혈압·관상 동맥 경화 같은 심혈관 질환 환자에게 적합하다. 각종 암 환자, 그중에서도 위암·식도암·비인강암·폐암·유방암 환자 또는 약물 치료나 방사선 치료 후의 암 환자에게 적합하다. 습열성 황달·관절염·요도 결석 환자에게도 효과적이다. 항공·항해·고원·광산 등 특수 직종에 종사하는 직업인이나 노년층, 체력이 허약한 사람이 먹어도 좋다. 이 밖에도 더운 여름철 더위에 짜증이 나거나 갈증이 심한 사람도 먹으면 좋은 효과를 볼 수 있다.

이李박사의 조언

위장 보호 방법(5)

과일 먹는 법을 배우자. 과일을 먹는 가장 좋은 시간은 식사를 하고 나서 그 다음 식사까지의 중간 때이다. 일반적으로 오전 9~10시, 오후 3~4시, 또는 잠들기 두 시간 전에 과일을 먹는 것이 좋다. 식사 후 바로 과일을 즐겨 먹는 사람이 많은데 이런 경우 혈당 농도가 상승해 췌장의 부담을 가중시키고 심지어 체내의 소화 기능을 마비시킬 수도 있다. 당연히 영양소의 정상적인 흡수가 힘들어진다.

| 성질과 맛은 어때요? 어디에 좋은가요? |

키위는 성질이 서늘하고 단맛과 신맛이 나며, 위경(胃經)과 신경(腎經)의 기능을 왕성하게 한다.

| 주요 성분은 무엇인가요? |

키위는 당류가 풍부하며 유기산, 단백질, 리포이드(lipoid), 황, 인, 염소(chlorine), 칼슘, 칼륨, 알루미늄, 나트륨, 철분, 카로틴이 들어 있고 단백질 소화 효소인 액티니딘(actinidine)도 함유되어 있다. 특히 비타민 C의 함유량이 높아 비타민 C의 왕으로 불린다. 뿐만 아니라 비타민 P와 열여덟 가지 아미노산도 들어 있다.

| 주의할 사항이 있나요? |

위장이 차가워서 생기는 위장 질환 환자, 비장이 허한 만성 설사 환자, 당뇨병 환자는 절대 금한다. 아랫배가 차가워 생리통이 있거나 습관성 유산이 있는 여성도 먹어서는 안 된다. 키위에는 비타민 C가 많이 들어 있어 유제품에 들어 있는 단백질과 만나 쉽게 응고되는 경향이 있으므로 소화 흡수에 영향을 미친다. 따라서 속이 더부룩하다거나 복통 또는 설사를 유발할 수도 있기 때문에 가급적이면 키위를 먹은 후 바로 유제품을 먹지 않도록 주의한다.

| 식이 요법 |

키위 주스

준비할 재료 | 키위 5개, 설탕 약간.

만드는 방법 | 1. 키위를 깨끗이 씻어 껍질을 벗겨 찧은 뒤 즙을 낸다.

2. 뜨거운 물에 키위 즙을 넣고 설탕을 약간 넣으면 완성이다.

효능 | 혈압을 낮추고 항암 효과가 있으며, 열을 내리고 진액을 만든다.

키위 생강 주스

준비할 재료 | 키위 100g, 생강즙 적당량.

만드는 방법 | 1. 키위를 씻어 껍질을 벗기고 즙을 짠다.

2. 키위 즙에 생강즙을 넣어 잘 저은 다음 천천히 마신다.

3. 하루에 3~4회 마신다.

효능 | 열을 내리고 진액을 만들며, 비장을 튼튼하게 하고 소화를 돕는다. 위장을 편안하게 하고 구역질을 없앤다.

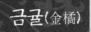

금귤(金橘)

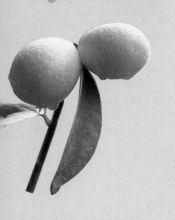

| 어떤 효과가 있나요? |

금귤은 기의 흐름을 원활하게 소통시켜 막힌 곳을 풀어 주며, 소화를 돕고 가래를 삭인다. 숙취 해소 효과가 있으며 갈증을 해소한다.

| 어떤 사람에게 적합할까요? |

금귤은 식욕이 떨어지거나 지나치게 많이 먹어 포만 상태이거나 술에 취해 갈증이 심한 경우에 적합하다. 고혈압·고지혈증·죽상 동맥 경화·관상 동맥 경화 등 심혈관 질환자에게도 효과적이다. 가슴이 답답하고 기의 운행이 잘되지 않거나 우울 증상이 있는 사람이 먹으면 좋다. 또한 급·만성 간 질환 환자, 담낭 이상 환자, 급·만성 기관지염으로 기침이 나고 가래가 많이 나오거나 백일해를 앓는 경우에도 먹으면 좋은 효과가 있다.

| 성질과 맛은 어때요? 어디에 좋은가요? |

금귤은 성질이 따뜻하고 단맛과 매운맛이 나며, 위경(胃經)과 간경(肝經)의 기능을 왕성하게 한다.

| 주요 성분은 무엇인가요? |

금귤은 당분, 포츈린(fortunellin), 비타민(A, C, P) 및 칼륨과 칼슘이 풍부하다.

| 주의할 사항이 있나요? |

비장과 위장이 약한 사람이 많이 먹거나 자주 먹는 것은 좋지 않다. 당뇨병 환자는 절대 금귤을 먹지 않도록 주의하고, 열성 체질이거나 음기가 허해 체내에 열이 많은 사람도 먹어서는 안 된다. 혀끝이 갈라지거나 잇몸이 붓고 아플 때에는 먹는 것을 잠시 중단하는 것이 좋다.

| 식이 요법 |

빈랑 금귤 차

준비할 재료 | 금귤병(金橘餅. 꿀이나 설탕에 조린 금귤) 2개, 빈랑(檳榔) 10g.

만드는 방법 | 1. 금귤병을 잘게 자르고 빈랑은 부순다.

2. 금귤병과 빈랑을 함께 냄비에 넣고 물을 부어 20분 정도 끓인다.

3. 여기에 설탕을 적당히 넣어 맛을 낸다.

4. 하루에 여러 차례 차 대용으로 데워서 마신다.

효능 | 기의 흐름을 원활하게 하고 쌓인 것을 없애며, 진액을 만들고 갈증을 해소하는 데 효과적이다.

주의 사항 | 어린아이가 음식을 잘못 먹은 경우에 먹으면 효과가 좋다.

금귤 음료

준비할 재료 | 금귤 3개.

만드는 방법 | 1. 금귤을 깨끗이 씻어서 납작하게 눌러 찻잔에 담는다.

2. 뜨거운 물을 부어 불린다.

효능 | 위장을 편안하게 하고 소화를 도우며, 중초(中焦)를 다스리고 기의 흐름을 원활하게 한다.

주의 사항 | 식체로 식사량이 줄어들거나 오심(惡心), 구토 증상에 좋다.

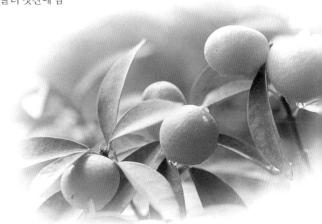

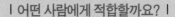

참외 [甜瓜]

| 어떤 효과가 있나요? |

참외는 더위와 열을 식혀 주며, 답답함과 갈증을 풀어 주고 소변을
잘 나오게 하는 데 효과적이다.

| 어떤 사람에게 적합할까요? |

참외는 무더운 여름철에 짜증이 나고 갈증이 심한 사람이나 더위를
먹은 사람에게 적합하다. 더운 날씨에 입이나 코에 염증이 생기거나
부르트는 사람에게도 효과가 좋다.

이李박사의 조언

위장병 환자는 담배를 끊어라

흡연은 유문 괄약근을 느슨하게
만들고 위장의 유동 운동을 어지
럽게 만든다. 그 결과 담즙이 역류
되는 동시에 위산 분비를 자극하
고 위 점막의 혈류량을 감소시킨
다. 연구에 의하면 하루에 담배 한
갑 이상을 피는 사람 가운데 40%
가 만성 위염을 앓고 있는 것으로
나타났다.

| 성질과 맛은 어때요? 어디에 좋은가요? |

참외는 성질이 서늘하고 단맛이 나며, 위경(胃經)과 심경(心經)의
기능을 왕성하게 한다.

| 주요 성분은 무엇인가요? |

참외에는 단백질, 무기 염류, 지방, 당류, 칼슘, 인, 철분, 비타민 B와
비타민 C, 베타카로틴, 시트르산 등이 함유되어 있다.

| 주의할 사항이 있나요? |

위장이 차가워 위장 질환을 앓고 있거나 비장의 기운이 약해 설사를
하는 사람은 절대 먹지 않도록 하며, 당뇨병 환자와 각기병 환자도
섭취를 금한다. 참외를 지나치게 많이 먹으면 비장과 위장이 상할
수 있으므로 주의한다.

| 영양 성분이 얼마나 들어 있나요? |

수박과 비교하자면 참외도 찬 성질의 과일에 속하기 때문에 열을 내리고 더위를 식혀 주며, 체내의 진액을 돌게 해 갈증을 멎게 해주는 효능을 가지고 있다. 참외에 들어 있는 비타민의 양은 수박과 비슷하지만 인과 철분 함유량은 수박보다 높으며 칼슘도 수박보다 몇 배나 더 많이 함유하고 있다.

| 식이 요법 |

참외 요구르트

준비할 재료 | 참외 200g, 요구르트 100g.

만드는 방법 | 1. 참외를 깨끗이 씻어 껍질을 깎고 속을 파낸 다음 잘게 썬다.

2. 손질한 참외와 요구르트, 벌꿀을 적당히 넣은 뒤 믹서에 넣고 간다.

효능 | 열을 내리고 갈증을 없애며, 진액을 만들고 건조함을 없앤다.

주의 사항 | 변비에 좋다.

참외 셀러리 주스

준비할 재료 | 참외 1개, 셀러리 50g, 꿀 10g, 레몬즙 10g.

만드는 방법 | 1. 참외는 껍질과 씨를 완전히 제거한 뒤 씻어 깍둑썰기를 한다.

2. 셀러리는 깨끗이 씻어 큼직하게 썰어 둔다.

3. 손질한 참외와 셀러리를 믹서에 담고 차가운 물이나 광천수 1컵을 넣고 간다.

4. 갈아 놓은 주스에 꿀과 레몬 즙을 넣고 골고루 저어 준다.

효능 | 열을 내리고 소변을 잘 보게 하며, 갈증을 해소시키고 답답하거나 짜증나는 마음을 없애 준다.

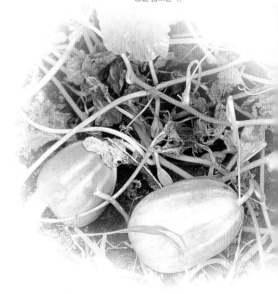

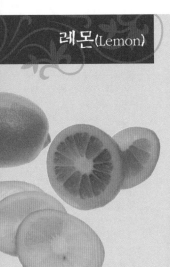

레몬(Lemon)

| 어떤 효과가 있나요? |

레몬은 체내의 진액을 만들어 갈증을 해소하며, 식욕을 돋우고 소화를 돕는다. 또한 더위를 식히고 임신부의 태아를 편안하게 하는 데에 효과적이다.

| 어떤 사람에게 적합할까요? |

레몬은 위장이 약해서 식욕이 떨어지거나 위산 분비가 적고, 만성 위축성 위염을 앓는 환자를 포함한 소화가 잘 안 되는 사람에게 좋다. 그 이유는 레몬의 소화 효소 분비 촉진이 위장의 유동 운동을 활발하게 해 소화 흡수에 도움을 주기 때문이다. 임신부 또는 뱃속 태아의 움직임이 정상적이지 않을 때에도 먹으면 효과적이어서 '엄마 과일'이라는 별명도 있다. 혈관을 보호하고 혈액 순환을 개선시켜 주는 효과가 있어 고혈압이나 심근 경색 환자에게 적합하다. 또한 신장 결석 환자가 먹어도 좋다. 뿐만 아니라 피부 색소 침착을 예방하고 제거해 주는 효과가 있어 여성의 피부 미용과 두발 미용에도 효과적이다. 여름철에 먹으면 열을 내리고 더위를 식혀 주며 체내 진액을 만들어 갈증을 풀어 준다.

| 성질과 맛은 어때요? 어디에 좋은가요? |

레몬은 성질이 약간 따뜻하고 단맛과 신맛이 나며, 위경(胃經)과 간경(肝經)의 기능을 왕성하게 한다.

주요 성분은 무엇인가요?

레몬에는 다량의 당분, 유기산(시트르산, 말산, 키닌산, 카페인산 등), 비타민 B1, 비타민 B2, 비타민 C, 니코틴산, 칼슘, 인, 철분, 플라보노이드 글리코사이드(flavonoid glycosides), 나프타 등이 함유되어 있다.

주의할 사항이 있나요?

위궤양이나 십이지장궤양 환자가 위산이 과다 분비되는 경우, 속이 쓰리고 구토 시 신물이 넘어올 때도 먹지 않도록 주의한다. 당뇨병 환자와 치통을 앓는 사람은 절대 삼간다.

영양 성분이 얼마나 들어 있나요?

산사 나무 열매, 매실, 석류, 포도의 신맛은 감히 비교가 되지 않을 정도로 레몬의 신맛은 가히 과일의 최고봉이라고 할 수 있다.

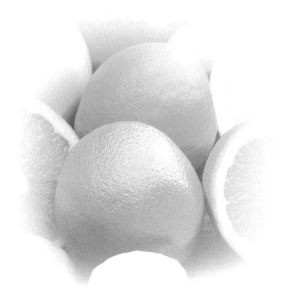

레몬의 독소 배출 효과

시트르산은 과립 색소 입자의 침전을 막는다. 항산화 작용이 잘되기 때문에 노화 예방은 물론 세포의 병변을 예방한다. 풍부한 비타민 C는 철분 흡수를 돕고, 레몬을 많이 먹으면 혈액을 생성하는 효과를 거둔다. 특히 임산부나 생리가 다가오는 여성에게 좋다.

| 식이 요법 |

레몬 차

준비할 재료 | 레몬 3개.

만드는 방법 | 1. 날씨가 좋을 때 레몬을 익혀서 껍질을 벗겨 바구니에 넣어 말린 뒤 도자기 그릇에 담는다.

2. 여기에 소금을 적당히 넣고 재워 둔다. 시간이 오래 될수록 좋다.

3. 1회에 레몬 한 개를 꺼내 뜨거운 물을 부어 뚜껑을 덮고 3~5분간 우려낸다.

4. 차 대용으로 마신다.

효능 | 열을 내리고 진액을 만들며, 식욕을 돋우고 소화를 돕는다.

주의 사항 | 습열이 체내에 많아 생긴 궤양성 결장염에 좋다.

레몬 대추차

준비할 재료 | 레몬 3개, 대추 10개.

만드는 방법 | 1. 레몬 껍질을 벗겨 씨를 제거한 뒤 대추와 함께 냄비에 넣는다.

2. 물을 부어 끓이다가 얼음사탕을 넣고 잘 젓는다.

3. 하루에 1회, 몇 주 동안 꾸준히 마신다.

효능 | 열을 내리고 진액을 만들며, 갈증을 없애는 데 효과적이다.

주의 사항 | 허약 체질이거나 식욕이 없는 사람에게 좋다.

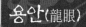
| 어떤 효과가 있나요? |

용안은 혈을 보하고 정신 안정 효과가 있으며, 뇌를 튼튼하게 하고 심장과 비장을 보호하는 데 효과적이다.

| 어떤 사람에게 적합할까요? |

용안은 빈혈이 있거나 노년성 기혈 부족, 산후 체력이 급격히 떨어지는 여성이나 영양이 부족한 사람에게 적합하다. 심장과 비장의 기운이 허한 경우, 신경 쇠약·불면증·건망증·기억력 감퇴에 좋다. 다코스타 증후군(Da Costa's Syndrome), 마음이 불안하거나 두근거리는 증상이 있거나 머리가 무겁고 어지러운 사람에게도 역시 좋다.

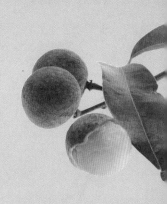

| 성질과 맛은 어때요? 어디에 좋은가요? |

용안은 성질이 따뜻하고 단맛이 나며, 비경(脾經)과 심경(心經)의 기능을 왕성하게 한다.

| 주요 성분은 무엇인가요? |

용안에는 포도당, 자당, 타르타르산, 단백질, 여러 가지 아미노산, 지방, 아데닌, 콜린, 비타민(B, B2, C, P), 칼슘, 인, 철분 등이 함유되어 있다.

| 주의할 사항이 있나요? |

체내에 담화(痰火)가 있거나 음기가 허해 상대적으로 체내에 열이 많은 사람, 담습(痰濕)이 많은 사람은 용안을 많이 먹거나 자주 먹지

BONUS

용안에는 신경과 뇌 조직에 영양을 공급해 주는 물질이 있는데 대뇌 피층의 기능을 조절해 주기 때문에 불면증·건망증·기억력 감퇴 증상 개선 효과가 있으며 심지어 완전 치료되기도 한다. 이 밖에 과학 연구 분야에서는 용안에는 노화 예방과 지연에 효과적인 작용을 하는 물질이 들어 있다고 밝힌 바 있다.

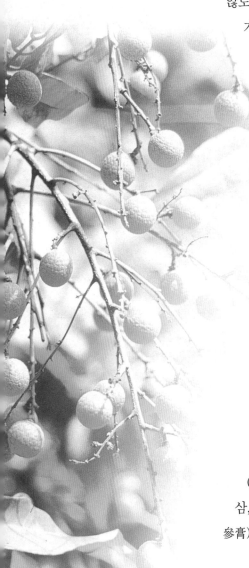

않도록 한다. 기의 흐름이 원활하지 못해 속이 더부룩하고 가슴이 답답하거나 설태가 두껍게 끼고 끈적거리는 사람은 섭취를 금한다. 치질을 앓고 있거나 옹종(癰腫), 종기 등이 있거나 염증성 감염이 있는 사람도 먹지 않도록 주의한다. 당뇨병 환자도 먹어서는 안 된다.

| 어떤 음식과 궁합이 맞나요? |

용안을 연밥과 함께 먹으면 신경 쇠약, 불안함, 두근거림을 고칠 수 있고, 산조인(酸棗仁. 멧대추)과 함께 고아 먹으면 불면증과 밤에 잘 때 땀을 흘리는 도한(盜汗) 증세 및 건망증 치료에 좋다. 서양 인삼 엑기스와 먹으면 기혈이 허해서 나타나는 여러 가지 증상을 치료한다. 구기자 또는 달걀과 함께 끓여 먹으면 기운도 북돋아 주고 혈을 맑게 해준다.

| 영양 성분이 얼마나 들어 있나요? |

고대 의사들은 용안에 설탕을 넣어 고아서 옥령고(玉靈膏)를 만들었는데, 기혈을 북돋아 주는 힘이 인삼, 황기보다 뛰어나 인삼을 대신한다고 해서 '대삼고(代參膏)' 라고 불렀다.

용안 비둘기 찜

준비할 재료 | 어린 비둘기 2마리, 용안육 50g, 마 10조각, 구기자 15g.

만드는 방법 | 1. 비둘기의 털을 뽑고 깨끗이 씻어 끓는 물에 잠시 데친 다음 물기를 없앤다.

2. 생강은 얇게 저며 썰고 파는 적당한 길이로 썬다.

3. 손질한 비둘기를 냄비에 담고, 용안육, 구기자, 생강, 파, 맛술을 넣고 맛국물을 부어 약한 불에서 세 시간 정도 천천히 익힌다.

4. 마지막에 소금, 조미료, 후춧가루로 간을 맞춘다.

효능 | 위장을 보호하고 정력을 왕성하게 하며, 신장을 보하고 정신을 튼튼하게 한다.

용안 황기 찜

준비할 재료 | 용안(말린 것) 8개, 황기 30g, 계란 1개.

만드는 방법 | 1. 용안은 껍질을 벗기고, 황기는 물에 끓인 후 우려낸 물과 건더기를 따로 분리해 놓는다.

2. 황기 우려낸 물을 냄비에 담고 약한 불에서 끓이다가 계란을 넣는다.

3. 이어서 용안육을 넣고 15분 정도 천천히 끓인다.

4. 마지막에 설탕을 적당히 넣고 간을 맞춘다.

효능 | 혈을 기르고 기운을 보하며, 비장을 튼튼하게 하고 심장의 기운을 북돋운다.

주의 사항 | 위하수, 또는 오랜 설사로 탈항 증세가 있는 사람에게 좋다.

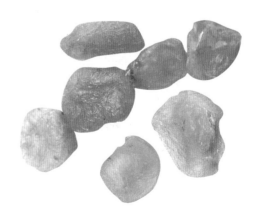

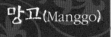

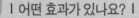

망고(Manggo)

| 어떤 효과가 있나요? |

망고는 갈증을 해소하고 이뇨 작용을 하며, 위장을 튼튼하게 하고 구토와 멀미를 멎게 하는 데 효과적이다.

| 어떤 사람에게 적합할까요? |

망고는 현기증 환자, 고혈압 · 경추 종합증(頸椎綜合症. 경추병) · 차멀미 · 뱃멀미 등으로 인해 머리가 어지럽거나 구토 증상이 있는 사람에게 적합하다. 남성의 성 기능 감퇴, 생리량이 지나치게 적거나 폐경(肺經)이 된 여성, 또는 만성 기관지염으로 기침 · 천식을 하는 사람, 암 환자가 먹으면 효과적이다.

| 성질과 맛은 어때요? 어디에 좋은가요? |

망고는 성질이 서늘하고 단맛과 신맛이 나며, 위경(胃經), 신경(腎經), 폐경(肺經)의 기능을 완성하게 한다.

| 주요 성분은 무엇인가요? |

망고에는 단백질, 탄수화물, 식이 섬유, 당분, 유기산, 비타민 등이 함유되어 있다.

| 주의할 사항이 있나요? |

신장염 환자는 섭취하기 전에 신중을 기해야 하고, 당뇨병 환자는 먹지 않는다. 알레르기 체질인 사람은 먹기 전에 신중을 기하거나 아예 먹지 않는 것이 좋다.

| 어떤 음식과 궁합이 맞나요? |

망고는 마늘과 상극이므로 함께 먹지 않도록 한다.

| 영양 성분이 얼마나 들어 있나요? |

망고는 사과, 수박보다 인체 필수 영양소 함량이 높고, 비타민 C 함량은 레몬, 유자와 비슷하다. 망고에는 일반 과일보다 많은 비타민 C가 들어 있다.

| 식이 요법 |

망고 레몬 밀크 차

준비할 재료 | 망고 150g, 분유 25g, 레몬 즙 약간, 끓여서 식힌 물 약간.

만드는 방법 | 1. 껍질을 벗긴 망고를 그릇에 담아 으깬다.

2. 여기에 끓여서 식힌 물, 분유, 레몬 즙을 넣고 골고루 잘 저어 준다.

효능 | 체내의 진액을 만들고 갈증을 해소하며, 식욕을 돋워 주는 동시에 이뇨 효과가 있다.

망고 요구르트

준비할 재료 | 망고 300g, 복숭아 100g, 요구르트 200㎖.

만드는 방법 | 1. 망고, 복숭아를 따로 깨끗이 씻은 뒤 껍질을 벗겨 작게 썰어 둔다.

2. 야자 가루, 벌꿀, 요구르트를 믹서에 넣고 잘 섞는다.

3. 여기에 미리 준비해 둔 망고와 복숭아를 넣고 잘 저어 주면 완성이다.

효능 | 열을 내리고 체내의 진액을 생성하며, 이뇨 작용과 함께 위장을 튼튼하게 한다.

주의 사항 | 차가운 것을 좋아하는 사람은 얼음을 넣거나 냉장고에 넣어 두었다가 꺼내 마신다.

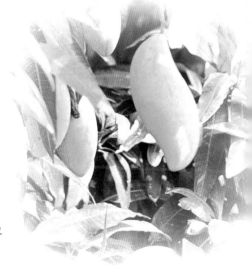

감 [柿子]

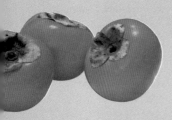

| 어떤 효과가 있나요? |

감은 열을 내리고 갈증을 해소하며, 위장을 튼튼하게 할 뿐만 아니라 폐를 윤택하게 하고 독소를 제거하는 작용을 한다.

| 어떤 사람에게 적합할까요? |

감은 고혈압 환자가 먹으면 좋다. 치질로 인해 피가 나오거나 대변이 딱딱한 사람, 요오드 결핍으로 갑상선이 비대해진 사람도 감을 먹으면 좋은 효과를 볼 수 있다.

| 성질과 맛은 어때요? 어디에 좋은가요? |

감은 성질이 서늘하고 단맛과 떫은맛이 나며, 대장경(大腸經), 폐경(肺經), 심경(心經)의 기능을 왕성하게 한다.

| 주요 성분은 무엇인가요? |

감에는 포도당, 과당, 자당, 타닌산, 소량의 단백질, 지방 및 요오드 · 칼륨 · 철분 · 인 · 칼슘 · 마그네슘 등의 무기 염류와 다양한 비타민이 함유되어 있다.

| 주의할 사항이 있나요? |

비장과 위장이 허하고 차갑거나 설사를 하는 경우, 위장이 냉해서 위장병을 앓고 있는 사람은 먹지 않도록 한다. 당뇨병 환자도 섭취를 금하며, 차가운 바람이나 기운으로 감기에 걸렸거나 기침을 하고 가래가 많은 사람에게도 좋지 않다. 아랫배가 차서 생리통이 있는 여성은 생리를 시작할 쯤에 감을 먹지 않는 것이 좋다. 공복에는 많이 먹지 않는 것이 좋다.

| 어떤 음식과 궁합이 맞나요? |

감은 게와 함께 먹으면 복통, 설사를 일으키므로 같이 먹지 않도록 유의한다. 경험에 의하면, 술과 함께 먹어서도 안 되며, 철분 보충제와 같은 약과 함께 먹는 것도 금물이다.

| 식이 요법 |

곶감 죽

준비할 재료 | 곶감 2개, 멥쌀 100g.

만드는 방법 | 1. 곶감(겉에 묻은 흰 물질을 제거하지 말 것)을 작게 깍둑썰기 한다.

2. 쌀을 씻어 냄비에 담아 물을 적당히 붓고 죽을 끓인다.

3. 5분 정도 끓인 후 곶감을 넣고 쌀이 푹 익을 때까지 끓이면 완성이다.

효능 | 혈압을 낮추고 열을 내리며, 폐를 윤택하고 하고 위장을 튼튼하게 한다.

곶감 녹두 차

준비할 재료 | 곶감 2개, 녹두 50g.

만드는 방법 | 1. 곶감은 꼭지를 떼어 잘게 썰고, 녹두는 씻어서 냄비에 끓인다.

2. 녹두가 끓기 시작하면 썰어 둔 곶감을 넣고 불을 낮추어 곶감과 녹두가 푹 익을 때까지 끓인다.

3. 마지막에 설탕을 적당히 넣는다.

효능 | 열을 내리고 해독 효과가 있으며, 위장을 튼튼하게 하고 폐를 윤택하게 한다.

BONUS

감을 가공해서 만든 곶감은 성질이 서늘하고 단맛과 떫은맛이 난다. 폐를 부드럽게 하고 설사를 멈추게 하며 지혈 효과가 있다. 따라서 곶감은 각종 출혈 증상에 탁월하다. 특히 토혈, 각혈, 객혈, 가래에 피가 섞여 나오거나, 소변에 출혈 증상이 보일 때, 치질 환자에게 좋은 효과가 있다. 하지만 게, 거북 고기와 같이 먹는 것은 피하고, 당뇨병 환자도 많이 먹지 않는 것이 좋다. 곶감 겉의 흰색 성분은 성질이 서늘하고 단맛이 나며, 열을 내리고 수분을 공급해 주며 가래를 삭이는 효과가 있다. 따라서 폐가 건조해서 생긴 기침, 가래가 나오지 않는 마른기침이나 인후가 건조하고 아플 때, 입과 혀에 물집이나 궤양이 생겼을 때 먹으면 좋다. 먹을 때 흰색 물질을 절대 벗겨 내거나 물에 씻지 말아야 한다. 곶감의 핵심이 바로 이 흰색 성분이기 때문이다.

감 에는 다량의 디오스피린(diospyrin)이라는 타닌 성분과 가용성 수렴제, 펙틴 등이 함유되어 있어 위산 작용 시 불용성 덩어리를 응고시킨다. 작은 것은 땅콩 크기만 하고 큰 것은 계란만 한 돌덩어리가 위에 남아 소화를 물론 배출이 여간 힘든 게 아니다. 심한 경우 위궤양 환자가 출혈을 하기도 하고 위천공을 일으키기도 한다. 따라서 감을 먹을 때는 절대 공복에 먹지 않도록 주의하고, 한 번에 너무 많이 먹는 것도 해롭다. 뿐만 아니라 산성 식품을 같이 먹어서도 안 되며 익지 않은 감은 절대 먹지 않는다.

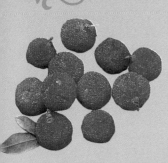

소귀나무 열매
[楊梅]

| 어떤 효과가 있나요? |

소귀나무 열매는 체내의 진액을 만들어 갈증을 해소시키고 위장을 튼튼하게 해 소화를 돕는다. 또한 이질을 멎게 하고 담즙 분비에 효과적이다.

| 어떤 사람에게 적합할까요? |

소귀나무 열매는 위축성 위염 환자, 소화 불량인 사람이나 식욕이 떨어지고 위산이 덜 분비되는 사람에게 좋다. 속이 더부룩하고, 만성 설사 · 이질 등 각종 위장 질환을 앓고 있는 사람에게도 적합하다. 구강이나 인후에 염증이 생긴 사람, 비만 · 암 · 담낭 관련 질환 환자, 또는 습관성 변비에 시달리는 사람에게도 효과가 있다.

BONUS

소귀나무 열매에 들어 있는 각종 유기산은 식욕을 돋우고 진액을 만들어 소화에 도움이 될 뿐만 아니라 당이 지방으로 전환되는 것을 막아 주기 때문에 다이어트에도 도움을 준다. 소귀나무 열매가 다량 함유하고 있는 비타민 C는 인체의 당 대사와 산화 환원 과정에 직접 참여함으로써 모세 혈관 투과성을 증진시킨다. 이 밖에도 혈중 지방을 낮춰 주기도 해 발암 물질이 체내에 합성되는 것을 막는 역할을 한다. 현대 의학의 한 연구에 따르면, 소귀나무 열매에 담즙 분비 효과가 있어서 담낭을 수축시켜 담즙 배출을 촉진시키는 것으로 나타났다.

| 성질과 맛은 어때요? 어디에 좋은가요? |

소귀나무 열매는 성질이 따뜻하고 신맛과 단맛이 나며, 위경(胃經)과 폐경(肺經)의 기능을 왕성하게 한다.

| 주요 성분은 무엇인가요? |

소귀나무 열매에는 포도당, 과당, 시트르산, 말산, 옥살산, 젖산 등이 함유되어 있으며, 특히 비타민 C와 유기산이 가장 풍부하다.

| 주의할 사항이 있나요? |

음기가 허해 열이 나거나 혈이 뜨거운 사람은 먹지 않도록 한다. 당뇨병 환자도 많이 먹지 않는 것이 좋다.

| 어떤 음식과 궁합이 맞나요? |

경험에 의하면, 소귀나무 열매는 익히지 않은 파와 같이 먹는 것이 좋지 않다.

| 식이 요법 |

소귀나무 열매 찜

준비할 재료 | 소귀나무 열매 200g, 양배추 100g, 돼지 살코기 50g.

만드는 방법 | 1. 양배추를 깨끗이 씻어 채 썰고, 돼지 살코기도 채 썰고 소귀나무 열매는 짜서 즙을 낸다.

2. 팬에 기름을 두르고 돼지 살코기를 넣어 색이 변할 때까지 볶다가 물을 붓는다.

3. 물이 끓기 시작하면 양배추를 넣고, 그 다음 소귀나무 열매 즙과 조미료를 넣고 한소끔 더 끓인다.

효능 | 체내의 진액을 생성하고 갈증을 해소하며, 위장을 튼튼하게 하고 항암 작용을 한다.

소귀나무 열매 설탕 절임

준비할 재료 | 소귀나무 열매 500g, 설탕 200g.

만드는 방법 | 1. 소귀나무 열매를 깨끗이 씻은 뒤 꼭지를 제거한다.

2. 물 500㎖에 설탕을 넣어 충분히 녹인 뒤 손질한 소귀나무 열매를 1시간 정도 담가 두었다가 먹으면 된다.

효능 | 위장을 튼튼하게 하고 소화를 도우며, 체내의 진액을 만들고 갈증을 없앤다.

주의 사항 | 찬 것을 잘 먹는 사람은 냉장고에 두었다가 차갑게 해서 먹으면 좋다.

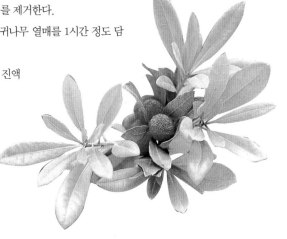

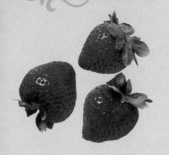

딸기[草莓]

| 어떤 효과가 있나요? |

딸기는 진액을 만들고 갈증을 멎게 해주며, 목을 시원하게 하고 폐를 윤택하게 만들어 준다. 뿐만 아니라 더위를 가라앉히고 열을 내리며, 눈을 맑게 하고 간의 기능을 원활하게 한다.

| 어떤 사람에게 적합할까요? |

딸기는 고혈압·동맥 경화·관상 동맥 경화·뇌일혈 환자에게 적합하다. 풍열 감기에 걸렸거나 폐에 열이 생겨 기침을 하거나 인후가 붓거나 아프고, 목소리가 쉬거나 소리가 나지 않는 사람이 먹으면 효과적이다. 비인강암·후두암·폐암 등 암 환자에게도 좋다. 더운 여름철에 짜증이 나고 목이 마를 때 먹으면 좋다.

 이초박사의 조언

딸기의 독소 배출 효과

딸기에 든 풍부한 비타민 C는 항산화 작용으로 노화를 예방한다. 섬유소는 배변을 촉진하고 엘라그산은 건강한 세포가 암세포로 변하는 것을 방지한다. 이 밖에도 여러 영양소는 바이러스가 번식하는 것을 효과적으로 억제하고 바이러스가 부패하는 것을 막아 준다.

| 성질과 맛은 어때요? 어디에 좋은가요? |

딸기는 성질이 서늘하고 신맛과 단맛이 나며, 비경(脾經)과 폐경(肺經)의 기운을 왕성하게 한다.

| 주요 성분은 무엇인가요? |

딸기에는 포도당, 시트르산, 말산, 아미노산, 단백질, 카로틴, 과당, 자당, 각종 비타민, 칼슘, 인, 칼륨 등이 함유되어 있다.

| 주의할 사항이 있나요? |

위장이 차가워 위장 질환을 앓고 있는 사람은 적게 먹는 것이 좋으며, 당뇨병 환자는 먹기 전에 신중히 고려해야 한다.

딸기는 비타민 C 함유량이 아주 높다. 수박, 사과, 포도에 들어 있는 비타민 C의 거의 열 배에 이른다. 따라서 괴혈병 예방에 좋다.

| 식이 요법 |

딸기 레몬주스

준비할 재료 | 딸기 · 레몬 즙 각 90g, 꿀 60g.

만드는 방법 | 1. 딸기 꼭지를 제거한 다음 깨끗이 씻어 믹서에 넣고 찬물을 적당히 붓고 갈아 준다.

2. 찌꺼기는 걸러 내고 딸기 즙만 남겨 둔다.

3. 갈아 놓은 딸기 즙에 레몬 즙과 딸기를 넣고 골고루 저어 준다.

효능 | 정력을 왕성하게 하고 폐를 윤택하게 하며, 체내에 진액을 만들어 갈증을 해소한다.

딸기 녹두 죽

준비할 재료 | 딸기 100g, 녹두 가루 100g, 설탕 100g.

만드는 방법 | 1. 딸기를 깨끗이 씻은 뒤 꼭지를 떼고 잘게 썬다.

2. 준비한 딸기와 녹두 가루를 함께 냄비에 넣고 물을 적당히 부어 중불에서 끓인다.

3. 끓기 시작하면 약한 불로 낮추어 30분 정도 더 끓이다가 설탕으로 간을 맞춘다.

효능 | 열을 내리고 진액을 만들며, 식욕을 돋우고 소화를 돕는다.

한 연구에 따르면, 딸기에 들어 있는 비타민 C 성분이 동맥 경화 · 관상 동맥 경화 · 뇌일혈 등을 예방하는 데 효과적이라는 결과가 나왔다. 뿐만 아니라 딸기는 변비 증상을 개선하고 고혈압과 고콜레스테롤 혈증을 예방하는 데도 좋다. 미국 과학자들은 딸기 속에 든 엘라그산(ellagic acid)이 항암 작용을 하는 것으로 보고 있다.

미국에서는 딸기를 10대 미용 식품으로 선정하고 있으며, 한 연구 결과에 의하면, 여성이 딸기를 꾸준히 먹으면 피부와 두발 건강에 아주 좋은 효과를 거두는 것으로 나타났다. 또한 독일에서는 딸기를 '신비의 과일'로 부른다. 이 밖에도 아스파라긴산이라는 물질이 체내의 쓰레기들을 천천히 청소해 주기 때문에 체내의 독소를 배출해 날씬해지는 다이어트 효과도 얻을 수 있다.

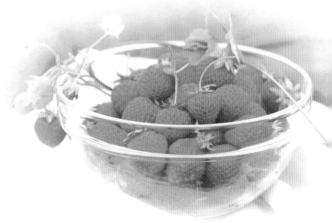

모과[木瓜]

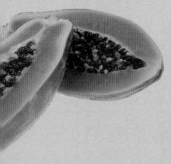

| 어떤 효과가 있나요? |

모과는 습한 기운을 없애고 근육을 풀어 주며, 간장과 위장을 편안하게 하는 데 효과적이다.

| 어떤 사람에게 적합할까요? |

모과는 만성 위축성 위염이나 위산이 부족한 사람, 위강이 아픈 사람, 소화 불량인 사람, 입안이 마르고 타액 분비가 원활하지 못한 사람에게 적합하다. 위장의 평활근이 경련을 일으켜 통증이 생긴 사람, 팔다리 근육이 경련을 일으키는 사람, 류머티즘 관절염 환자, 넘어져서 다쳤거나 골절상을 입은 사람, 덥고 습한 기운으로 몸이 상한 사람, 구토와 설사를 번갈아 가며 하는 사람, 근육 경련이 일어나는 사람, 콜레라에 걸려 경련하는 사람, 각기병으로 고생하는 사람이 모과를 먹으면 큰 효과를 볼 수 있다.

| 성질과 맛은 어때요? 어디에 좋은가요? |

모과는 성질이 따뜻하고 신맛과 단맛이 나며, 간경(肝經)과 비경(脾經)의 기능을 왕성하게 한다.

| 주요 성분은 무엇인가요? |

모과는 사포닌, 플라본류, 비타민 C, 다량의 유기산, 타닌, 펙틴, 카탈라아제(catalase), 페놀옥시다제(phenoloxidase) 등의 성분을 함유하고 있다.

| 주의할 사항이 있나요? |

모과는 소변을 시원하게 보지 못하고 줄기도 약한 사람은 먹지 말아야 한다. 위산이 지나치게 많이 분비되는 사람 역시 모과를 많이 먹으면 몸에 해롭다.

| 어떤 음식과 궁합이 맞나요? |

콜레라·구토·설사·경련 등의 증상을 보이는 사람은 모과를 멥쌀과 함께 넣어 죽을 끓여 먹으면 좋고, 류머티즘 관절염으로 고생하는 사람은 모과와 오가피, 위령선(威靈仙)을 술에 담가 먹으면 좋은 효과를 볼 수 있다. 경험에 의하면, 뱀장어와는 상극이니 함께 요리하지 않도록 주의한다.

| 식이 요법 |

모과 갈비 탕

준비할 재료 | 모과 50g, 갈비 150g, 구기자 2g.

만드는 방법 | 1. 갈비를 씻어 끓는 물에 데치고, 모과는 적당한 두께로 저며 썬다.

2. 갈비를 뚝배기에 담고 물을 적당히 부어 약한 불에서 1시간 동안 익힌다.

3. 여기에 모과, 구기자, 소금, 조미료를 넣고 다시 30분 정도 천천히 익힌다.

효능 | 정력을 왕성하게 하고 건조함을 없애며, 간장을 보하고 위장을 튼튼하게 한다.

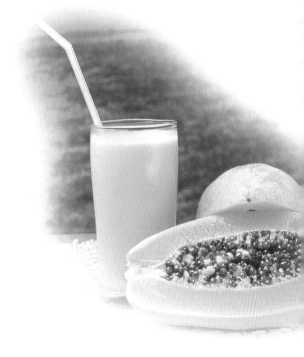

모과 탕

준비할 재료 | 양고기 100g, 모과 1kg, 멥쌀 500g, 사과 500g, 완두콩 300g.

만드는 방법 | 1. 양고기를 작게 깍둑썰기 하고 모과는 즙을 짠다.

2. 양고기와 사과, 완두콩, 모과 즙을 냄비에 넣고 물을 적당히 붓는다.

3. 센 불에서 끓이다가 약한 불로 낮추어 양고기와 완두콩이 푹 익을 때까지 끓인다.

4. 마지막에 설탕, 소금, 조미료, 후춧가루를 넣는다.

5. 자주 먹어도 무방하다.

효능 | 중초(中焦)를 보하고 기운을 북돋우며, 간장과 위장을 편안하게 한다.

모과 가물치 찜

준비할 재료 | 모과 100g, 가물치 500g.

만드는 방법 | 1. 모과를 네모나게 썰고 가물치는 내장을 제거한 다음 깨끗이 씻는다.

2. 손질한 가물치를 뚝배기에 담고 물을 적당히 부어 센 불에서 끓인다.

3. 약한 불로 낮추어 1시간 정도 천천히 익히다가 소금으로 간을 맞춘다.

효능 | 근육과 경락을 풀어 주고 위장을 편안하게 하며, 체내의 습한 기운을 없앤다.

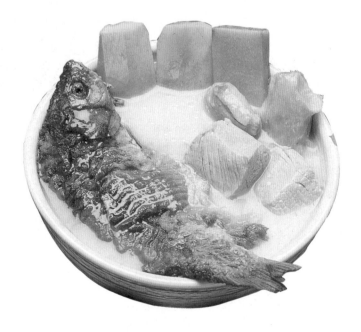

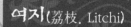
여지(荔枝. Litchi)

| 어떤 효과가 있나요? |

여지는 혈을 기르고 체내의 진액을 만들며, 기의 흐름을 원활하게 해주어 통증을 없애 준다. 입 냄새 제거 효과도 있다.

| 어떤 사람에게 적합할까요? |

여지는 체질이 허약한 사람, 병을 앓은 후 진액이 부족해진 사람, 기혈이 크게 상한 사람, 빈혈 환자에게 적합하다. 신장의 기운이 허해 새벽에 설사를 하는 노인이나 비장이 허해 장기간 설사를 하는 사람, 위장이 차가워 위통 증상이 있는 사람이 먹어도 좋은 효과를 볼 수 있다. 이 밖에도 입 냄새가 심한 사람에게 효과가 좋다.

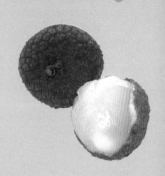

| 성질과 맛은 어때요? 어디에 좋은가요? |

여지는 성질이 따뜻하고 신맛과 단맛이 나며, 간경(肝經)과 비경(脾經)의 기능을 왕성하게 한다.

| 주요 성분은 무엇인가요? |

여지에는 포도당, 자당, 단백질, 지방, 시트르산, 말산, 비타민 B군, 비타민 C, 카로틴이 함유되어 있으며, 아르기닌, 트립토판도 다량 들어 있다. 포도당은 무려 60%에 이른다.

| 주의할 사항이 있나요? |

음기가 허해 속에 열이 있거나 화기가 많은 사람은 먹지 않는다. 당뇨병 환자도 많이 먹지 않는 것이 좋다.

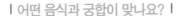

| 어떤 음식과 궁합이 맞나요? |

새벽에 설사가 잦은 노인층에게는 여지 말린 것에 멥쌀, 마, 또는 연밥을 재료로 죽을 끓여 먹으면 효과가 아주 좋다.

|영양 성분이 얼마나 들어 있나요? |

여지는 성질과 맛, 효과, 금기 사항 등이 용안과 거의 비슷하다. 상대적으로 용안이 여지보다 열이 적고 사람들이 즐겨 먹는다.

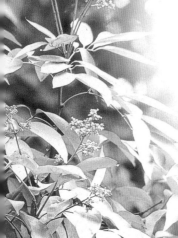

| 식이 요법 |

여지 연밥 죽

준비할 재료 | 여지(말린 것) 40g, 연밥 15g, 마 15g, 멥쌀 50g.

만드는 방법 | 1. 껍질을 제거한 여지와 연밥, 마를 물에 불리고, 멥쌀은 깨끗이 씻는다.

2. 위의 재료들을 모두 냄비에 담고 물을 부어 끓인다.

3. 마지막에 설탕으로 간을 맞추면 완성이다.

효능 | 신장을 따뜻하게 하고 비장을 튼튼하게 하며, 기의 흐름을 원활하게 하고 진액을 만든다.

주의 사항 | 비장과 신장이 허해서 생긴 만성 설사에 효과적이다.

여지 주스

준비할 재료 | 여지(말린 것) 10g.

만드는 방법 | 1. 여지는 껍질을 벗겨 과육만 냄비에 넣고 물을 붓는다.

2. 센 불에서 끓이다가 약한 불로 낮추어 20분 정도 더 끓인다.

3. 설탕을 적당히 넣고 3분가량 끓이면 완성이다.

효능 | 음기를 기르고 기운을 북돋우며, 기의 흐름을 원활하게 하고 통증을 없앤다.

주의 사항 | 위통 환자에게 효과적이며, 비장과 위장에 습열이 있는 사람은 삼간다.

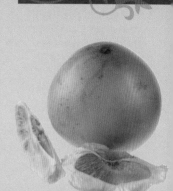

유자(柚子)

| 어떤 효과가 있나요? |
유자는 담을 삭이고 기침을 멈추게 하며, 기의 흐름을 원활하게 하고 위장을 튼튼하게 하는 데 효과적이다.

| 어떤 사람에게 적합할까요? |
유자는 소화가 잘 안 되는 사람, 속이 더부룩하고 트림을 하는 사람에게 적합하다. 기관지염으로 기침을 하거나 가래가 많고 호흡이 가쁜 사람에게도 좋다. 과음 후 숙취 해소에 효과적이다.

| 성질과 맛은 어때요? 어디에 좋은가요? |
유자는 성질이 차고 단맛과 신맛이 나며, 위경(胃經)과 폐경(肺經)의 기능을 왕성하게 한다.

| 주요 성분은 무엇인가요? |
유자에는 카로틴, 비타민(B1, B2, C), 니코틴산, 칼슘, 인, 철, 당류 및 휘발유가 함유되어 있다. 나린긴(naringin), 폰시린(poncirin), 네오헤스페리딘(neohesperidin) 등도 들어 있다.

BONUS

최근 연구에 의하면, 신선한 유자 즙에 인슐린과 같은 성분이 들어 있어 혈당을 낮출 수 있는 것으로 밝혀졌다. 이에 따라 당뇨병 환자도 신선한 유자 즙을 자주 마셔도 된다고 주장하는 사람이 있다. 하지만 유자에는 당이 풍부하기 때문에 당뇨병 환자 가운데 혈당이 지나치게 높은 사람은 주의하는 것이 좋다.

┃ 주의할 사항이 있나요? ┃

비장이 허해 설사하는 환자는 유자를 먹지 않는다. 기가 허하고 체력이 약한 사람도 많이 먹지 않는 것이 좋다. 당뇨병 환자는 유자 섭취를 절대 금한다.

┃ 영양 성분이 얼마나 들어 있나요? ┃

유자, 감, 귤을 크기로 비교하자면 유자, 감, 귤 순이다. 성질과 맛으로 볼 때 유자는 성질이 차고 맛이 달며 즙이 많다. 감은 성질이 서늘하며 단맛이 적고 신맛이 강한 반면, 귤은 성질이 차며 신맛이 적고 단맛이 강하다. 영양 성분으로 볼 때 유자가 가장 훌륭하고 귤, 감 순이다. 유자는 거의 모든 영양 성분이 골고루 들어 있다. 당분은 귤과 비슷하나 귤보다 글루코사이드 물질이 많다. 감에도 당분이 어느 정도 들어 있기는 하지만 귤, 유자보다 수치가 낮다.

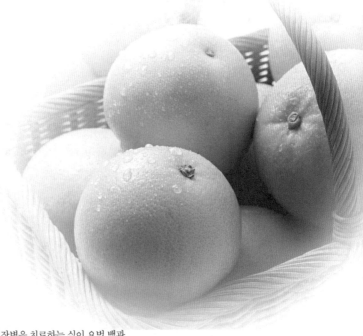

| 식이 요법 |

유자 닭 찜

준비할 재료 | 유자 1개, 영계 1마리.

만드는 방법 | 1. 닭의 털과 내장을 제거한 뒤 깨끗이 씻고 유자는 잘게 썬다.

2. 준비한 닭과 유자를 함께 냄비에 넣고, 황주(黃酒. 누룩과 차조 또는 찰수수 따위를 원료로 하여 만든 담갈색 또는 흑갈색의 중국 술)와 흑설탕, 물을 적당히 넣는다.

3. 재료가 푹 익을 때까지 끓인다.

4. 1~2일 내에 다 먹는다.

효능 | 기를 아래로 내려 보내고 소화를 도우며, 가래를 삭이고 통증을 없앤다.

주의 사항 | 위장이 냉해서 생긴 위통에 효과적이다.

유자 즙

준비할 재료 | 유자 여러 개.

만드는 방법 | 1. 유자 껍질을 벗기고 씨를 뺀 뒤 즙을 짠다.

2. 매일 50㎖를 며칠 정도 꾸준히 마신다.

효능 | 체내의 진액을 만들고 갈증을 해소하며, 기를 아래로 내리고 소화를 돕는다.

주의 사항 | 소화 불량, 식체, 입 냄새, 트림, 알코올 중독에 좋다.

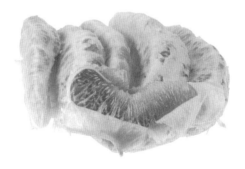

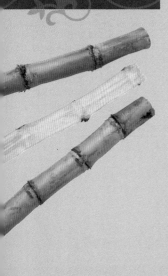

사탕수수 [甘蔗]

| 어떤 효과가 있나요? |

사탕수수는 열을 내리고 체내의 진액을 만들며, 건조함을 없애고 알코올을 해독하는 효과가 있다.

| 어떤 사람에게 적합할까요? |

사탕수수는 위장에 열이 생겨 구토하는 사람, 장이 건조해 변비에 생긴 사람, 폐에 열이 있어 마른기침을 하는 사람에게 적합하다. 발열이 심해 진액이 부족하거나 입안과 목구멍이 바싹 타는 사람, 가슴이 답답하고 갈증이 심한 사람이 먹으면 효과가 좋다. 폐결핵 환자가 허열로 기침을 하거나 마진 소아가 기침을 할 때, 소아가 수두를 앓을 때나 음주 후 만취한 경우에도 좋다. 무더운 여름철 덥고 목이 마를 때 먹어도 효과적이다.

| 성질과 맛은 어때요? 어디에 좋은가요? |

사탕수수는 성질이 차고 단맛이 나며, 위경(胃經)과 폐경(肺經)의 기능을 왕성하게 한다.

| 주요 성분은 무엇인가요? |

사탕수수에는 다량의 당분과 20여 가지의 아미노산, 10여 가지의 유기산, 다양한 비타민이 함유되어 있다. 칼슘 · 인 · 철 · 셀레늄 등의 무기 염류도 들어 있다.

| 주의할 사항이 있나요? |

당뇨병 환자는 사탕수수를 먹지 않는다. 비장과 위장이 차고 허하며, 변이 무르고 설사하는 사람도 먹지 않도록 주의한다.

| 어떤 음식과 궁합이 맞나요? |

사탕수수 즙에 생강즙을 넣어 마시면 위장에 열이 있어 구토를 하거나 임신 중 구토 증상을 없애고, 무즙과 함께 마시면 폐에 열이 있어 기침을 하는 사람에게 좋다. 사탕수수 즙에 올방개 즙, 노근 즙, 수박 즙을 함께 넣어 마시면 열병으로 생긴 갈증을 치료하고, 올방개, 당근을 같이 달여서 차로 마시면 소아 홍역을 치료한다. 더위로 인한 갈증 해소를 위해서는 사탕수수 즙과 수박 즙을 같이 마신다.

이李박사의 조언

어떤 경우에 바로 병원으로 가야 하나요?

음식을 먹은 후 바로 구토할 때, 머리가 아프면서 구토할 때, 당뇨병 또는 신장병 병력이 있을 때, 식중독으로 인한 구토, 구토를 자주 하고 소변량이 적고 갈증이 날 때는 병원 진료를 받아야 한다.

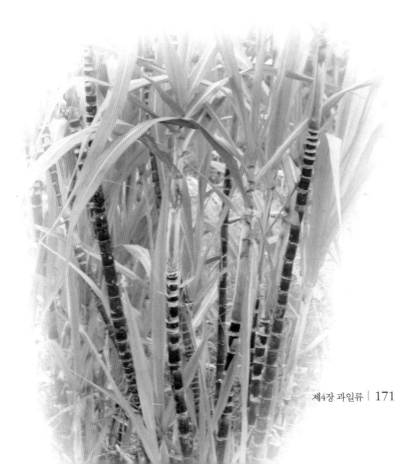

| 영양 성분이 얼마나 들어 있나요? |

그래뉼러당(granulated sugar)은 사탕수수에서 만들어진 것이긴 하지만 사탕수수의 효능을 가지고 있지 않다. 사탕수수는 성질이 차고 몸속의 화기(火氣)를 없애 주는 반면 그래뉼러당은 화기를 돕는 작용을 한다. 사탕수수는 사탕을 먹는 것과 다르다. 사탕수수에는 열을 내리고 진액을 만들며 건조함을 촉촉하게 만드는 효과가 있지만 사탕에는 이러한 효과가 없다.

| 식이 요법 |

사탕수수 주스

준비할 재료 | 사탕수수 즙 · 포도주 각 50ml.

만드는 방법 | 1. 사탕수수 즙과 포도주를 한데 부어 잘 섞이도록 흔든다.

효능 | 열을 내리고 체내의 진액을 만들며, 기를 아래로 내려 보내고 건조함을 없앤다.

주의 사항 | 만성 위염 환자, 구역질하고 토하거나 구토하는 사람에게 효과적이다.

사탕수수 배 차

준비할 재료 | 사탕수수 · 배 각 적당량.

만드는 방법 | 1. 사탕수수와 배를 깨끗이 씻어 껍질을 벗겨 따로 즙을 짠다.

2. 사탕수수 즙 20ml, 배 즙 30ml를 잘 섞어서 마신다.

3. 두 번에 걸쳐 나누어 마신다.

효능 | 열을 내리고 건조해진 폐를 촉촉하게 하며, 식욕을 돋우고 소화를 돕는다.

주의 사항 | 만성 위염 환자에게 좋다.

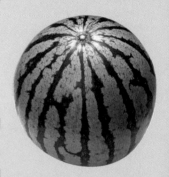

| 어떤 효과가 있나요? |

수박은 더위를 식히고 이뇨 효과가 있으며, 열을 내리고 답답함을 제거해 준다. 몸속의 진액을 만들어 갈증을 멎게 해주며, 목을 맑게 하고 폐의 열도 내려 준다.

| 어떤 사람에게 적합할까요? |

수박은 고혈압환자, 급·만성 신장염 환자나 신우신염·요독증·황달성 간염·담낭염·각종 부종을 앓는 환자에게 적합하다. 무더운 여름철 더위를 식히거나 갈증을 해소하고자 할 때 먹으면 좋다. 급·만성 고열 환자나 목이 마르고 땀을 많이 흘리거나, 답답해하거나 불안해하는 사람에게도 효과가 좋다. 뿐만 아니라 과음을 하거나 술에 심하게 취했을 때, 입병이 났을 때에도 좋다.

| 성질과 맛은 어때요? 어디에 좋은가요? |

수박은 성질이 서늘하고 단맛이 나며, 위경(胃經), 심경(心經), 방광경(膀胱經)의 기능을 왕성하게 한다.

| 주요 성분은 무엇인가요? |

수박에는 지방이 들어 있지 않으며 단백질, 탄수화물, 식이 섬유, 락타민(lactamin), 아르기닌, 글루타민, 말산, 인산, 과당, 포도당, 사카라제(saccharase), 라이신, 아데닌, 염류(칼륨염 등), 리코펜(lycopene), 비타민 C, 칼슘, 철분, 인 등이 함유되어 있다.

| 주의할 사항이 있나요? |

위장이 차서 위장병이 생긴 사람은 절대 먹지 않도록 한다. 비장과 위장의 기운이 약하거나 차가운 사람, 변이 무르거나 설사를 하는 사람, 당뇨병 환자도 먹지 않는다. 구강 궤양이 있거나 감기 초기 또는 감기가 나은 후에도 먹지 않는 것이 좋다. 산모나 생리 기간인 여성도 먹지 않도록 하며, 입추 후 날씨가 선선해지면 수박을 먹지 않는 것이 좋다.

| 영양 성분이 얼마나 들어 있나요? |

고대 한의사들은 수박 즙이 백호탕(白虎湯. 감기나 폐렴 따위의 열성 전염병으로 입안이 마르고 몸이 뜨겁게 달아오르는 열증에 쓰는 처방. 석고 20g, 지모 8g, 감초 2.8g, 멥쌀 20g을 1첩으로 하여 달인다)을 마시는 것만큼이나 열병으로 인해 타는 갈증을 해소하는 효능이 뛰어나, 수박을 '천연 백호탕'이라고 불렀다. 수박 즙을 백호탕에 비유하는 이유는 그만큼 열을 내리고 진액을 생성하는 효과가 뛰어나기 때문이다.

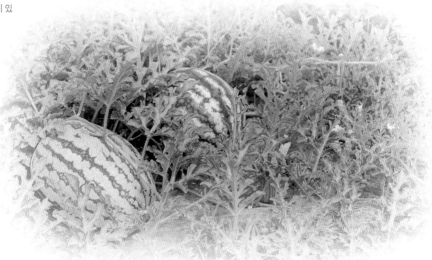

수박 토마토 주스

준비할 재료 | 수박 1,200g, 토마토 600g.

만드는 방법 | 1. 수박을 깨끗이 씻은 뒤 잘라 속을 꺼내 둔다.

2. 자른 수박 속을 깨끗한 거즈에 싸 즙을 짠다.

3. 토마토는 더운 물에 넣었다가 얼른 꺼내 껍질을 벗긴 뒤 깨끗한 거즈에 싸 즙을 낸다.

4. 수박 즙과 토마토 즙을 잘 섞어 마신다.

효능 | 열을 내리고 독소를 제거해 주며, 체내의 진액을 만들고 이뇨 작용도 한다.

수박씨 차

준비할 재료 | 수박씨 · 벌꿀 각 15g.

만드는 방법 | 1. 곱게 빻은 수박씨에 벌꿀을 넣고 잘 저은 뒤 물을 적당히 붓고 끓인다.

2. 끓여 낸 액체만 며칠 정도 꾸준히 마신다.

효능 | 열을 내리고 가슴 답답함을 없애며, 진액을 만들고 갈증을 없앤다.

주의 사항 | 오랫동안 병을 앓거나 체력이 허약해 장이 건조해서 생긴 변비에 좋다.

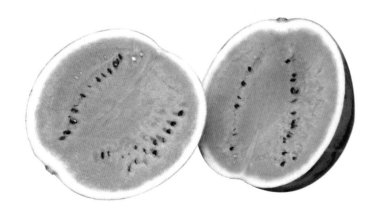

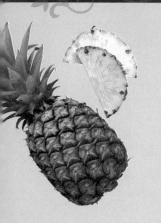

파인애플
(Pineapple)

ㅣ어떤 효과가 있나요? ㅣ

파인애플은 소화를 돕고 설사를 멎게 하며, 더위를 없애고 갈증을 멎게 해준다. 부기를 제거하고 몸 안의 습한 기운을 없애 준다.

ㅣ어떤 사람에게 적합할까요? ㅣ

파인애플은 무더운 여름철 몸이 뜨겁고 갈증을 크게 호소하거나 고열을 앓는 사람에게 적합하다. 소화가 잘 안 되거나 음식을 잘못 먹어 설사를 하는 사람 또는 고혈압 환자나 신장염 환자가 먹어도 좋은 효과를 볼 수 있다.

 이홍박사의 조언

위궤양 식이 요법

거위 다리(거의 무릎 관절 이하) 네 개를 깨끗이 씻어 끓는 물에 잠깐 데쳤다가 껍질을 벗긴다. 손질이 끝난 거위 다리를 냄비에 넣고 물만 적당히 부어 약한 불에서 천천히 익힌다. 거위 다리가 푹 익으면 꺼내어 저녁 자기 전에 두 개를 먹고 국물도 절반 정도 마신다. 다음날 아침 공복에 나머지 다리 두 개와 남아 있는 국물을 모두 먹는다.

ㅣ성질과 맛은 어때요? 어디에 좋은가요? ㅣ

파인애플은 성질이 평온하고 단맛과 약간의 떫은맛이 나며, 위경(胃經)과 폐경(肺經)의 기능을 왕성하게 한다.

ㅣ주요 성분은 무엇인가요? ㅣ

파인애플에는 단백질, 지방, 당분, 비타민 C와 유기산, 그리고 칼슘, 인, 철분, 브로멜라인(bromelain. 파인애플에 함유되어 있는 단백질 가수 분해 효소) 등이 함유되어 있다.

ㅣ주의할 사항이 있나요? ㅣ

습진이나 부스럼이 있는 사람, 파인애플에 알레르기 증상이 있는 사람은 먹지 않는다. 당뇨병 환자 또한 먹지 않는 것이 좋다.

| 식이 요법 |

파인애플 젤리

준비할 재료 ┃ 파인애플 3개, 벌꿀 1,500㎖.

만드는 방법 ┃ 1. 파인애플은 껍질을 벗겨 농도가 옅은 소금물에 1시간 정도 담갔다가 적당한 크기로 썰어 믹서에 넣고 갈아서 즙을 짠다.

2. 파인애플 과즙을 냄비에 넣고 약한 불에서 천천히 끓인다.

3. 걸쭉하게 되면 벌꿀을 넣고 저어 주면 굳는다.

효능 ┃ 비장을 튼튼하게 하고 신장의 기운을 북돋우며, 다이어트 효과가 있고 부기를 빼 준다.

주의 사항 ┃ 매일 아침저녁으로 100g씩 먹는다.

파인애플 금귤 주스

준비할 재료 ┃ 파인애플 1개, 금귤 200g.

만드는 방법 ┃ 1. 파인애플은 껍질을 깎고 적당한 크기로 썰어서 농도가 연한 소금물에 담가 두었다가 1시간 뒤에 꺼내어 즙을 만든다.

2. 금귤은 통째로 믹서에 넣고 간다.

3. 파인애플 즙과 금귤 즙을 충분히 저은 뒤 먹도록 한다.

효능 ┃ 식욕을 돋우고 소화를 도우며, 이뇨 효과와 함께 체내의 습한 기운을 없앤다.

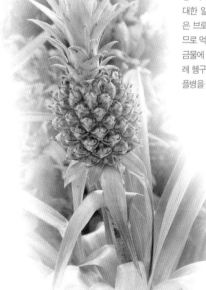

BONUS

파인애플에 함유되어 있는 당과 효소는 이뇨 작용을 하므로 고혈압 및 신장염에 이롭다.

파인애플은 바나나, 여지, 감귤(말린 것)과 함께 중국 남부의 4대 과일에 속한다. 관련 연구에 따르면, 파인애플의 소화 촉진 작용은 파인애플에 들어 있는 브로멜라인의 효과인데, 위에서 단백질을 분해하여 소화를 돕는다. 특히 육류를 과식하거나 기름진 음식을 먹은 후에 파인애플을 먹으면 효과가 뛰어나다. 육식 소화를 돕는 특징은 산사나무 열매와 비슷하다.

파인애플을 먹은 뒤 두통과 어지럼증을 호소하거나, 피부가 붉어지고 온몸이 가렵거나, 복통, 설사, 구토, 팔다리와 혀에 마비 증상이 오는 경우가 극소수이긴 하지만 발생한다. 이 증상을 '파인애플병'이라고 하는데 브로멜라인에 대한 알레르기 때문이다. 소금물은 브로멜라인의 독성을 없애 주므로 먹기 전에 껍질을 깎은 뒤 소금물에 잠시 담가 두거나 여러 차례 헹구고 난 뒤 먹는 것이 파인애플병을 예방하는 좋은 방법이다.

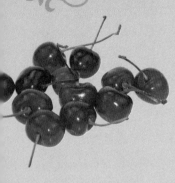

앵두[櫻桃]

어떤 효과가 있나요? |

앵두는 원기 회복에 좋고 비장을 튼튼하게 하며, 위장을 편안하게 해줄 뿐만 아니라 류머티즘을 없애는 효과도 있다.

| 어떤 사람에게 적합할까요? |

앵두는 비장과 위장의 기운이 허하거나 입맛이 없고 소화가 잘 안 되는 사람에게 적합하다. 류머티즘성 요통이나 다리 통증이 있는 사람, 팔다리가 저리거나 뻣뻣한 사람, 류머티즘이나 중풍으로 팔다리를 자유롭게 사용하지 못하는 환자에게도 효과가 좋다. 그리고 철분 결핍성 빈혈 환자가 먹어도 좋은 효과를 볼 수 있다.

BONUS

앵두는 뜨거운 성질의 과일이어서 지나치게 많이 먹게 되면 허열이 심해질 수 있다. 이때 덜 익어서 껍질이 파란 사탕수수의 즙을 먹으면 앵두의 뜨거운 성질을 해결할 수 있다.

| 성질과 맛은 어때요? 어디에 좋은가요? |

앵두는 성질이 뜨겁고 단맛이 나며, 위경(胃經)과 비경(脾經)의 기능을 왕성하게 한다.

| 주요 성분은 무엇인가요? |

앵두에는 당분, 단백질, 칼슘, 인, 철분, 카로틴, 비타민 B, 비타민 C 가 함유되어 있다.

| 주의할 사항이 있나요? |

음기가 허해서 몸에 열이 많은 사람은 절대 먹지 않는다. 앵두는 알레르기성 질병을 일으키는 식품이므로 먹기 전에 신중히 고려해야 한다. 당뇨병 환자는 먹지 않도록 하고 아이들은 절대 많이 먹지 않도록 주의한다.

| 영양 성분이 얼마나 들어 있나요? |

대부분의 과일은 서늘하지 않으면 차거나 따뜻한 성질을 가지고 있다. 이렇게 앵두처럼 뜨거운 성질을 가진 과일은 앵두와 복숭아뿐이다. 앵두는 수많은 과실 중에서도 철분 함유량이 단연 으뜸이다. 사과, 귤, 배보다 20배가 많아, 철분 보충을 위한 우선 선택 과일로 손꼽히며, 비타민 A의 함유량도 사과, 포도, 귤보다 4~5배가량 더 높다.

이홍박사의 조언

앵두의 독소 배출 효과

앵두는 철분이 풍부해 많이 먹으면 빈혈을 예방하므로 임산부나 생리가 다가오는 여성에게 특히 좋다. 엘라그산은 건강한 세포가 암세포로 변하는 것을 예방하고, 앵두에 풍부한 카로티노이드(carotinoid)는 체내의 자유기에 대항하는 역할을 하므로 노화를 방지하고 세포의 병변을 막아 준다. 이 밖에도 섬유소는 장의 유동 운동을 촉진해 변비를 예방한다.

| 식이 요법 |

앵두 사탕수수 주스

준비할 재료 | 앵두 즙 200g, 사탕수수 즙 100g.

만드는 방법 | 1. 먼저 앵두를 씻어 씨를 뺀 뒤 믹서에 넣고 간다.

2. 갈아 둔 앵두에 사탕수수 즙을 넣고 꿀도 약간 넣어 골고루 잘 저으면 완성이다.

효능 | 열을 내리고 기운을 북돋아 주며, 풍(風)을 제거해 주고 체내의 습한 기운을 없애 준다.

앵두 벌꿀 잼

준비할 재료 | 앵두 1kg, 설탕 200g, 벌꿀 100g.

만드는 방법 | 1. 깨끗이 씻은 앵두를 통풍이 잘되는 곳에서 말린 다음 작은 단지에 넣는다.

2. 여기에 설탕, 벌꿀을 넣고 잘 섞어 2주 동안 밀봉해 둔다.

3. 간식거리로 먹어도 된다. 하루에 30g이 적당하다.

효능 | 비장을 튼튼하게 하고 위장의 기운을 북돋우며, 간장에 자양분을 공급하고 신장을 보호한다.

주의 사항 | 만성 위축성 위염에 좋다.

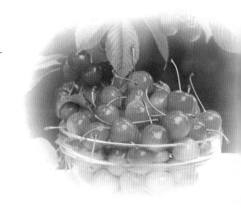

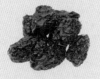
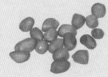
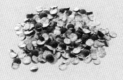

제5장

건과류 乾果類

· 건과류는 단백질과 불포화 지방산의 주요 공급처다. 꾸준히 섭취하면 치아가 튼튼해지고 원기를 회복하며 몸에 영양을 공급할 수 있다.

· 건과류에 단백질, 지방, 탄수화물이 풍부하다. 체내에서 콜레스테롤 수치를 낮추고 관상 동맥 경화를 예방하는 데 효과가 있다.

· 건과류는 무기질 성분인 붕소를 함유하고 있다. 붕소는 뇌가 활동할 때 생기는 뇌전류 흐름에 직접적인 영향을 주는 성분이므로, 건과류를 꾸준히 섭취하면 반사 신경이 발달한다.

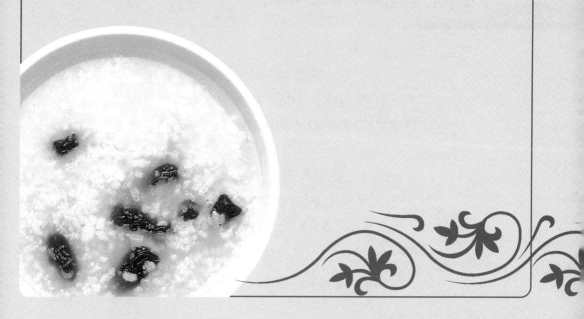

산사나무 열매
[山査子]

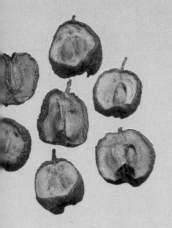

| 어떤 효과가 있나요? |

산사나무 열매는 식욕을 돋우고 소화를 돕는다. 또 혈을 잘 돌게 하고 어혈을 제거하며, 혈중 지방을 낮추는 효과가 있다. 수렴 작용은 물론 지사제 역할도 한다.

| 어떤 사람에게 적합할까요? |

산사나무 열매는 고혈압·고지혈증·관상 동맥 경화·죽상 동맥 경화·부정맥 등과 같은 중·노년층의 심혈관 질환자와 암 환자에게 적합하다. 과식으로 위장이 많이 상했거나 소화가 잘 안 되고 속이 더부룩한 사람이 먹으면 좋고, 특히 체중이나 과식으로 인한 소화 불량 때문에 설사를 하는 사람, 육류 과다 섭취로 인한 소화 불량에 효과가 아주 뛰어나다. 이 밖에도 어혈로 인한 생리통이나 무월경증, 산후 어혈성 복통 및 산후 분비물이 계속 나오는 여성, 젖이나 우유를 먹고 자주 체하는 아이, 급성 장염이나 이질에 걸린 사람, 비만·지방간·바이러스성 간염 환자, 괴혈병, 조충병(條蟲病. cestodiasis. 촌충 감염)에 걸린 사람에게 효과적이다.

| 성질과 맛은 어때요? 어디에 좋은가요? |

산사나무 열매는 성질이 약간 따뜻하고 신맛과 단맛이 나며, 위경(胃經), 간경(肝經), 비경(脾經)의 기능을 왕성하게 한다.

| 주요 성분은 무엇인가요? |

산사나무 열매에는 지방, 단백질, 타닌, 과당이 들어 있으며, 다량의 각종 유기산, 플라본류, 글루코사이드류, 콜린, 비타민 B와 C, 카로틴, 칼슘, 인, 철분 등이 함유되어 있다.

BONUS

현대 연구에 따르면, 산사나무 열매는 혈중 지방 감소와 다이어트 효과가 아주 뛰어난 것으로 나타났다. 산사나무 열매에 함유된 트리테르펜(triterpene)류 및 플라본 성분이 혈관을 부드럽게 해 콜레스테롤과 혈압을 낮추고 지방 대사를 촉진시키는 것이다. 이밖에 산사나무 열매에 든 플라보뉸와 비타민 C, 카로틴 등의 물질이 신진대사의 해로운 부산물인 유리기(遊離基. free radical) 생성을 차단하거나 감소시켜 면역력을 증진시키는 것으로 나타났다. 뿐만 아니라 노화 방지, 항암 효과가 있으며 건강하게 오래 살 수 있도록 돕는다.

| 주의할 사항이 있나요? |

위 · 십이지장 궤양, 위산 과다인 사람은 먹으면 안 되고, 당뇨병 환자도 절대 금물이다. 체력이 약하거나 기가 허한 사람도 많이 먹지 않도록 주의해야 한다. 임신 초기 또는 습관성 유산을 경험한 여성이나 유산 징후가 있었던 여성도 먹지 않는다. 새 치아가 나는 시기의 어린이들도 많이 먹지 않는 것이 좋다.

| 어떤 음식과 궁합이 맞나요? |

산사나무 열매는 연잎과 함께 차 대신 마시면 고지혈증을 치료할 수 있다. 흑설탕과 함께 끓여 먹으면 산후 오로(惡露. 해산 후 음문(陰門)에서 흐르는 액체)가 깨끗하지 끝나지 않았거나 아침통(兒枕痛. 해산할 때 피가 자궁에 남아서 배앓이를 일으키는 병)을 치료하는 데 효과적이다. 하지만 인삼, 서양 인삼, 당삼 등과 같은 인삼류와 같이 먹어서는 안 된다. 이 밖에도 자라, 새우, 게 등의 해산물과도 같이 먹으면 소화가 잘되지 않으므로 주의한다.

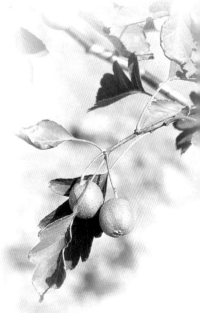

| 영양 성분이 얼마나 들어 있나요? |

산사나무 열매에는 대추보다는 적지만 사과, 복숭아, 앵두, 매실보다 많은 비타민 C가 함유되어 있다. 그리고 산사나무 열매에 든 비타민 C는 자체적으로 산성을 보호하는 성질을 가지고 있어 열을 가해도 쉽게 파괴되지 않는다는 특징이 있다.

산사나무 열매 술

준비할 재료 | 산사나무 열매·흑설탕 각 60g, 백주(白酒. 고량주) 30g.

만드는 방법 | 1. 산사나무 열매를 약한 불에서 살짝 태우듯 볶는다.

2. 볶은 산사나무 열매를 큰 용기에 담고 백주를 부어 젓는다.

3. 여기에 물 200㎖를 더 붓고 15분 정도 끓인다.

4. 건더기를 건져 내고 흑설탕을 넣어 잘 저으면 완성이다.

효능 | 식욕을 북돋우고 소화를 도우며, 수렴 및 지사제 효과가 있다.

주의 사항 | 급성 세균성 이질에 좋다.

올방개 산사나무 열매 묵

준비할 재료 | 올방개 200g, 산사나무 열매 묵[山楂糕] 30g, 진피(陳皮. 말린 귤껍질) 3g.

만드는 방법 | 1. 올방개 껍질을 벗겨 적당한 크기로 깍둑썰기 하고, 산사나무 열매 묵도 적당한 크기로 자른다.

2. 진피를 물에 불렸다가 아주 잘게 자른다.

3. 손질한 올방개, 산사나무 열매 묵, 진피를 잘 섞은 뒤 설탕을 적당히 넣고 버무린다.

효능 | 비장을 튼튼하게 하고 위장을 편안하게 하며, 가래를 삭이고 기침을 없앤다.

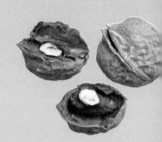

| 어떤 효과가 있나요? |

호두는 신장을 보하고 정력을 강화시키며, 폐를 따뜻하게 하고 천식을 멎게 한다. 기를 보하고 혈을 기르며, 콜레스테롤 수치를 낮춘다. 노화 예방과 함께 뇌를 보하고 지능을 발달시키며, 장을 윤택하게 하여 통변 효과를 가져다준다.

| 어떤 사람에게 적합할까요? |

호두는 고혈압·동맥 경화·관상 동맥 경화 환자에게 적격인 식품이다. 폐와 신장이 허해서 생긴 오래된 기침과 천식에 좋다. 노년성 만성 기관지염·기관지 천식·폐기종 등 폐와 심장 질환 환자에게 효과적이다. 그리고 중·노년층의 신장의 기운이 많이 고갈되어 생긴 빈뇨증·발기 불능·유정, 허리와 척추 시림과 통증, 다리 무기력증, 어지럼증과 이명 현상이 있는 사람, 산후 체력이 급격히 저하된 여성이나 신경 쇠약, 영양실조, 기혈이 부족한 사람, 대변이 건조하고 딱딱하거나 요로 결석을 앓고 있는 사람에게도 효과적이다. 여성의 장조증(臟燥症)을 치료하고, 아름다운 피부와 건강한 모발을 원하는 사람이 먹으면 좋은 효과를 거둘 수 있다. IQ를 높이고 뇌 건강에 좋은 데다 기억력을 강화하는 효과가 있어서 청소년들이 많이 먹으면 좋다. 다양한 비타민과 아연, 마그네슘 등 암을 예방하고 치료에 좋은 영양 성분이 들어 있어 암 환자가 자주 먹어도 좋다.

| 성질과 맛은 어때요? 어디에 좋은가요? |

호두는 성질이 따뜻하고 단맛이 나며, 신경(腎經)과 폐경(肺經)의 기능을 왕성하게 한다.

| 주요 성분은 무엇인가요? |

호두에는 단백질, 탄수화물, 무기 염류 및 비타민이 함유되어 있다. 또 지방 오일이 아주 풍부하다. 이 지방 오일의 주요 성분은 불포화 지방산의 리놀산 글리세리드, 리놀렌산 글리세리드, 올레산 글리세리드 등이다.

| 주의할 사항이 있나요? |

대변이 묽게 나오는 사람은 먹지 않는다. 음기가 허해 열이 심한 사람이나 담화가 속에 많은 사람은 적게 먹는 것이 좋다. 폐에 열이 있어 기침이나 천식을 하는 경우 예를 들어 폐렴, 폐농양, 기관지 확장증을 앓는 환자도 섭취하지 않는다.

| 어떤 음식과 궁합이 맞나요? |

밤, 검은깨 등 신장 강화 기능이 있는 식품과 함께 먹으면 신장을 보하는 효과가 있으며, 하수오, 검은깨, 오디와 함께 먹으면 머리카락을 검고 건강하게 해준다. 경험에 의하면, 호두는 꿩고기와 상극이므로 함께 먹지 않는다.

| 영양 성분이 얼마나 들어 있나요? |

호두의 영양 가치는 계란이나 우유보다 높다. 50g의 호두에 들어 있는 영양가가 우유 500g, 계란 250g과 맞먹는다는 영양 분석 결과가 나온 적이 있다.

호두 깨 절임

준비할 재료 | 호두 · 검은깨 각 100g, 벌꿀 200g.

만드는 방법 | 1. 호두와 검은깨를 약한 불에서 노릇노릇하게 볶다가 식힌 뒤 잘게 빻는다.

2. 빻은 호두와 검은깨를 그릇에 담고 벌꿀을 넣어 잘 버무린다.

효능 | 딱딱한 것을 풀어 장운동을 활발하게 하며, 기의 흐름을 아래로 내려가게 하고 배변이 수월해진다.

주의 사항 | 변비에 좋다.

산사나무 열매 호두 차

준비할 재료 | 호두 알갱이 150g, 설탕 200g, 산사나무 열매 50g.

만드는 방법 | 1. 호두 알갱이를 물에 30분 정도 담가 두었다가 씻어 깨끗한 물을 약간만 붓고 짓이긴 다음 용기에 담아 둔다.

2. 여기에 물을 더 부어 희석시켜 골고루 저어 준다.

3. 산사나무 열매는 깨끗이 씻어 냄비에 담고 중불에서 세 번 끓이는데 매번 즙을 받아 둔다. 한 번 끓이는 시간은 20분이 적당하다.

4. 찌꺼기는 버리고 1*l*가 될 때까지 달인다.

5. 냄비를 씻은 뒤 불에 올려 산사나무 열매 달인 물과 설탕을 적당히 넣고 잘 저은 뒤 녹으면 2를 천천히 따라 넣으면서 저어 준다.

6. 약간 끓어오르기 시작하면 불을 끈다.

효능 | 기운을 북돋고 혈을 기르며, 장을 부드럽게 해 주어 배변이 수월해진다.

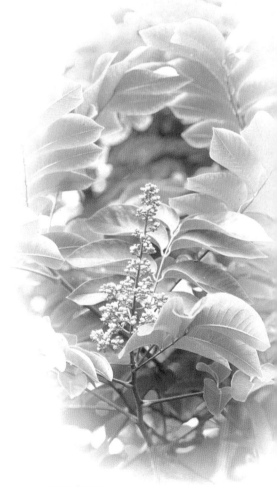

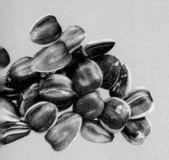

해바라기 씨
[葵花子]

| 어떤 효과가 있나요? |

해바라기는 혈압과 혈중 지방을 낮추고 체력 보강에 좋으며, 항암 효과도 있다. 건조한 폐를 부드럽게 만들고 구충제 역할을 한다.

| 어떤 사람에게 적합할까요? |

해바라기 씨는 고지혈증·고혈압·죽상 동맥 경화·관상 동맥 경화 환자에게 적합하다. 이 밖에 신경 쇠약 증세, 머리가 어지럽고 불면 증이 있는 사람, 암 환자, 기생충이 있는 사람에게도 좋으며, 예뻐지 기를 원하거나 모발 건강을 생각하는 여성이 먹으면 아주 좋은 식품 이다.

 이초박사의 조언

위장 보호 방법(6)
배를 따뜻하게 하라.

위장의 일부분은 복부의 벽에 위 치하고 있어 기온이 내려가면 위 장과 혈관이 반사적으로 수축된 다. 위장의 기능도 그에 따라 쉽게 제 기능을 발휘하지 못해 경련성 복통, 속 더부룩함, 식욕 부진, 심 지어 오심(惡心), 구토까지 유발해 건강에 적신호를 부른다. 따라서 평소에 복부를 따뜻하게 하도록 주의를 기울여야 한다.

| 성질과 맛은 어때요? 어디에 좋은가요? |

해바라기 씨는 성질이 평온하고 단맛이 나며, 심경(心經)의 기능을 왕성하게 한다.

| 주요 성분은 무엇인가요? |

해바라기 씨에는 우수한 단백질과 비타민 E가 함유되어 있다. 또 불 포화 지방산, 비타민(A, B1, B2, B3, P), 칼륨, 인, 철분, 칼슘, 마그네 슘 등이 풍부하다.

| 주의할 사항이 있나요? |

모든 질병에 주의해야 할 사항이 없다.

| 영양 성분이 얼마나 들어 있나요? |

해바라기 씨에 들어 있는 단백질은 양이나 질적인 면에서 육류와 별다른 차이가 없다. 그리고 칼륨 함유량은 바나나와 귤보다 높으며, 심장 기능을 보호하고 고혈압을 예방하는 데 아주 이롭다.

| 식이 요법 |

해바라기 씨 죽

준비할 재료 | 해바라기 씨 50g, 멥쌀 100g.

만드는 방법 | 1. 해바라기 씨를 볶은 뒤 잘게 빻아 둔다.

2. 쌀은 씻어서 냄비에 담고 물을 부어 죽을 끓인다.

3. 쌀이 익을 때쯤 빻아 둔 해바라기 씨를 넣고 잘 저어 둔 뒤 약한 불에서 10분 정도 더 끓인다.

효능 | 비장을 보하고 장을 윤택하게 하며, 이질을 멎게 하고 부스럼을 없앤다.

산사 해바라기 씨 차

준비할 재료 | 해바라기 씨 50g, 산사나무 열매 · 호두 각 15g.

만드는 방법 | 1. 해바라기 씨를 볶은 뒤 잘게 빻고, 산사나무 열매도 빻아 둔다.

2. 호두 껍데기를 깐 뒤 호두 알을 잘게 부순다.

3. 준비해 놓은 해바라기 씨, 산사나무 열매, 호두를 함께 섞어 뜨거운 물을 붓고 잘 저어 준다.

효능 | 기운을 북돋고 건조한 폐를 윤택하게 하며, 장을 편안하게 하고 식욕을 돋운다.

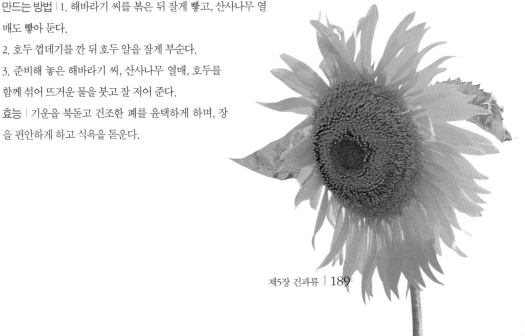

땅콩 [花生]

| 어떤 효과가 있나요? |

땅콩은 비장을 튼튼하게 하고 식욕을 돋우며, 기운을 북돋고 건조한 폐를 윤택하게 만든다. 혈액 순환은 물론 지혈 작용에도 효과적이다.

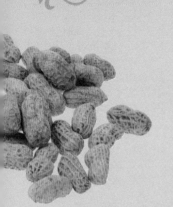

| 어떤 사람에게 적합할까요? |

땅콩은 당뇨병을 앓고 있거나 영양 상태가 좋지 못한 사람, 식욕이 없는 사람, 각종 출혈성 질환을 앓고 있거나 폐 기운이 허한 사람, 폐결핵 · 기관지염 · 폐기종 · 소모성 폐 질환 등으로 기침 천식을 앓는 사람, 가래 없이 마른기침을 할 때나 오랫동안 기침이 멈추지 않는 사람, 백일해 증상이 있는 사람이 먹으면 효과가 좋다. 이 밖에도 고혈압 · 고지혈증 · 관상 동맥 경화 · 동맥 경화와 같은 심혈관 질환을 앓는 사람, 산후 수유량이 부족한 산모나 어린이, 청소년, 노인에게도 좋고 각기병 환자가먹으면 뛰어난 효과를 거둘 수 있다.

| 성질과 맛은 어때요? 어디에 좋은가요? |

땅콩은 성질이 평온하고 단맛이 나며, 비경(脾經)과 폐경(肺經)의 기능을 왕성하게 한다.

| 주요 성분은 무엇인가요? |

땅콩에는 인체 필수 아미노산과 풍부한 단백질, 지방 오일, 당류가 함유되어 있다. 특히 지방 오일은 다양한 지방산으로 구성되는데, 그중 80% 이상이 불포화 지방산이다. B1 · B2 · B6 · E · K · H 등의 비타민 외에도 카로틴과 칼슘 · 인 · 철 등의 무기 염류가 골고루 들어 있다.

| 주의할 사항이 있나요? |

만성 장염을 앓거나 담낭 절제 수술을 받은 사람, 음기가 허해 체내
에 열이 많이 생겨서 구강염 · 설염 · 구염 궤양 · 입술 발진 · 코피
등과 같은 증상을 있거나 원래 열이 많은 사람은 가능한 한 땅콩을
적게 먹는 것이 좋다. 특히 곰팡이가 핀 땅콩은 절대 먹지 않도록 주
의한다.

| 어떤 음식과 궁합이 맞나요? |

산후 수유량이 부족한 산모는 땅콩과 돼지 족발을 함께 고아 먹으면
좋고, 각기병 환자는 땅콩과 팥, 붉은 대추를 고은 탕을 먹으면 효과
를 거둘 수 있다. 경험에 의하면, 땅콩과 참외는 상극 음식이므로 서
로 피하는 것이 좋다.

| 영양 성분이 얼마나 들어 있나요? |

땅콩은 영양 가치가 매우 높은 식품이다. 콩 다음
으로 단백질을 많이 함유하고 있고 우수 단백
질이어서 소화 흡수가 잘된다. 지방 함유
량 역시 높은 편으로 콩의 두 배나 된
다. 지혈 효과는 땅콩 알맹이보다 땅
콩 껍질이 훨씬 뛰어나며, 무려 땅
콩 알맹이의 50배에 이른다.

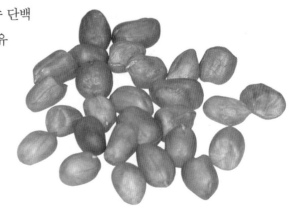

BONUS

땅콩에 함유된 불포화 지방산과 스테린(sterin)이 콜레스테롤 수치를 낮추고 피부를 촉촉하고 윤기 있게 만들어 준다. 땅콩에 들어 있는 레시틴과 리신은 신경 계통과 대뇌에 필요한 필수 영양 물질로, 대뇌 기능의 노화를 방지하고, 어린이와 청소년의 지능을 향상시키며 기억력 증진과 발육 촉진에도 많은 도움이 된다. 또한 땅콩에 함유된 카테킨(catechin)과 비타민 E는 동맥 경화를 예방할 뿐만 아니라 체내의 세포 노화를 지연시킨다. 이런 까닭에 사람들은 예로부터 땅콩을 장수 식품으로 여겨 왔다.

| 식이 요법 |

땅콩 선식

준비할 재료 | 볶은 땅콩 · 생땅콩 · 참오징어 뼈 각 150g.

만드는 방법 | 1. 볶은 땅콩, 생땅콩, 참오징어 뼈를 모두 곱게 빻아 가루로 만들어 잘 섞는다.

2. 병에 담아 보관한다.

3. 1회에 1~2스푼씩 먹는다. 하루에 세 번, 1주일 동안 꾸준히 먹는 것이 좋다.

효능 | 위장의 기운을 기르고 비장을 보하며, 염증과 통증을 없애는 데 효과적이다.

주의 사항 | 위염과 위궤양에 좋다.

땅콩 초 절임

준비할 재료 | 땅콩 20g, 식초 250g.

만드는 방법 | 1. 땅콩을 식초에 5일 동안 담근 후 매일 8~12알 먹는다.

효능 | 비장을 튼튼하게 하고 식욕을 돋우며, 기를 보하고 폐를 윤택하게 한다.

땅콩 죽

준비할 재료 | 땅콩 · 대추 각 30g, 찹쌀 60g.

만드는 방법 | 1. 땅콩, 대추, 찹쌀을 각각 깨끗이 씻어 함께 냄비에 넣고 물을 부어 죽을 끓인다.

효능 | 혈을 보하고 신경을 안정시키며, 비장을 튼튼하게 하고 위장을 편안하게 한다.

주의 사항 | 비장과 위장의 기능이 조화를 이루지 못할 때, 영양실조, 건망증, 불면증에 효과적이다.

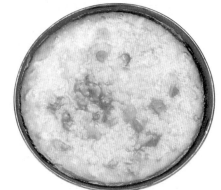

| 어떤 효과가 있나요? |

대추는 기운을 북돋고 혈을 보하며, 또 비장을 튼튼하게 하고 위장을 편안하게 해준다.

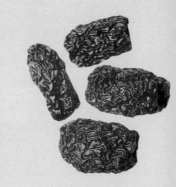

| 어떤 사람에게 적합할까요? |

위장이 약해 음식을 많이 먹지 못하거나 비장이 허해 변이 무른 사람, 기혈이 허하거나 영양실조인 사람에게 적합하다. 가슴이 두근거리고 잠을 잘 이루지 못하는 사람, 신경 쇠약증, 여성의 장조증(臟燥症. 정신 신경 장애 증상의 하나이며, 주로 여성에게 많이 발병하는데 감정의 변화가 심하여 까닭 없이 조급해지고 한숨을 쉬거나 기뻐하고 슬퍼함이 대중없이 극단으로 흐르는, 일종의 히스테리 증상), 빈혈로 인해 머리가 어지럽거나, 백혈구 감소 및 혈소판이 감소하는 경우에도 좋다. 만성 간 질환·간경화 환자와 심혈관 질환자에게도 좋다. 뿐만 아니라 각종 암 환자에게 좋다. 특히 약물 치료나 방사선 치료 후 골수 억제 부작용이 나타나는 암 환자에게 효과적이다. 알레르기성 체질과 알레르기성 질환에 좋은 이유는 흐트러진 인체 면역 기능을 조절해 주기 때문이다. 따라서 기관지염 천식·두드러기·알레르기성 자반병·알레르기성 비염·알레르기성 혈관염이 있는 환자에게 효과적이다.

| 성질과 맛은 어때요? 어디에 좋은가요? |

대추는 성질이 따뜻하고 단맛이 나며, 위경(胃經)과 비경(脾經)의 기능을 왕성하게 한다.

| 주요 성분은 무엇인가요? |

대추에는 사포닌, 알칼로이드, 플라본, 아미노산, 탄수화물, 칼슘, 인, 칼륨, 철분, 알루미늄, 비타민 B와 비타민 C, 니코틴산, 카로틴이 함유되어 있으며 말산, 타르타르산도 들어 있다.

| 주의할 사항이 있나요? |

체내에 담습이 많거나 속이 더부룩하고, 만성 습진이 있거나 비만인 경우, 설태가 두껍고 끈적거리는 사람은 대추를 많이 먹거나 자주 먹어서는 안 된다. 당뇨병 환자는 섭취를 금한다. 급성 황달성 간염으로 체내의 습열이 많은 환자는 삼간다. 그리고 소아 감적(疳積. 감병. 수유나 음식 조절을 잘못하여 어린아이에게 생기는 병으로 얼굴이 누렇게 뜨고 몸이 여위며 배가 불러 끓고, 영양 장애, 소화 불량 따위의 증상이 나타난다) 또는 기생충을 앓는 어린이들도 먹지 않도록 주의한다.

| 어떤 음식과 궁합이 맞나요? |

대추는 인삼이나 당삼과 함께 끓여 먹으면 기혈 부족으로 인한 허약 체질에 효과가 있다. 기가 허해 감기에 잘 걸리는 사람은 황기와 함께 고아 먹으면 되고, 혈중 지방과 콜레스테롤이 높은 사람은 셀러리와 함께 끓여 먹으면 효과가 좋다. 단 생선, 자라, 게, 파와 함께 먹거나 요리하지 않는 것이 좋다.

| 영양 성분이 얼마나 들어 있나요? |

검은 대추와 붉은 대추의 효능은 비슷하나 검은 대추의 보약 효과가 좀 더 우수하다. 과일, 견과류와 비교하면 '천연 비타민 덩어리' 라

불릴 정도로 대추의 비타민 C 함유량이 높다.

BONUS

현대 연구 결과에 따르면, 대추가 간에서 알부민 합성을 촉진시키는 작용을 해 알부민과 글루텐 비율을 조절해 주는 것으로 나타났다. 따라서 대추를 자주 먹으면 간장을 보호해 줄 뿐만 아니라 약물에 의한 간의 손상을 감소시켜 주는 효과가 있다. 이 밖에 성장 인자와 호르몬 신호의 전달에 관계되는 물질인 사이클릭 AMP가 들어 있어 혈관을 확장시키고 심근 수축력을 강화한다. 또 심근 영양 개선 효과가 있어 심장 기능 활성에 효과적이다.

| 식이 요법 |

마 대추 죽

준비할 재료 | 대추 10개, 마 30g, 율무쌀 20g, 찹쌀 30g.

만드는 방법 | 1. 대추, 마, 율무쌀, 찹쌀을 따로 깨끗이 씻어 함께 냄비에 담는다.

2. 말린 생강 세 조각을 넣고 물을 적당히 부어 죽을 끓인다.

효능 | 비장을 튼튼하게 하고 위장의 기운을 북돋우며, 기를 보하고 설사를 멎게 한다.

주의 사항 | 비장과 위장이 약해서 오랫동안 설사가 멎지 않는 사람에게 효과가 좋다.

대추 닭고기 밥

준비할 재료 | 대추 100g, 닭고기 150g, 찹쌀 250g.

만드는 방법 | 1. 대추를 씻어 씨를 뺀 뒤 잘게 썰고, 닭고기는 가늘게 채 썬다.

2. 찹쌀을 깨끗이 씻어 둔다.

3. 손질한 대추, 닭고기, 찹쌀을 밥솥에 넣고 평소 식사 준비할 때처럼 밥을 한다.

효능 | 중초(中焦)를 보하고 위장을 튼튼하게 하며, 몸을 튼튼하게 보한다.

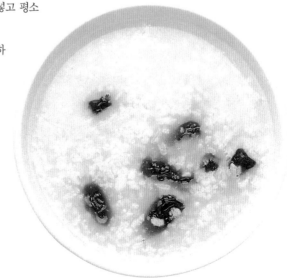

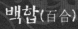

백합(百合)

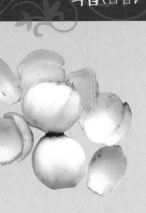

| 어떤 효과가 있나요? |

백합은 중초(中焦)를 보하고 기운을 북돋우며, 건조한 폐를 윤택하게 만들고 기침을 다스리는 데 효과적이다.

| 어떤 사람에게 적합할까요? |

백합은 신경 쇠약·히스테리·신경증 환자, 정신이 혼미한 사람, 불안감에 안절부절 못하고 가슴이 두근거리며 불면증에 시달리는 사람에게 적합하다. 암 환자에게도 효과가 좋다. 체질이 허약한 사람이나 폐의 기가 부족해 생긴 만성 기관지염·폐기종·폐결핵·기관지 확장으로 기침과 객혈 증상이 있는 사람이 먹으면 좋다. 무더운 여름철 열을 내리고 더위를 식히는 데도 효과가 뛰어나다.

| 성질과 맛은 어때요? 어디에 좋은가요? |

백합은 성질이 평온하고 단맛과 약간의 쓴맛이 나며, 폐경(肺經)과 심경(心經)의 기능을 왕성하게 한다.

| 주요 성분은 무엇인가요? |

백합에는 콜히친과 같은 다양한 알칼로이드 성분과 녹말, 단백질, 지방, 다양한 비타민, 열일곱 가지 아미노산, 칼슘, 인, 철 등의 성분이 함유되어 있다.

| 주의할 사항이 있나요? |

오한과 몸살이 있는 감기 환자가 기침을 할 때는 백합을 먹지 않는다. 비장과 위장이 허하고 차차가운 사람, 설사가 잦거나 묽은 변을 보는 사람도 백합을 멀리하는 것이 좋다.

| 어떤 음식과 궁합이 맞나요? |

폐결핵으로 기침이 그치지 않는 사람은 백합과 파부초를, 기관지 확장증으로 객혈을 하는 사람은 백합에 백급(白芨. 자란(紫蘭)의 뿌리)을 함께 달여 먹으면 좋다. 백합병(정신 혼미, 정신 불안 등 증상이 나타나는 정신병의 일종. 백합을 주된 약재로 쓰기 때문에 백합병이라고 부름)으로 고생하는 사람은 계란 노른자위를 함께 넣어 삶아 먹으면 효과가 있고, 장조증(臟燥症)이나 히스테리 증상이 심한 여성은 백합에 밀, 붉은 대추, 감초를 넣어 달여 먹으면 좋은 효과를 거둘 수 있다.

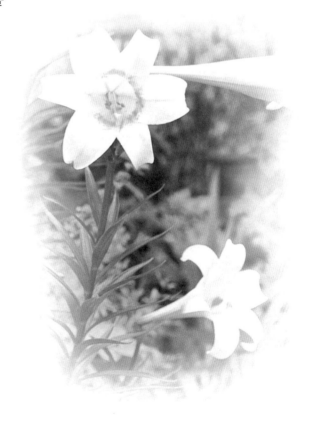

BONUS

현대 의학의 연구 결과, 아무것도 첨가하지 않고 그냥 찐 백합은 위장병, 간 질환, 빈혈 등을 치료하는 데 효과가 있는 것으로 밝혀졌다. 백합은 순환 백혈구 수를 증가시키고 림프구의 전화율과 체액의 면역력을 향상시키는 작용을 한다. 또 백합에 함유된 콜히친은 강력한 항암 작용을 하는 성분으로, 여러 가지 암을 효과적으로 억제한다.

백합 죽

준비할 재료 | 백합 100g, 멥쌀 100g.

만드는 방법 | 1. 백합과 쌀을 따로 깨끗이 씻어 둔다.

2. 냄비에 준비한 백합과 쌀을 함께 넣고 물을 적당히 부어 끓인다.

3. 센 불에서 한소끔 끓인 뒤 약한 불로 낮추어 천천히 푹 끓인다.

4. 아침저녁으로 두 번 먹는다.

효능 | 정력을 왕성하게 하고 장을 윤택하게 하며, 폐를 부드럽게 해주어 기침을 멎게 한다.

주의 사항 | 변비에 좋다.

백합 셀러리 차

준비할 재료 | 백합 10g, 셀러리 200g.

만드는 방법 | 1. 백합을 가루 내어 준비해 두고, 셀러리는 즙을 짠다.

2. 셀러리 즙을 냄비에 붓고 백합 가루와 물을 적당히 부어 약한 불에서 천천히 끓인다.

3. 재료가 다 익을 때쯤 설탕이나 얼음사탕으로 간을 맞춘 뒤 잘 저어 준다.

효능 | 열을 내리고 건조한 폐를 윤택하게 하며, 중초(中焦)를 보하고 기운을 북돋운다.

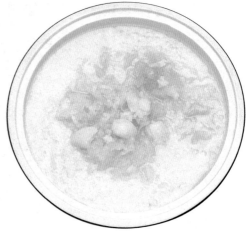

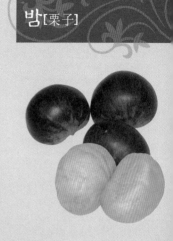

밤[栗子]

| 어떤 효과가 있나요? |

밤은 비장을 튼튼하게 하고 위장의 기운을 길러 주며, 신장을 보하고 근육을 튼튼하게 만드는 데 효과적이다.

| 어떤 사람에게 적합할까요? |

밤은 신장이 허약한 환자가 먹으면 좋다. 신장의 기가 약해져 허리가 아프고 팔다리가 쑤시고 힘이 없는 중·노년층, 밤에 화장실에 자주 가는 사람에게 가장 적합하다. 노년성 만성 기관지염, 폐기종, 기침 천식에 효과가 좋다. 비장과 신장의 기운이 허해 대변이 무르게 나오는 사람이나 만성 설사 환자에게 효과적이다.

| 성질과 맛은 어때요? 어디에 좋은가요? |

밤은 성질이 따뜻하고 단맛이 나며, 위경(胃經), 신경(腎經), 비경(脾經)의 기능을 왕성하게 한다.

| 주요 성분은 무엇인가요? |

밤에는 단백질, 지방, 탄수화물, 다양한 비타민, 인, 철, 칼슘, 아연, 칼륨 등이 함유되어 있다.

| 주의할 사항이 있나요? |

당뇨병 환자와 소아는 밤을 많이 먹지 않도록 주의한다.

 이종박사의 조언

짠 생선은 독이다

생선에 절인 소금은 아질산염으로 변한다. 아질산염이 생선에 들어 있는 아민류 물질과 반응을 일으켜 발암성이 강한 물질인 니트로아민이 생성된다. 니트로아민은 위암, 간암을 일으킬 수 있으므로 짠 생선은 많이 먹지 않는다.

BONUS

고대 문헌 자료와 현대 영양학 연구에 의하면, 밤은 노인에게 특히 좋은 것으로 나타났다. 밤에 들어 있는 불포화 지방산과 다양한 비타민이 고혈압·관상 동맥 경화·동맥 경화·골다공증 등의 질환 치료와 예방에 효과적인 것으로 밝혀졌다. 옛사람들의 식이 요법 경험에 따르면, 밤은 신장과 허리를 강화하는 식품으로 먹는 방법과도 연관이 있다. 요통을 치료하는 데는 생밤이나 통풍이 잘되는 그늘진 곳에서 말린 밤을 먹는 것이 효과가 뛰어나다.

어떤 음식과 궁합이 맞나요?

신장이 허해 허리가 아픈 사람은 밤과 돼지 콩팥으로 함께 죽을 끓여 먹으면 좋고, 노년성 만성 기관지염으로 기침과 천식을 앓는 사람은 밤과 돼지 살코기를 넣어 푹 끓여서 먹으면 효과가 좋다. 신장과 허리를 튼튼하게 하려면 도토리와 밤을 씹어 먹는다.

영양 성분이 얼마나 들어 있나요?

밤은 신장을 튼튼하게 하고 근육을 강화하는 효과가 있는데 요통 치료에 한약재 두충의 효능과 어깨를 겨룰 정도이다. 그래서 밤을 신장을 위한 과실이라고 부르기도 한다.

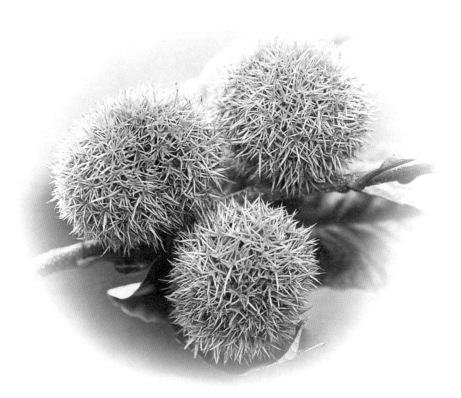

밤 대추 메추리 찜

준비할 재료 | 밤 60~70g, 대추 10g, 메추라기 1마리(80~100g).

만드는 방법 | 1. 메추라기의 털, 내장을 제거한 뒤 깨끗이 씻는다.

2. 냄비에 손질한 메추라기, 밤과 대추를 넣고 함께 끓인다.

효능 | 비장을 보하고 위장을 튼튼하게 하며, 신장의 기를 보충하고 근육을 튼튼하게 한다.

주의 사항 | 만성 위염 환자에게 좋다.

백합 셀러리 차

준비할 재료 | 밤 깐 것 50g, 복령 30g, 대추 10개, 멥쌀 100g.

만드는 방법 | 1. 준비한 재료를 모두 깨끗이 씻어 냄비에 넣는다.

2. 물을 적당히 부어 죽을 끓인다.

3. 죽이 다 되어 가면 설탕으로 간을 맞춘다.

효능 | 비장을 튼튼하게 하고 기운을 북돋우며, 허한 기를 보하고 뼈를 튼튼하게 한다.

주의 사항 | 비장과 위장이 허약해 소화가 잘 안 되는 환자에게 좋다.

잣 [海松子]

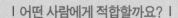

| 어떤 효과가 있나요? |

잣은 기운을 북돋고 자양 효과가 있으며, 폐를 윤택하게 하고 장의 유동 운동을 돕는다.

| 어떤 사람에게 적합할까요? |

잣은 체질이 허약한 중 · 노년층, 대변이 건조하고 딱딱해 변을 보기 힘든 사람, 만성 기관지염으로 계속 기침을 하고 가래가 많거나 없는 노년층 및 심 · 뇌혈관 환자에게 효과적이다. 노화를 예방하고 지연하는 효과가 뛰어나 아름다운 피부와 외모를 가꾸려는 사람에게 그만이다.

| 성질과 맛은 어때요? 어디에 좋은가요? |

잣은 성질이 따뜻하고 단맛이 나며, 대장경(大腸經), 간경(肝經), 폐경(肺經)의 기능을 왕성하게 한다.

| 주요 성분은 무엇인가요? |

잣에는 지방 오일이 풍부하다. 올레인, 리놀렌산 등 불포화 지방산이 주로 들어 있으며, 단백질, 당류, 정유 성분, 다양한 무기 염류와 비타민과 알칼로이드도 함유되어 있다.

| 주의할 사항이 있나요? |

변이 무르거나 만성 설사 환자는 잣을 먹지 않는다.

┃ 어떤 음식과 궁합이 맞나요? ┃

노년층의 습관성 변비에는 잣에 꿀을 넣어 먹고, 건조해진 폐 때문에 기침이 잦은 노년층은 잣과 호두를 함께 먹고, 허약한 체질이거나 심장과 폐의 기운이 허할 때는 멥쌀과 함께 죽을 끓여 먹으면 효과가 좋다. 그리고 잣과 검은깨, 구기자, 흰 국화를 함께 끓여서 차 대신 마시면 간장과 신장의 기운 부족으로 말미암은 여러 증상과 머리가 어지럽거나 눈이 침침하고 앞이 잘 보이지 않는 노년층 치료에 효과적이다.

┃ 영양 성분이 얼마나 들어 있나요? ┃

잣[松子仁]과 백자인(柏子仁. 측백나무 열매의 씨)은 모두 지방 오일이 풍부하다. 허한 기운을 북돋고, 건조하고 거친 것을 윤택하게 해주는 효능을 가지고 있다. 두 종류의 효능이 비슷해서 자주 함께 먹기도 한다.

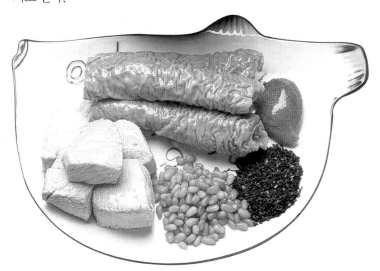

검은깨 잣 돼지 찜

준비할 재료 | 잣 100g, 검은깨 50g, 돼지 대장 750g, 돼지 살코기 100g, 진피 약간.

만드는 방법 | 1. 돼지 대장을 뒤집어 기름기를 제거한 뒤 소금으로 비벼 씻음 다음 적당한 길이로 자른다.

2. 손질한 돼지 대장을 팬에 담아 수분이 완전히 없어질 때까지 볶는다.

3. 잣과 검은깨를 물에 불렸다가 물기를 완전히 빼고, 진피도 물에 불린 뒤 속을 제거한다.

4. 손질한 잣, 검은깨, 돼지 대장, 돼지 살코기, 진피를 냄비에 넣고 약한 불에서 2시간 정도 천천히 삶는다.

5. 마지막에 기호에 맞게 간을 하면 완성이다.

효능 | 장을 부드럽게 하고 혈을 안정적으로 만들며, 간장을 보하고 신장의 기운을 북돋운다.

주의 사항 | 만성 변비에 좋다.

잣죽

준비할 재료 | 잣 50g, 멥쌀 50g.

만드는 방법 | 1. 잣을 곱게 빻아 쌀과 함께 냄비에 넣고 죽을 끓인다.

2. 죽이 완성되면 벌꿀을 적당히 넣는다.

효능 | 폐를 윤택하게 하고 장을 부드럽게 해주며, 위장의 기운을 기르고 허한 기를 채워 준다.

주의 사항 | 만성 변비에 좋다.

| 어떤 효과가 있나요? |

무화과는 위장을 튼튼하게 하고 장을 부드럽게 하며, 해독과 부기 제거에 효과가 있다. 또 가래를 없애고 기의 흐름을 조절하며, 정력을 왕성하게 한다. 목을 시원하게 뚫어 주고 젖을 돌게 할 뿐만 아니라 암세포 증식을 억제하는 효과가 있다.

| 어떤 사람에게 적합할까요? |

무화과는 장염·이질 환자에게 적합하다. 소화가 잘되지 않거나 식욕이 떨어지는 사람, 만성 변비나 치질로 붓고 통증이 있는 사람에게도 효과적이다. 고혈압·고지혈증·관상 동맥 경화·동맥 경화로 고생하는 사람에게 좋고, 암 환자에게도 탁월한 효과가 있다. 급·만성 인후염 환자, 폐에 열이 차서 목이 쉬거나 목소리가 안 나오는 사람, 출산 후 모유가 부족한 산모가 먹어도 효과가 좋다.

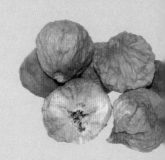

무화과(無花果)

| 성질과 맛은 어때요? 어디에 좋은가요? |

무화과는 성질이 평온하고 단맛이 나며, 위경(胃經), 대장경(大腸經), 폐경(肺經)의 기능을 왕성하게 한다.

| 주요 성분은 무엇인가요? |

무화과는 당 함유량이 매우 높으며, 대부분이 과당과 포도당이다. 또한 무화과에 많이 함유된 주석산은 시트르산(citric acid), 옥살산(oxalic acid), 숙신산(succinic acid), 푸마르산(fumaric acid), 말론산(malonic acid), 퀸산(quinic acid), 시킴산(shikimic acid) 등 다양한 성분으로 구성되어 있다. 이 밖에 단백질, 지방, 아미노산, 다양한

BONUS

무화과는 혈압과 혈중 지방 농도
를 낮추는 데 탁월한 효과가 있는
열매다. 무화과 즙을 꾸준히 마시
면 세포 활성도가 크게 상승하고
면역력도 강해진다는 연구 결과가
나온 바 있다. 따라서 무화과를 먹
으면 암을 예방하고 암세포 증식
을 억제하는 것은 물론, 암으로 말
미암은 통증이나 약물 치료 부작
용도 줄일 수 있다. 말린 무화과나
설익은 무화과, 무화과 즙에는 솔
라렌(psoralene. 퓨로큐마린이라고
알려진 화합물의 일종으로 피부병
의 치료에 사용된다), 벤즈알데히
드(benzaldehyde. 가장 간단하고
대표적인 방향족 알데히드) 성분
이 들어 있다. 이 성분들이 체내로
흡수되면 암을 예방하고 암세포
증식을 억제시켜 몸이 암을 이겨
낼 수 있도록 도와준다. 다시 말해
암을 사전에 차단하는 동시에 전
이성 선암(腺癌)이나 림프 육종으
로 진전되는 것을 막아 암세포가
다른 정상 세포에 아무런 피해도
주지 않고 사라지게 만드는 효과
가 있다.

비타민, 카로틴, 그리고 철·칼슘·인·칼륨·나트륨과 같은 무기
염류도 함유하고 있다. 뿐만 아니라 디아스타제, 프로테아제, 지방
산도 풍부하다.

| 주의할 사항이 있나요? |

비장과 위장이 허약하고, 복통이 있거나 변이 무른 사람은 무화과를
먹으면 안 된다. 뇌졸중·지방간·당뇨병·정상 칼륨 혈중성 주기
성 마비 등의 증상을 보이는 사람 또한 먹지 않도록 주의한다.

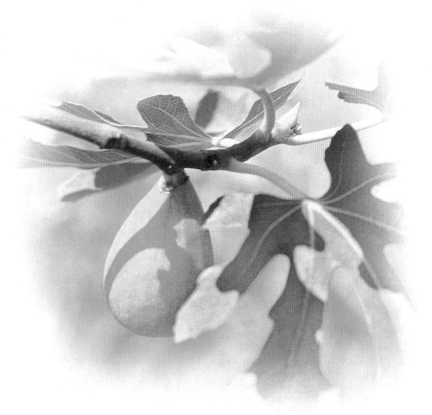

| 어떤 음식과 궁합이 맞나요? |

목 안이 붓고 아프거나 목이 쉰 사람은 무화과와 얼음사탕을 함께 달여 마시면 열이 내리고 가래가 없어진다. 치질 때문에 치핵(痔核)이 항문 밖으로 나왔거나 변비로 고생하는 사람은 무화과와 돼지 대장을 함께 고아 먹고, 설사가 오랫동안 멈추지 않는다면 무화과에 가시연밥과 흑설탕을 넣어 달여 마시면 효과가 아주 좋다.

| 식이 요법 |

무화과 노루궁뎅이버섯 비둘기 찜

준비할 재료 | 무화과 9g, 늙은 비둘기 1마리, 노루궁뎅이버섯(말린 것) 75g, 돼지 살코기 100g.

만드는 방법 | 1. 비둘기 털과 내장을 뺀 뒤 깨끗이 씻고, 돼지 살코기는 씻어 적당한 크기로 자른다.

2. 노루궁뎅이버섯과 무화과는 따뜻한 물에 담가 둔다.

3. 손질한 비둘기와 돼지 살코기를 끓는 물에 살짝 데친 뒤 물기를 제거한다.

4. 돼지 살코기와 노루궁뎅이버섯, 무화과를 함께 찜통에 넣고 물과 술을 붓는다.

5. 센 불에서 30분 정도 익히다가 약한 불로 낮추어 3시간 더 찐다.

효능 | 비장과 위장을 튼튼하게 하고 장을 부드럽게 하며, 소화를 돕는다.

주의 사항 | 만성 위염, 위축성 위염, 만성 결장염에 좋다.

무화과 차

준비할 재료 | 무화과 5개.

만드는 방법 | 1. 무화과를 찧은 뒤 물과 설탕을 적당히 넣고 끓인다.

2. 충분히 끓으면 국물과 무화과를 함께 먹는다.

효능 | 위장을 튼튼하게 하고 이질을 멎게 하며, 정력을 왕성하게 하고 장을 부드럽게 하는 데 효과적이다.

주의 사항 | 이질에 좋다.

가시연밥[芡實]

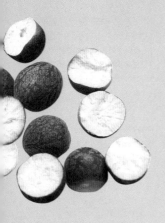

ㅣ어떤 효과가 있나요? ㅣ

가시연밥은 자양 강장 효과가 있으며, 비장의 기능을 회복시켜 설사를 멎게 한다. 또 중초(中焦)를 보하고 기운을 북돋울 뿐만 아니라 정력 강화에도 좋다. 피부 미용에도 좋고 노화를 예방하는 데도 효과적이다.

ㅣ어떤 사람에게 적합할까요? ㅣ

가시연밥은 중·노년층 환자 가운데 신장의 기가 허해 소변을 자주 보거나 허리가 쑤시고 아픈 사람, 새벽에 설사를 하거나 묽은 변을 보는 사람, 정액이 새거나 조루 증상이 있는 남성, 냉·대하증이 심한 여성에게 적합하다. 이 밖에도 비장의 기가 허해 변이 지나치게 가늘고 묽은 사람, 여러 가지 이유로 만성적인 설사를 하는 사람이 먹으면 효과를 거둘 수 있다.

ㅣ성질과 맛은 어때요? 어디에 좋은가요? ㅣ

가시연밥은 성질이 평온하고 단맛과 떫은맛이 나며, 신경(腎經)과 비경(脾經)의 기능을 왕성하게 한다.

ㅣ주요 성분은 무엇인가요? ㅣ

가시연밥에는 단백질, 탄수화물, 녹말, 지방, 식이 섬유, 회분은 물론 칼슘, 인, 철, 비타민(B1, B2, C), 니코틴산, 카로틴 등이 함께 함유되어 있다.

| 주의할 사항이 있나요? |

복부에 가스가 차거나 소화가 잘 안 되는 사람은 가시연밥을 먹지 않는다. 그리고 감기 · 말라리아 · 이질 · 구루병 · 치질 환자 및 소변 색깔이 붉거나 변비가 있는 사람, 산모는 절대 먹으면 안 되며, 어린이도 먹지 않는 것이 좋다.

| 어떤 음식과 궁합이 맞나요? |

정액이 새는 남성이나 대하증이 있는 여성은 가시연밥과 금앵자(金櫻子)를 끓여 먹으면 좋고, 비장과 신장의 기가 부족하거나 만성 이질로 고생하는 사람은 마, 연밥, 강낭콩, 가시연밥을 함께 갈아 먹으면 아주 좋은 효과를 볼 수 있다.

| 영양 성분이 얼마나 들어 있나요? |

가시연밥과 마는 모두 비장을 보하고 신장의 기운을 북돋는 공통점이 있다. 가시연밥은 떫은 성질, 마는 평한 성질이 있는 열매여서 함께 먹으면 상호 보완 작용을 하므로 효과가 더욱 좋아진다. 이 밖에 가시연밥과 연밥은 모두 몸을 튼튼하게 하고 혈기를 왕성하게 해주는 작용을 한다. 가시연밥은 연밥보다 수렴 진정 효과가 더욱 뛰어나기 때문에 만성적으로 설사를 하는 사람이나 소변을 지나치게 자주 보는 사람, 몽정 증상이 있는 남성, 대하증이 심하고 허리가 많이 쑤시고 아픈 여성이 가시연밥을 섭취하면 큰 효과를 거둘 수 있다.

위장 보호 방법(7)
자극적인 것을 피하라.

술이나 담배, 고추는 위장의 혈관
을 자극하여 위벽 세포의 혈액 공
급에 영향을 끼친다. 결국 위 점막
의 저항력을 떨어뜨리고 위장병
을 유발한다.

| 식이 요법 |

율무쌀 가시연밥 죽

준비할 재료 | 율무쌀 · 가시연밥 각 30g, 멥쌀 50g.

만드는 방법 | 1. 율무쌀, 가시연밥, 쌀을 따로 깨끗이 씻어 물에 불린다.

2. 율무쌀과 가시연밥을 냄비에 넣고 물을 적당히 부어 끓인다.

3. 센 불에서 한소끔 끓인 뒤 약한 불로 바꾸어 내용물이 80% 정도 익었을 때 쌀을
넣는다.

4. 계속 끓이다가 죽이 완성될 때쯤 흑설탕으로 간을 맞추고 마무리한다.

효능 | 비장을 보하고 위장을 튼튼하게 하며, 열을 내리고 설사를 멎게 하는 데 효과
적이다.

주의 사항 | 식욕을 돋우며, 위 · 십이지장 궤양에 좋다.

가시연밥 늙은 오리 찜

준비할 재료 | 가시연밥 100~150g, 늙은 오리 1마리.

만드는 방법 | 1. 오리의 털과 내장을 제거한 다음 깨끗이 씻는다.

2. 가시연밥을 오리 뱃속에 넣고 뚝배기에 담아 물을 적당히 붓는다.

3. 약한 불에서 2시간 정도 천천히 끓인다.

4. 마지막에 소금과 조미료로 간을 맞추고, 국물과 고기를 먹는다.

효능 | 정력을 왕성하게 하고 위장을 보양하며, 비장을 튼튼하게 하여 이뇨 작용을
돕고 신장을 튼튼하게 하여 정력을 강화시켜 준다.

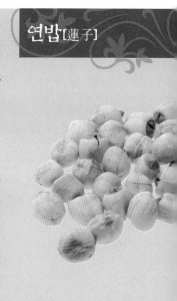

연밥[蓮子]

| 어떤 효과가 있나요? |

연밥은 마음을 편안하게 하고 정신을 맑게 하며, 비장을 튼튼하게
만든다. 또 신장의 기운을 보충해 정액이 새는 것을 방지하는 효과
가 있다.

| 어떤 사람에게 적합할까요? |

연밥은 당뇨병·암 환자에게 적합하다. 몸이 허하고 약한 사람이나
심장의 기가 부족한 사람, 마음이 불안한 사람, 불면증이나 꿈을 지
나치게 많이 꾸는 사람에게 효과가 좋다. 이 밖에도 비장과 신장의
기운이 부족한 사람, 설사나 묽은 변을 보는 사람, 몽정 증상이 있는
남성, 생리량이 과다하거나 대하증이 심한 여성이 먹어도 좋다. 식
욕이 떨어지는 사람에게도 효과적이다.

| 성질과 맛은 어때요? 어디에 좋은가요? |

연밥은 성질이 평온하고 단맛과 떫은맛이 나며, 신경(腎經), 비경(脾
經), 심경(心經)의 기능을 왕성하게 한다.

| 주요 성분은 무엇인가요? |

연밥에는 녹말과 라피노오스(raffinose) 성분이 풍부하게 함유되어
있다. 또 단백질, 지방, 탄수화물, 무기 염류도 들어 있다.

| 주의할 사항이 있나요? |

딱딱하고 건조한 변을 보거나 몸 안에 기가 막혀 통하지 않아 배에
가스가 차는 사람은 되도록 적게 먹는 것이 좋다. 습열이 있거나 몸

고대 영양학자들은 연밥에 노화를
방지해 주는 효과가 있어 '장수'
식품으로 꼽았다. 『본초도경(本草
圖經)』에 연밥을 찧어서 쌀과 함께
죽을 끓여 먹거나 밥을 지어 먹으
면 몸이 가벼워지고 기운을 북돋
우며 건강해진다고 기록되어 있
다. 연자심(蓮子心)은 연밥 속에 들
어 있는 청록색 배아(胚芽)를 말하
는데 성질이 차고 쓴맛이 난다. 심
장의 화를 식히고 혈압을 낮추며
땀을 멎게 하고 마음을 편안하게
해주는 효과가 연자육보다 훨씬
뛰어나다. 따라서 고혈압으로 머
리가 어지러운 사람이나 가슴이
답답한 사람, 불면증에 시달리는
사람, 몽정 증상이 있는 남성, 땀을
심하게 흘리는 사람이 연자심을
차로 달여 마시면 향이 좋을 뿐만
아니라 정신이 안정되고 혈압이
내려가는 특징이 있다.
한 연구 결과에 따르면, 연자심에
함유된 '리엔시닌(liensinine)'이라
는 성분이 성욕을 진정시키는 효
과가 있어 성욕 항진증 남성에게
효과적이라고 한다. 따라서 심장
의 양기와 신장의 음기가 충돌해
성욕이 지나치게 강해지고 쉽게
발기되는 남성이 꾸준히 먹으면
치료 효과가 뛰어나다. 하지만 체
력이 약하거나 비장과 위장의 기
능이 떨어지는 사람은 많이 먹지
않도록 주의한다.

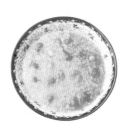

이 약해져서 정액이 새는 남성, 임질 · 유뇨증(遺尿症) · 백대하 · 설
사 환자는 먹을 때 신중을 기해야 한다.

| 어떤 음식과 궁합이 맞나요? |

정신을 안정시키고 마음을 진정시키고 싶을 때는 연밥과 용안을 함
께 끓여 먹으면 최상의 효과를 얻을 수 있다. 마, 강낭콩과 같이 먹
으면 비장의 기운이 튼튼해지고 설사가 멎는다. 뿐만 아니라 신장의
기능이 허해서 정액이 새는 증상이 있는 남성은 연밥과 가시연밥을
함께 먹으면 효과가 더욱 뛰어나다.

| 식이 요법 |

까치콩 연밥 죽

준비할 재료 | 연밥 10g, 까치콩 30g, 마 15g, 멥쌀 60g.

만드는 방법 | 1. 연밥, 까치콩, 마, 쌀을 각각 깨끗이 씻어 모두 냄비에 담는다.

2. 여기에 물을 적당히 부어 죽을 끓인다.

효능 | 위장과 심장을 튼튼하게 하며, 비장을 보하고 설사를 멎게 한다.

주의 사항 | 비장과 신장이 약해 생기는 설사에 효과가 좋다.

연밥 용안 죽

준비할 재료 | 연밥 · 용안육 각 30g, 대추 10g, 멥쌀 60g.

만드는 방법 | 1. 연밥, 용안육, 대추, 쌀을 각각 깨끗이 씻는다. 평소 죽을 끓이는 방
법대로 끓이면 된다.

효능 | 비장을 보하고 설사를 멎게 하며, 신장을 튼튼하게 하고 정액이 새는 것을 방
지한다.

주의 사항 | 비장이 허해 오랫동안 설사를 하거나 식욕 부진인 사람에게 효과가
좋다.

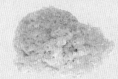 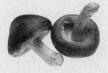

· 균조류는 단백질, 식이 섬유, 무기질이 풍부한 반면, 지방 함유량은 낮다. 섭취하면 성장 발육을 돕고 심신을 강하게 하며 뇌 건강과 IQ 향상에 좋다.

· 균조류는 혈액 순환을 원활하게 하고 혈압, 콜레스테롤, 혈당을 잡아 준다. 따라서 관상 동맥 경화증, 고혈압 예방에는 효과가 그만이다.

· 균조류에는 고분자 다당체, 베타-글루칸 β-glucan 성분이 들어 있다. 이 성분은 면역력을 높이고 몸에 침입한 세균과 이물질을 처리한다. 아울러 암세포 증식을 효과적으로 차단하는 항암 작용도 한다. 또 염증과 알레르기를 억제하는 효과도 있다.

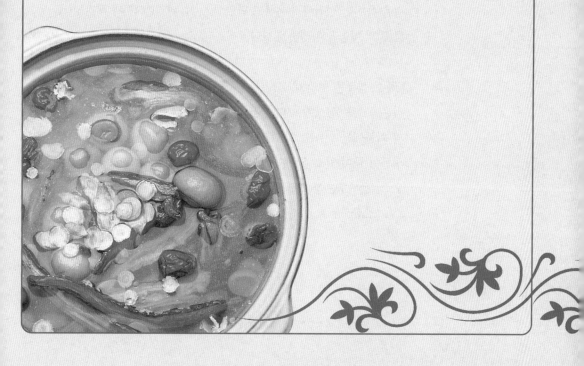

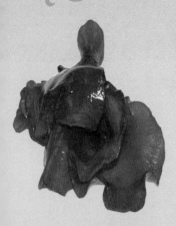

검은 목이 [黑木耳]

| 어떤 효과가 있나요? |

검은 목이는 정력을 왕성하게 하고 폐를 윤택하게 하며, 위장을 튼튼하게 하고 장의 유동 운동을 촉진시킨다. 기를 보충하여 몸을 튼튼하게 만들고 부족한 혈을 보하며, 출혈성 질환도 치료한다.

| 어떤 사람에게 적합할까요? |

검은 목이는 당뇨병·암·비만증·빈혈 환자, 심·뇌혈관 질환을 앓는 사람에게 적합하다. 출혈이 있는 치질, 대변이나 소변에 피가 묻어나거나 코피·객혈·안저 출혈 등 각종 출혈성 질병 환자에게 효과적이다. 생리량이 지나치게 많은 여성에게도 효과가 뛰어나다.

| 성질과 맛은 어때요? 어디에 좋은가요? |

검은 목이는 성질이 평온하고 단맛이 나며, 위경(胃經)과 대장경(大腸經)의 기능을 왕성하게 한다.

| 주요 성분은 무엇인가요? |

검은 목이는 단백질, 지방, 당, 회분 등을 함유하고 있다. 검은 목이의 회분에는 인, 철, 칼슘, 카로틴, 비타민 B1, 비타민 B2, 니코틴산 성분이 들어 있고, 당에는 만난(mannan), 만노오스, 포도당, 크실로오스, 글루쿠론산(glucuronic acid), 펜토오스(Pentose), 메틸펜토오스(methylpentose)가 함유되어 있다.

| 주의할 사항이 있나요? |

대변을 편히 못 보는 사람과 출혈성 질환을 앓고 있는 환자는 먹지 않도록 한다. 그리고 임산부도 많이 먹지 않도록 주의한다.

| 영양 성분이 얼마나 들어 있나요? |

검은 목이의 철분 함유량은 돼지 간의 일곱 배가 넘을 정도로 풍부하다. 자주 먹으면 혈을 깨끗하게 해주고 피부 노화를 예방한다. 피부가 홍조를 띠고 머리카락도 튼튼해지며, 철분 결핍성 빈혈도 치료한다.

| 식이 요법 |

목이 검은깨 차

준비할 재료 | 검은 목이 50g, 검은깨 15g.

만드는 방법 | 1. 검은 목이를 씻은 뒤 물기를 빼 둔다.

2. 중불에서 팬을 달군 뒤 검은 목이의 절반을 살짝 타는 냄새가 날 정도로 볶은 다음 그릇에 담는다.

3. 검은깨를 살짝 볶다가 고소한 향이 나면 물 1.5*l*에 볶은 검은 목이, 볶지 않은 검은 목이를 넣고 중불에서 30분 동안 끓인다.

4. 깨끗한 거즈를 준비해 두었다가 끓인 내용물을 부어 거른 뒤 차 대용으로 마신다.

5. 1회에 100*ml*, 설탕을 넣어 마셔도 괜찮다.

효능 | 혈을 식히고 지혈 작용을 하며, 장을 부드럽게 해 배변이 수월해진다.

주의 사항 | 변에 피가 묻어 나오는 치질 환자나 아무 병도 없는데 갑자기 변에 피가 묻어 나오는 사람, 장풍(腸風. 대변을 볼 때 대변보다 먼저 맑고 새빨간 피가 나오는 증상을 보이는 치질)이나 이질로 인한 하혈(下血) 등을 치료하는 데 효과적이다.

목이 해삼 탕

준비할 재료 | 검은 목이 20g, 해삼 30g, 돼지 대장 300g.

만드는 방법 | 1. 검은 목이를 따뜻한 물에 불려 두고, 해삼은 물에 불린 뒤 길쭉한 모양으로 썬다.

2. 돼지 대장을 씻은 뒤 적당한 길이로 썬다.

3. 손질한 검은 목이, 해삼, 돼지 대장을 냄비에 함께 넣고 물, 소금, 조미료 등을 넣고 끓인다.

4. 약한 불에서 천천히 30분 정도 익힌다.

효능 | 정력을 왕성하게 하고 열을 내리며, 장을 부드럽게 해 배변이 수월해진다.

주의 사항 | 음기가 허하고 장이 건조해서 생긴 변비에 좋다.

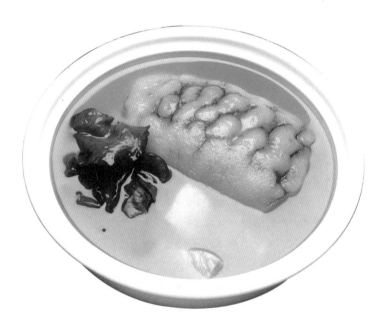

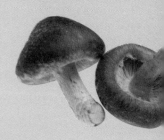

송이(松栮)

| 어떤 효과가 있나요? |

송이는 기운을 다스리고 식욕을 돋우며, 비장의 기를 보하고 기운을 북돋운다. 가래를 삭이고 혈중 지방 농도를 낮추는 데 효과적이다. 또 정력 강화에 좋고 피부 미용과 노화 예방에도 효과가 뛰어나다.

| 어떤 사람에게 적합할까요? |

송이는 당뇨병·백혈구 감소증·만성 간염·암 환자, 고지혈증·고콜레스테롤 혈증·비만으로 고생하는 사람에게 좋다. 이 밖에도 비장과 위장이 허약한 사람, 식욕이 떨어지거나 속이 더부룩하고 불편한 사람, 폐가 허해 기침이 나는 사람, 가래가 심하고 누렇고 끈적이는 사람에게 효과적이다. 어린이가 홍역을 앓을 때도 송이를 먹으면 효과가 있다.

| 성질과 맛은 어때요? 어디에 좋은가요? |

송이는 성질이 서늘하고 단맛이 나며, 위경(胃經)과 폐경(肺經)의 기능을 왕성하게 한다.

| 주요 성분은 무엇인가요? |

송이에는 단백질, 다양한 비타민, 무기 염류, 다당류, 유리 아미노산, 식이 섬유 등의 성분이 함유되어 있다.

| 주의할 사항이 있나요? |

송이는 알레르기성 질병을 일으키기 쉬운 식품이므로 많이 섭취하는 것은 바람직하지 않다.

 이李박사의 조언

위하수 마사지 요법

백회혈(百會穴. 정수리의 숨구멍 자리)과 족삼리혈(足三里穴. 종아리 바깥쪽 무릎 아래 손가락 네 마디 정도 떨어진 오목한 부분)을 손가락 지문 면이나 손톱으로 2회 눌러 준다. 1회에 3~5분 정도 눌러 주는 것이 적당하며 하루에 여러 번 해도 괜찮다.

현대 연구에 의하면, 송이에 함유
된 다당 화합물이 암을 예방하고
치료하는 작용을 한다고 밝혀졌
다. 이 점은 전통 한의학과 맞지 않
는 부분이다. 한의학에서는 송이
를 알레르기성 질병을 일으키기
쉬운 식품으로 간주하여 암 환자,
홍반성 낭창 · 림프 결핵 · 고질적
인 피부 질환을 앓고 있는 사람은
송이를 먹지 않는 것이 가장 좋으
며, 혹 먹더라도 신중해야 한다고
본다. 현대 연구에서는 지연성 간
염이나 만성 간염 · 백혈구 감소
증 · 고지혈증 환자가 송이를 꾸준
히 먹으면 식이 요법 치료 효과를
거둘 수 있다고 증명하였다.

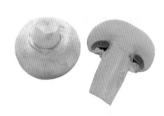

┃ 식이 요법 ┃

송이 돼지고기 찜

준비할 재료 ┃ 송이 50g, 두부 250g, 돼지 살코기 100g.

만드는 방법 ┃ 1. 두부를 작게 네모나게 썰어 기름을 두른 팬에 살짝 튀겨 낸다.

2. 송이를 물에 불린 뒤 결대로 찢는다.

3. 팬에 기름을 두르고 달군 뒤 다진 파를 볶아 향을 낸 다음 돼지 살코기, 송이를
잠깐 볶는다.

4. 여기에 물을 적당히 부어 끓기 시작하면 두부를 넣고 약한 불로 낮추어 고기가
푹 익을 때까지 천천히 끓인다.

5. 마지막에 간을 맞춘다.

효능 ┃ 허약한 원기를 보충해 주고 식욕을 북돋우며, 간의 열을 식히고 정체된 간의
기운을 소통시킨다.

송이 흰 목이 두부 찜

준비할 재료 ┃ 송이 100g, 흰 목이 50g, 두부 3조각.

만드는 방법 ┃ 1. 송이는 씻어 두고, 흰 목이는 따뜻한 물에 불려 꼭지를 떼고 잘게
찢는다.

2. 팬에 땅콩기름을 두르고 센 불에서 어느 정도 달구어지면 작게 깍둑썰기 한 두부
를 노릇노릇하게 지진다.

3. 여기에 물 200㎖, 송이, 흰 목이를 넣고 약한 불에서
끓인다.

4. 소금, 설탕, 조미료, 간장으로 간을
하고 참기름을 살짝 뿌린다.

5. 마지막에 미리 개어 둔 녹말
가루를 넣고 걸쭉하게 만든다.

효능 ┃ 비장을 튼튼하게 하고 위
장의 기운을 북돋우며, 음기를
길러주고 건조함을 없앤다.

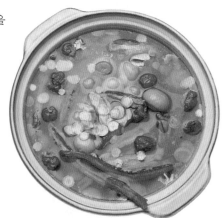

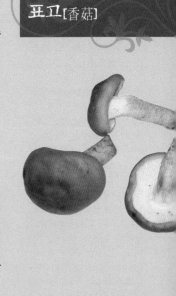

| 어떤 효과가 있나요? |

표고는 기혈을 보충하고 혈중 지방 농도를 낮춘다. 또 암세포의 증식을 억제하는 효과가 있다.

| 어떤 사람에게 적합할까요? |

표고는 고지혈증·고혈압·동맥 경화·만성 간염·지방간·담석증·신장염 환자, 변비에 시달리는 사람에게 좋다. 당뇨병·비만·암 환자 또는 방사선 치료나 약물 치료를 받은 환자에게 적합하다. 이 밖에도 기가 허해 머리가 어지럽거나 빈혈 증상이 있는 사람, 백혈구 감소증 환자, 나이가 들면서 체력이 급격히 떨어지는 사람에게 효과적이다. 소아 홍역이 치유되지 않거나 소아 구루병 환자가 먹으면 효과가 있다.

| 성질과 맛은 어때요? 어디에 좋은가요? |

표고는 성질이 평온하고 단맛이 나며, 위경(胃經)과 간경(肝經)의 기능을 왕성하게 한다.

| 주요 성분은 무엇인가요? |

표고에는 만니톨·푸코오스(fucose)·포도당·당원·펜토산당 성분을 포함한 다당류와 알부민·글루텔린(glutelin)·프롤라민(prolamin)과 같은 단백질이 함유되어 있다. 이 밖에도 열여덟 가지의 아미노산과 30여 가지의 효소, 지방, 무기 염류, 비타민 등도 들어 있다.

현대 의학에서는 표고가 혈청 콜레스테롤 수치가 떨어지고 동맥경화를 예방할 수 있다고 본다. 표고에 함유된 레티난(letinan) 성분은 종양(腫瘍) 환자의 항체 면역력을 증진시키는 효과가 있다. 따라서 표고는 암을 치료하고, 환자의 상태가 호전되도록 돕는 역할을 담당하기도 한다. 게다가 암세포 전이도 차단한다. 표고에 함유된 특수한 아미노산 성분은 환자의 요단백 수치를 크게 떨어뜨리며 부작용도 전혀 생기지 않아 급·만성 신장염이나 요단백증 환자에게는 최상의 식품이다. 이런 효능 덕분에 표고는 버섯 중의 으뜸으로 꼽히며 '버섯의 황후', '말린 야채의 왕'이라 불리는 명성을 얻고 있다. 고단백, 저지방을 자랑하는 보기 드문 건강식품이다.

주의할 사항이 있나요?

천연두를 앓은 후나 출산 후, 병을 앓은 후에는 절대 표고를 먹지 않는다. 만성 소양성 피부 질환을 앓는 사람에게도 해로우므로 먹지 않도록 주의한다.

식이 요법

인삼 표고 죽

준비할 재료 | 표고 30g, 인삼 10g, 멥쌀 100g.

만드는 방법 | 1. 표고를 깨끗이 씻어 얇게 저며 썰고, 인삼은 물에 불렸다가 얇게 어슷썰기 한다.

2. 쌀을 깨끗하게 씻어 둔다.

3. 손질한 표고, 인삼, 쌀을 냄비에 넣고 물을 적당히 부어 끓인다.

4. 센 불에서 한소끔 끓인 뒤 약한 불로 낮추어 30분 정도 더 끓인다.

5. 1회에 50g 정도 먹는다.

효능 | 위장을 튼튼하게 하고 진액을 만들며, 기운을 북돋고 부기를 제거한다.

주의 사항 | 위암을 비롯한 암 환자에게 좋다.

셀러리 표고 볶음

준비할 재료 | 셀러리 400g, 표고(물에 불린 것) 50g.

만드는 방법 | 1. 셀러리는 잎과 뿌리를 제거한 다음 깨끗이 씻어 반으로 쪼개어 2㎝ 두께로 썬다.

2. 손질한 셀러리를 10분 정도 소금에 재웠다가 물에 씻은 뒤 물기를 빼고, 표고는 저며 썬다.

3. 식초, 조미료, 녹말가루를 섞은 후 그릇에 담고, 물을 부어 50㎖ 정도 되게 만든다.

4. 팬을 불 위에 올리고 기름을 두른 뒤 셀러리를 잠깐 볶다가 표고를 넣고 골고루 볶는다.

5. 여기에 간장을 넣어 골고루 볶고 미리 개어 둔 녹말가루를 끼얹은 다음 바로 불을 끈다.

효능 | 간을 편하게 하고 열을 내리며, 기운을 북돋고 혈을 기른다.

이출박사의 조언

표고의 독소 배출 효과

표고에 들어 있는 필수아미노산은 세포의 신진대사를 촉진하고 체내 독소가 잘 배출될 수 있도록 돕는다. 다당체는 면역력을 증진시키고 바이러스가 침입하는 것을 막아 줄 뿐만 아니라 노폐물을 체외로 배출시키는 작용을 한다. 표고에 함유된 철, 비타민 B2 등 영양소 및 비타민 D2로 변환되는 에르고스테롤(ergosterol)은 건강을 유지하는 데 효과적이다.

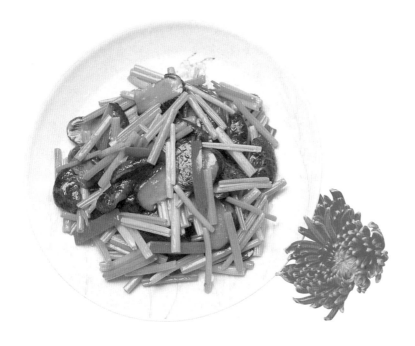

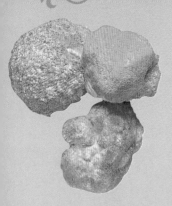

노루궁뎅이버섯
[猴頭菇]

| 어떤 효과가 있나요? |

노루궁뎅이버섯은 위장의 기운을 기르고 허한 기를 보충하며, 비장을 튼튼하게 하고 가래를 삭일 뿐만 아니라 암을 치료하는 데 효과적이다.

| 어떤 사람에게 적합할까요? |

노루궁뎅이버섯은 심혈관 질환·비만·당뇨병·암 환자에게 적합하다. 만성 표재성 위염·위축성 위염·위두염·위궤양·십이지장궤양 등 위장 질환을 가진 사람에게도 효과가 좋다. 그리고 입맛이 없거나 속이 더부룩하고 아픈 사람, 트림이 나고 신물이 넘어올 때도 먹으면 효과가 있다. 비장의 기가 허약하거나 영양 상태가 부실한 사람, 신경 쇠약 증상이 있는 사람도 먹으면 좋다. 특히 식도암·분문암·위암 환자에게 더욱 효과적이다.

| 성질과 맛은 어때요? 어디에 좋은가요? |

노루궁뎅이버섯은 성질이 평온하고 단맛이 나며, 위경(胃經)과 비경(脾經)의 기능을 왕성하게 한다.

| 주요 성분은 무엇인가요? |

노루궁뎅이버섯에는 단백질, 열여섯 가지 아미노산, 소량의 지방, 프로비타민 A, 비타민 B1, 비타민 B2, 니코틴산, 다당체, 폴리펩티드류, 식이 섬유, 무기 염류 등의 성분이 주로 함유되어 있다.

| 주의할 사항이 있나요? |

특별히 주의해야 할 사항이 없다.

| 영양 성분이 얼마나 들어 있나요? |

노루궁뎅이버섯은 한마디로 산해진미로 육질이 부드럽고 향이 뛰어나 밭에서 나는 고기라고 불린다. 일반적으로 곰 발바닥, 해삼, 상어 지느러미와 함께 4대 건강식품으로 불리며, 제비집과 어깨를 겨룰 정도로 영양가가 뛰어나다. '노루궁뎅이버섯을 많이 먹으면 청춘을 되돌린다.'는 옛말도 있을 정도이다.

| 식이 요법 |

노루궁뎅이버섯 토끼 고기 조림

준비할 재료 | 노루궁뎅이버섯 100g, 토끼 고기 250g.

만드는 방법 | 1. 노루궁뎅이버섯을 따뜻한 물에 15분 정도 불렸다가 물기를 제거한 뒤 작게 썰어 둔다.

2. 토끼 고기는 물에 깨끗이 씻어 적당한 크기로 썬다.

3. 팬에 기름을 두르고 달군 후, 파와 생강 채 썬 것을 볶아 향을 낸다.

4. 토끼 고기를 살짝 볶은 다음, 간장과 찬물을 적당히 붓고 약한 불에서 끓인다.

5. 고기가 거의 다 익어 갈 때쯤 노루궁뎅이버섯을 넣고 약한 불에서 천천히 익힌다.

6. 소금, 조미료로 간을 하면 요리가 완성된다.

효능 | 정력을 왕성하게 하고 위장을 튼튼하게 하며, 기운을 북돋아 주고 항암 작용을 한다.

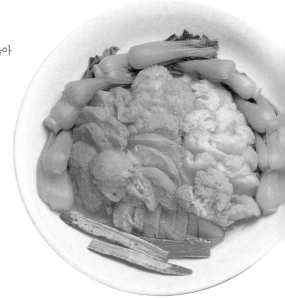

노루궁뎅이버섯 돼지 위장 찜

준비할 재료 | 노루궁뎅이버섯(말린 것) 6g, 돼지 위상 1개, 돼지 살코기 100g.

만드는 방법 | 1. 돼지 위장을 소금으로 문지르면서 깨끗이 씻고, 노루궁뎅이버섯은 물에 불렸다가 씻어 둔다.

2. 손질한 돼지 위장과 살코기를 끓는 물에 살짝 데친다.

3. 노루궁뎅이버섯, 돼지 위장, 살코기를 용기에 함께 담아 물을 적당히 붓고 뚜껑을 덮는다.

4. 찜통에 넣고 센 불에서 20분 동안 익히다가 약한 불로 낮추어 2시간 동안 계속 익힌다.

5. 마지막에 소금, 조미료로 간을 한다.

효능 | 비장을 튼튼하게 하고 위장의 기운을 북돋우며, 허한 기를 채워 주고 소화를 돕는다.

주의 사항 | 만성 위염, 위·십이지장 궤양, 궤양성 결장염에 좋다.

노루궁뎅이버섯 계란 탕

준비할 재료 | 노루궁뎅이버섯 100g(말린 것은 50g), 계란 1개.

만드는 방법 | 1. 노루궁뎅이버섯을 깨끗이 씻은 다음 물을 적당히 넣고 익힌다.

2. 잘 풀어 놓은 계란을 천천히 넣으면서 조금 더 끓인다.

효능 | 비장을 보하고 위장의 기운을 북돋우며, 간에 영양을 공급해 주고 부족한 기운을 북돋운다.

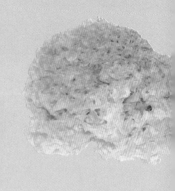

| 어떤 효과가 있나요? |

흰 목이는 기운을 북돋고 위장을 튼튼하게 하며, 정력을 왕성하게 하고 폐를 윤택하게 할 뿐만 아니라 심장과 뇌의 기능을 증진시키는 데도 효과적이다.

| 어떤 사람에게 적합할까요? |

흰 목이는 고혈압·동맥 경화·암 환자 및 만성 간염·만성 신장염 등을 오래 앓아 기력이 쇠약해진 사람에게 적합하다. 폐에 열이 많아 체액 분비가 원활하지 못하거나 폐의 기가 허해 마른기침을 하는 사람, 가래에 피가 섞여 나오거나 숨이 가쁘고 천식 증상이 있는 사람, 만성 기관지염·폐기종·폐결핵·규폐증 환자가 먹으면 효과가 좋다. 폐의 음기가 허해 인후가 건조하거나 목소리가 쉬어 잘 나오지 않는 사람이 먹어도 효과가 뛰어나다. 그뿐만 아니라 몸이 지나치게 야윈 사람, 영양 상태가 부실한 사람, 병을 앓았거나 출산으로 몸이 많이 쇠약해진 사람, 피부가 건조하고 가려운 노년층에게도 효과적이다.

| 성질과 맛은 어때요? 어디에 좋은가요? |

흰 목이는 성질이 평온하고 단맛과 담백한 맛이 나며, 위경(胃經)과 폐경(肺經)의 기능을 왕성하게 한다.

| 주요 성분은 무엇인가요? |

흰 목이에는 콜라겐(collagen), 비타민, 지방, 탄수화물, 다당류, 효소, 식이 섬유, 무기 염류 등이 함유되어 있다. 또한 열여덟 가지 필

수아미노산 가운데 일곱 가지의 필수아미노산이 들어 있다.

| 주의할 사항이 있나요? |

특별히 주의해야 할 사항이 없다.

| 어떤 음식과 궁합이 맞나요? |

흰 목이는 연밥, 팥, 마, 구기자, 제비집, 붉은 대추, 백합 등과 함께
찹쌀을 넣고 죽을 끓여 먹으면 허한 기를 보충해 주는 보양 식품이
된다.

| 식이 요법 |

흰 목이 돼지고기 볶음

준비할 재료 | 인삼 · 흰 목이 · 검은 목이 각 10g, 돼지 살코기 250g.

만드는 방법 | 1. 인삼을 물에 불린 뒤 어슷썰기 하고, 흰 목이와 검은 목이는 물에
불렸다가 잘게 찢어 둔다.

2. 돼지 살코기는 씻어 얇게 저며 썬다.

3. 팬에 땅콩기름을 두르고 어느 정도 달궈지면 인삼, 흰 목이, 검은 목이, 돼지고
기, 맛술, 파, 생강, 소금을 넣고 잘 익도록 골고루 볶는다.

4. 하루에 한 번 먹는다.

효능 | 기운을 북돋고 혈을 기르며, 폐를 윤택하게 하고 부기를 없앤다.

주의 사항 | 만성 위염에 좋다.

율무쌀 흰 목이 찜

준비할 재료 | 율무쌀 150g, 흰 목이 20g.

만드는 방법 | 1. 율무쌀을 따뜻한 물에 불리고 흰 목이는 물에 불린 뒤 잘게 찢는다.

2. 냄비에 물을 붓고 율무쌀, 흰 목이, 설탕을 넣어 끓인다.

3. 센 불에서 끓이다가 약한 불로 낮추어 푹 익을 때까지 끓인다.

4. 미리 개어 둔 녹말가루를 넣고 살짝 걸쭉해지면 완성이다.

효능 | 정력을 왕성하게 하고 폐를 윤택하게 하며, 기운을 북돋고 위장을 튼튼하게 한다.

주의 사항 | 만성 위염에 좋다.

두 가지 목이 볶음

준비할 재료 | 물에 불린 흰 목이 · 검은 목이 각 100g.

만드는 방법 | 1. 흰 목이와 검은 목이의 이물질을 제거한 뒤 씻는다.

2. 끓는 물에 살짝 데쳤다가 바로 찬물에 넣어 식힌 뒤 물기를 제거한 다음 그릇에 담아 둔다.

3. 다른 그릇에 소금, 조미료, 설탕, 후춧가루, 참기름, 찬물을 넣어 만든 양념장을 버섯을 담아 둔 그릇에 끼얹는다.

효능 | 기운을 북돋고 정력을 왕성하게 하며, 신장을 보하고 몸을 튼튼하게 한다. 또 혈액 순환이 잘되게 하며, 지혈 효과가 있다.

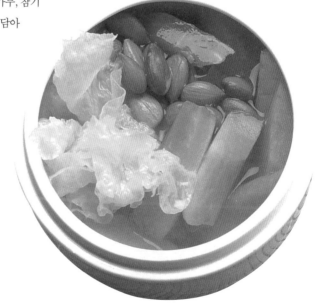

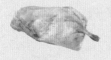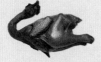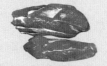

· 육류는 풍부한 단백질과 열량을 공급한다. 그리고 음식에 함유된 지방과 콜레스테롤의 처리 능력을 키워 준다.

· 육류에 함유된 여덟 가지 아미노산의 양과 비율은 우리 몸에 필요한 필수 아미노산과 꼭 맞아떨어진다. 체내에 흡수되어 사용되는 양도 가장 많다.

· 육류를 통해 칼슘 외의 모든 무기질과 하루 지방 섭취 권장량 60g~70g을 공급받을 수 있다.

· 육류 살코기는 소화 흡수가 잘되는 철분과 B류 비타민이 풍부하다. 특히 비타민 B12는 육류가 아니면 섭취가 힘들다.

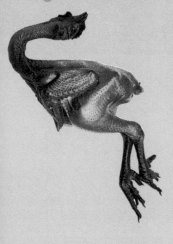

오골계 [烏骨鷄]

| 어떤 효과가 있나요? |

오골계는 간장과 신장을 튼튼하게 하고 기혈을 보충하며, 허열(虛熱)을 없애고 생리 불순을 개선하는 데도 효과적이다.

| 어떤 사람에게 적합할까요? |

오골계는 기가 허하고 쇠약해진 사람, 병을 앓은 후나 출산 후 몸이 많이 허약해진 사람, 기혈이 부족한 사람, 영양 상태가 부실한 사람에게 적합하다. 특히 몸이 허약한 여성, 자궁 출혈이 있거나 대하증이 있는 여성, 생리 불순인 여성, 허리가 쑤시고 다리에 힘이 없는 사람에게 효과가 뛰어나다. 비장이 허해 설사를 계속 하는 사람, 소갈(消渴) 증상이 있거나 오랫동안 이질이 낫지 않는 사람에게도 좋다. 암 환자에게도 효과적이다.

BONUS

오골계는 품종이 다양하다. 뼈와 고기가 모두 검은 것이 있고 고기는 희고 뼈는 검은 것도 있다. 그 중에서 고기와 뼈가 모두 검은 색을 띠는 것이 가장 좋은 품종이다. 혀가 검으면 뼈와 고기도 모두 검다는 것이 일반적인 견해이다.

| 성질과 맛은 어때요? 어디에 좋은가요? |

오골계는 성질이 평온하고 단맛이 나며, 간경(肝經)과 신경(腎經)의 기능을 왕성하게 한다.

| 주요 성분은 무엇인가요? |

오골계의 영양 성분은 일반 닭고기와 비슷하다. 하지만 닭고기와 달리 오골계의 검은색 물질에는 철과 구리 등의 원소가 풍부하게 들어 있다.

| 주의할 사항이 있나요? |

감기에 걸려 열이 높거나 기침이 심하게 나고 가래가 많이 끓을 때는 오골계를 먹으면 안 된다. 급성 세균성 적리(赤痢. 급성 전염병인 이질의 하나로 여름철에 많이 발생하며, 입을 통하여 전염하여 2~3일 동안의 잠복기가 지난 후, 발열과 복통이 따르고 피와 곱이 섞인 대변을 누게 되는데 세균성 적리와 아메바 적리로 나눈다)나 장염 환자도 오골계를 먹지 않도록 주의한다.

| 어떤 음식과 궁합이 맞나요? |

몸이 허약하거나 백대하(白帶下. 자궁이나 질벽의 점막에 염증이나 울혈이 생겨서 백혈구가 많이 섞인 흰색의 대하가 질로부터 나오는 병 혹은 그 분비물)가 심하며 분비물이 투명하고 양이 많은 여성은 오골계와 은행, 연밥을 함께 먹으면 좋고, 당뇨병 환자는 오골계와 마, 황기를 함께 먹으면 효과가 아주 좋다.

| 영양 성분이 얼마나 들어 있나요? |

오골계는 따뜻한 성질인 일반 닭과 달리 평온한 성질이어서 정력을 왕성하게 하고 허열을 퇴치하는 작용을 한다. 다시 말하면, 열을 내리고 부족한 혈을 채우는 역할을 한다. 이에 반해 닭고기는 성질이 따뜻한 편이라 많이 먹으면 몸 안에 열이 생기고 경련을 유발하는 단점이 있다. 암 · 당뇨병 · 결핵 · 홍반성 낭창 · 건조증 · 갱년기 여성 질환은 모두 음기가 허해 상대적으로 열이 많아지면서 생기는 질환이기 때문에 이때는 일반 닭고기보다 오골계를 많이 먹는 것이 좋다. 영양학적으로 볼 때, 오골계는 혈청 단백질의 양과 감마글로불린(gammaglobulin) 함유량이 모두 일반 닭보다 훨씬 높다. 아울러 오골계는 여덟 가지 필수아미노산을 포함한 열여덟 가지 아미노산을 함유하고 있는데, 나머지 열 가지 아미노의 함유량도 일반 닭보다 높다. 비타민 E 함유량은 일반 닭고기의 2.6배에 달하고, 카로틴과 비타민 C 함유량도 일반 닭고기보다 훨씬 높다.

| 식이 요법 |

구기자 삼칠초 오골계 찜

준비할 재료 | 오골계 250g, 구기자 50g, 삼칠초(三七草. 국화과의 여러해살이풀로 뿌리를 약재로 쓴다) 10g.

만드는 방법 | 1. 오골계의 털, 발톱, 내장을 제거한 뒤 끓는 물에 넣어 핏물을 뺀다.

2. 구기자와 삼칠초는 깨끗이 씻고, 후추는 적당량을 곱게 빻는다.

3. 생강을 씻어 찧는다.

4. 손질이 끝난 모든 재료를 큰 그릇에 담고 물을 부은 뒤 면으로 덮어서 찜통에 넣는다.

5. 센 불에서 2시간 정도 찌다가 소금, 조미료, 다진 파를 넣는다.

효능 | 정력을 왕성하게 하고 혈을 보충하며, 간장을 보하고 신장의 기운을 북돋운다.

주의 사항 | 비장과 위장이 허하거나 차가운 사람, 기혈이 고갈된 환자에게 좋다.

황기 율무쌀 오골계 찜

준비할 재료 | 오골계 1마리, 황기 · 율무쌀 각 20g.

만드는 방법 | 1. 오골계의 털, 발톱, 내장을 제거한 뒤 끓는 물에 넣어 핏물을 뺀다.

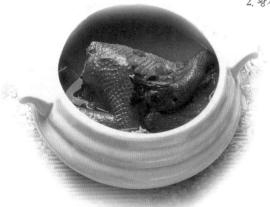

2. 황기와 율무쌀을 깨끗이 씻는다.

3. 손질한 오골계, 황기, 율무쌀을 냄비에 함께 넣고 생강, 맛술, 물을 적당히 넣는다.

4. 센 불에서 한소끔 끓인 뒤 약한 불로 낮추어 1시간 정도 더 천천히 익힌다.

효능 | 비장을 튼튼하게 하고 신장을 보하며, 기운을 북돋고 설사를 멎게 한다.

주의 사항 | 비장이 허하거나 소화가 잘 안 되는 사람, 장염 환자에게 좋다.

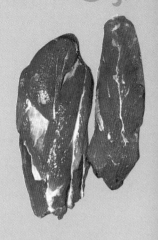

ㅣ어떤 효과가 있나요?ㅣ

소고기는 중초(中焦)를 보하고 기운을 북돋우며, 비장을 보하고 위
장을 튼튼하게 한다. 또 근육을 키우고 뼈를 튼튼하게 만드는 효과
가 있다. 허해진 기를 보충하고 습한 기운을 없애는 것을 물론 부종
을 가라앉히는 데도 효과적이다.

ㅣ어떤 사람에게 적합할까요?ㅣ

소고기는 빈혈이 있거나 혈색이 누렇고 뜨는 사람, 허리와 무릎이
쑤시거나 다리에 힘이 빠지는 사람, 머리가 어지럽고 눈이 침침한
사람에게 적합하다. 몸이 허하거나 오랜 병으로 기가 허해진 사람,
영양 상태가 좋지 못하거나 기혈이 부족한 사람, 심한 육체노동을
하는 사람이나 운동선수에게도 아주 효과가 좋다. 그뿐만 아니라 어
린이나 청소년이 소고기를 섭취하면 성장 발육에 도움이 되고 질병
에 대한 면역력을 기를 수 있다. 또 출산 후 몸조리하는 산모가 소고
기를 먹으면 기혈이 크게 보충되어 건강이 빠르게 회복된다. 수술
후 회복 과정에 있는 환자가 소고기를 먹으면 상처가 빨리 아물고
살이 오르며 근육이 붙는 데도 도움이 된다.

ㅣ성질과 맛은 어때요? 어디에 좋은가요?ㅣ

소고기는 성질이 평온하고 단맛이 나며, 위경(胃經)과 비경(脾經)의
기능을 왕성하게 한다.

| 주요 성분은 무엇인가요? |

소고기에는 단백질, 지방, 비타민(A, B, D), 칼슘, 인, 철, 구리, 아연 등의 성분이 함유되어 있다. 소고기 단백질에는 인체에 필요한 필수 아미노산이 다량 들어 있고 영양가도 매우 높다.

| 주의할 사항이 있나요? |

습진·종기·가려움증 등과 같은 피부 질환을 앓는 사람은 소고기를 먹지 않는 것이 좋다. 감기에 걸려 열이 나거나 전염성 질환으로 열이 많이 나는 사람도 소고기는 금물이다. 이뿐만 아니라 소고기에는 콜레스테롤이 들어 있어서 고지혈증, 특히 고콜레스테롤 혈증 환자도 많이 먹으면 안 된다. 간염이나 신장염을 앓는 사람도 소고기를 먹지 않도록 주의한다.

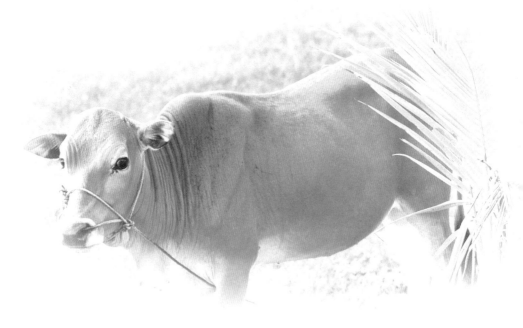

소고기를 구기자, 붉은 대추와 함께 섭취하면 빈혈로 고생하는 사람에게 효과적이다. 소고기와 황기를 함께 먹으면 보양 효과가 배가되므로, 기가 허하거나 숨이 차고 기력이 떨어지는 사람이 먹으면 좋다. 경험에 의하면, 소고기는 부추와 함께 먹지 않고, 쇠간은 메기와 상극이므로 주의해야 한다.

| 영양 성분이 얼마나 들어 있나요? |

일반적으로 돼지고기는 1년 사계절 언제든지 먹을 수 있지만 소고기와 양고기, 개고기는 성질이 따뜻해서 가을이나 겨울에 먹는 것이 가장 이상적이다. 소고기는 돼지고기보다 단백질 함유량이 두 배나 높고 지방은 돼지고기의 3분의 1밖에 되지 않는다.

| 식이 요법 |

소고기 영양밥

준비할 재료 | 소고기 500g, 초과(草果. 생강과에 속하는 열대 식물인 초두구의 열매를 말린 것)·후추·사인(砂仁. 축사인의 씨)·필발(蓽茇. 후춧과의 풀의 열매를 말린 것으로 맛이 맵고 열이 있는 약재이며 속을 덥게 하고 흥분을 가라앉히는 데 쓰인다)·고량강(高良薑. 생강의 한 종류)·진피 각 3g, 생강 30g, 멥쌀 500g.

만드는 방법 | 1. 소고기를 씻어 맛술에 잠시 재웠다가 끓는 물에 데친 뒤 적당한 두께로 저며 썬다.

2. 초과, 후추, 사인, 필발, 고량강, 진피를 냄비에 넣고 물을 적당히 부어 끓인다.

3. 씻은 쌀을 냄비에 담고 약재 끓인 물과 손질한 소고기, 생강, 소금, 조미료, 물을 넣고 밥을 짓는다.

효능 | 비장을 따뜻하게 하고 위장을 편안하게 하며, 기의 흐름을 조절하고 가슴 답

답함을 풀어 주는 효과가 있다.

주의 사항 | 비장이 허하고 위장이 냉해서 생긴 위통, 답답증 등에 좋다.

대회향 소고기 볶음

준비할 재료 | 소고기 150g, 대회향(大茴香. 팔각(八角). 붓순나무과에 속하는 상록 식물의 열매) 6g, 초과 1개, 감자 50g.

만드는 방법 | 1. 소고기를 씻어 깍둑썰기 하고, 초과의 속을 제거한다.

2. 감자 껍질을 깎아 적당한 크기로 깍둑썰기 한다.

3. 팬에 땅콩기름을 두르고 센 불에서 달군 뒤 다진 파, 채 썬 생강을 볶아 향을 낸다.

4. 여기에 소고기, 초과, 대회향을 넣어 볶다가 색깔이 변하면 물과 감자를 넣는다.

5. 센 불에서 끓어오르기 시작하면 약한 불로 낮추어 소고기가 익을 때까지 천천히 익힌다.

6. 마지막에 소금으로 간을 하면 완성이다.

효능 | 위장을 따뜻하게 하고 통증을 없애며, 기운을 북돋고 혈을 기르는 데 효과적이다.

주의 사항 | 차가운 기운이 위를 공격해 생긴 위궤양에 좋다.

| 어떤 효과가 있나요? |

메추라기는 기를 보충하고 피를 맑게 하며, 오장(五臟)을 튼튼하게
하고 원기를 회복시키는 효과가 있다.

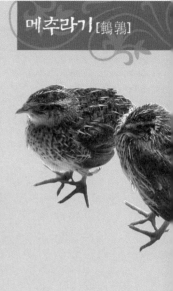

| 어떤 사람에게 적합할까요? |

메추라기는 위장병 · 고혈압 · 혈관 경화 · 결핵 환자 및 신경 쇠
약 · 기관지 천식 · 피부 알레르기로 고생하는 사람에게 좋다. 영양
실조에 걸렸거나 몸이 허해 기력이 없고, 혈이 부족해 머리가 어지
러운 사람에게도 적합하다. 비장이 허해 오랫동안 설사나 이질이 낫
지 않는 사람, 영양 상태 불량이나 만성 소화 불량으로 생기는 감병
(疳病. 수유나 음식 조절을 잘못하여 어린아이에게 생기는 병으로,
얼굴이 누렇게 뜨고 몸이 여위며 배가 불러 끓고, 영양 장애, 소화 불
량 따위의 증상이 나타남)에 걸린 소아에게 효과적이다.

| 성질과 맛은 어때요? 어디에 좋은가요? |

메추라기는 성질이 평온하고 단맛이 나며, 대장경(大腸經)과 비경
(脾經)의 기능을 왕성하게 한다.

| 주요 성분은 무엇인가요? |

메추라기에는 단백질, 지방, 칼슘, 인, 철 성분이 주로 함유되어 있다.

| 주의할 사항이 있나요? |

특별히 주의해야 할 사항이 없다.

┃ 어떤 음식과 궁합이 맞나요? ┃

만성 설사나 이질에 고생하는 사람은 생강과 메추라기를 함께 끓여 먹으면 좋다. 하지만 메추라기는 돼지 간, 버섯과는 상극이니 함께 요리하지 않도록 주의한다.

┃ 식이 요법 ┃

메추라기 생강 팥 탕

준비할 재료 ┃ 메추라기 1마리, 팥 50g, 생강 3조각.

만드는 방법 ┃ 1. 메추라기의 털, 내장을 제거한 뒤 씻어 작게 깍둑썰기 한다.

2. 팥과 생강은 씻어 손질한 메추라기와 함께 냄비에 넣고 물을 부어 끓인다.

3. 팥과 고기가 익을 때까지 푹 끓인 뒤 생강을 건져 낸다.

4. 국물과 고기를 같이 먹는다.

5. 하루에 한 번, 며칠 정도 꾸준히 먹는다.

효능 ┃ 원기를 회복시키고 오장을 튼튼하게 하며, 열을 내리고 해독 작용을 한다. 또한 설사와 이질을 멈추게 하는 효과가 있다.

주의 사항 ┃ 소아 홍백(紅白)과 이질에 좋다.

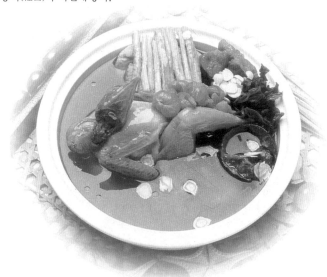

율무쌀 메추라기 찜

준비할 재료 | 메추라기 10마리, 율무쌀 20g, 황기 10g, 육수 1ℓ.

만드는 방법 | 1. 율무쌀과 황기를 따로 씻고 황기는 어슷썰기 한다.

2. 메추라기의 털, 내장을 제거한 뒤 끓는 물에 넣어 핏물을 뺀 다음 반으로 자른다.

3. 생강은 씻어 얇게 저며 썰고 파는 적당한 길이로 썰어 둔다.

4. 팬에 돼지기름을 두르고 달궈지면 파와 생강을 볶아 향을 낸다.

5. 여기에 육수, 메추라기, 황기, 율무쌀, 후춧가루, 소금, 간장을 넣어 끓이고 거품을 걷어 낸다.

6. 센 불에서 끓어오르기 시작하면 약한 불로 낮추어 메추라기가 푹 익을 때까지 끓이다가 다시 센 불로 바꿔 국물이 자작자작하게 되도록 만든다.

효능 | 근육과 뼈, 비장을 튼튼하게 하고 기운을 북돋우며, 한기와 통증을 없애는 데 효과적이다.

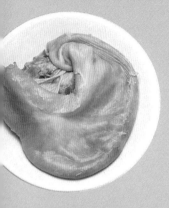

돼지 위장[猪肚]

| 어떤 효과가 있나요? |

돼지 위장은 비장과 위장을 튼튼하게 한다. 또 쇠약해진 기를 보충하며, 기력을 회복시키는 효과가 있다.

| 어떤 사람에게 적합할까요? |

돼지 위장은 비장과 위장이 허약한 사람, 식욕이 없는 사람, 설사나 묽은 변을 보는 사람, 위가 아래로 처지는 위하수를 앓는 사람이 먹으면 좋다. 이 밖에도 비장과 위장의 기가 허한 사람, 기가 허해 몸에 기운이 없는 사람, 소변을 자주 보는 사람, 신장이 허해 정액이 새는 남성, 대하증이 있는 여성에게 효과가 좋다. 태기가 불안하거나 낙태 경험이 여러 번 있는 임신부, 산후 기력이 쇠약해진 산모는 돼지 위장으로 죽을 끓여 수시로 먹으면 아주 큰 효과를 거둘 수 있다. 또 소금에 절여 훈제한 돼지고기와 돼지 위장을 함께 넣어 장시간 끓여 먹으면 보양 효과가 아주 좋다.

| 성질과 맛은 어때요? 어디에 좋은가요? |

돼지 위장은 성질이 따뜻하고 단맛이 나며, 위경(胃經)과 비경(脾經)의 기능을 왕성하게 한다.

| 주의할 사항이 있나요? |

돼지 위장은 감기에 걸렸거나 배에 가스가 차서 더부룩할 때는 피하는 것이 좋다. 돼지 위장에는 콜레스테롤이 다량 함유되어 있으니 고혈압·관상 동맥 경화 환자는 되도록 적게 먹는 것이 좋다.

양파 돼지 위장 무침

준비할 재료 | 돼지 위장 150g, 양파 50g, 줄기 상추 100g.

만드는 방법 | 1. 줄기 상추는 껍질을 떼어 내고 깨끗이 씻어서 채 썬다.

2. 양파는 채 썰고, 돼지 위장은 간수에 삶아서 채 썬다.

3. 냄비에 물을 끓여 채 썬 줄기 상추를 삶아서 건져 낸 후 찬물에 헹군다.

4. 양파는 설익을 정도로만 살짝 볶는다.

5. 준비해 둔 상추, 양파, 돼지 위장에 소금, 조미료, 참기름 등을 넣고 잘 버무린다.

효능 | 열을 내리고 독소를 없애며, 비장을 튼튼하게 하고 기운을 북돋아 주는 효과가 있다.

거북 고기 돼지 위장 찜

준비할 재료 | 거북 고기 200g, 돼지 위장 200g.

만드는 방법 | 1. 거북 고기를 적당한 크기로 썰고, 돼지 위장은 씻어서 끓는 물에 데친 뒤 채 썬다.

2. 손질한 거북 고기와 돼지 위장을 냄비에 넣고 맛술, 소금, 파, 생강, 후춧가루, 육수를 부어 끓인다.

3. 센 불에서 한소끔 끓인 뒤 거품을 걷어 내고 약한 불로 낮추어 고기가 푹 익을 때까지 천천히 익힌다.

4. 파와 생강을 건져 내고 조미료로 간을 한다. 국물과 고기를 함께 먹는다.

효능 | 비장을 튼튼하게 하고 정력을 왕성하게 하며, 중초(中焦)를 보하고 기운을 북돋운다.

주의 사항 | 비장과 위장이 약하거나 신장과 간장이 허한 환자에게 좋다. 위궤양 및 십이지장 구부(球部) 궤양 치료에도 효과적이다.

돼지 위장 발효 콩 죽

준비할 재료 | 돼지 위장 120g, 발효 콩(싱거운 것) 25g, 쌀 100g.

만드는 방법 | 1. 돼지 위장을 깨끗이 씻어서 끓는 물에 완전히 익힌 후 물기를 제거하고 얇게 저며 썬다.

2. 쌀을 깨끗이 씻어 준비해 둔다.

3. 냄비에 물을 적당히 붓고 쌀을 넣어 죽을 끓인다.

4. 쌀이 반쯤 익으면 발효 콩, 돼지 위장, 파의 밑동을 함께 넣어 푹 끓인다.

효능 | 비장을 보하고 위장의 기운을 길러 주며, 체한 것을 내려 주고 소화를 돕는다.

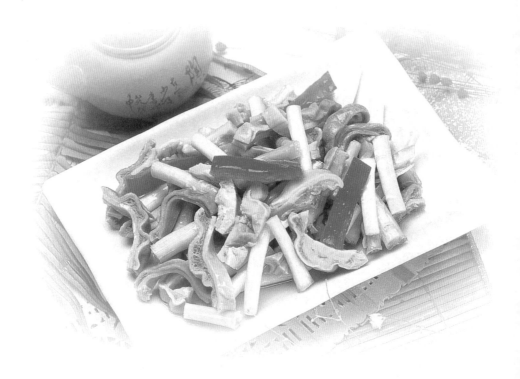

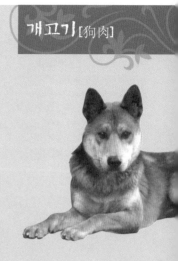

| 어떤 효과가 있나요? |

개고기는 중초(中焦)를 보하고 기운을 북돋우며, 신장을 따뜻하게
하고 양기를 북돋아 주는 효과가 있다.

| 어떤 사람에게 적합할까요? |

비장과 위장의 기운이 부족하거나 다리에 힘이 없고 추위를 잘 타는
사람, 양기가 부족한 사람, 자신도 모르게 오줌을 지리거나 야뇨증
에 시달리는 사람에게 적합하다. 나이가 들어 체력이 약하거나 요통
이 심하고 몸이 차거나 손발이 유독 찬 사람이 먹어도 좋다. 만성 궤
양이 시간이 지나도 아물지 않거나 치루가 잘 낫지 않는 사람에게
효과적이다. 또 성 기능 감퇴로 몽정·조루·발기 불능·불임 등의
증상이 있는 사람에게도 효과가 좋다.

| 성질과 맛은 어때요? 어디에 좋은가요? |

개고기는 성질이 따뜻하고 짠맛이 나며, 위경(胃經), 신경(腎經), 비
경(脾經)의 기능을 왕성하게 한다.

| 주요 성분은 무엇인가요? |

개고기에는 단백질, 지방, 탄수화물, 퓨린류, 유기산, 칼륨, 나트륨,
염소류가 함유되어 있다.

| 주의할 사항이 있나요? |

몸에 열이 나거나 열병 회복기에 있는 환자는 개고기를 먹어서는 안
된다. 음기가 허해 화기가 많은 사람도 삼간다. 각종 급성 염증·습

BONUS

개고기는 신장을 튼튼하게 하고
정력 강화아 양기 보충에 효과적
이다. 특히 덩치가 큰 수컷 누렁이
의 약효를 최고로 꼽는다. 개의 간
은 먹지 않도록 유념한다. 개의 간
에는 식품 안전 기준치의 100배나
되는 비타민 A가 들어 있어서 많
이 먹을 경우 비타민 A 급성 중독
에 걸릴 가능성이 크다.

진 · 농양 · 종기 · 단독 · 패혈증 환자는 모두 개고기를 먹지 않는
것이 좋다. 광견병을 앓은 개고기는 절대 금물이다. 고혈압 · 심계
항진(心悸亢進. 성인의 분당 심장 박동 수가 100회를 넘는 현상) ·
갑상선 기능 항진증 · 폐결핵 · 기관지 확장증 · 통풍 · 홍반성 낭
창 · 갱년기 증후군 등을 앓고 있는 환자는 모두 삼가는 것이 좋다.

| 어떤 음식과 궁합이 맞나요? |

개고기는 마름, 녹두, 잉어, 살구 씨, 마늘과 함께 절대 먹지 않는
다. 개고기를 먹은 후 진한 차를 마시면 변비에 쉽게 걸리므로 주
의한다.

| 영양 성분이 얼마나 들어 있나요? |

개고기는 양고기, 사슴 고기, 노루 고기와 함께 성질이 따뜻하며 양
기와 화기를 북돋는 육류에 속한다. 이와 반해 돼지고기는 성질이
평온해서 1년 내내 먹을 수 있는 것이 장점이다. 개고기와 양고기는
겨울철에 먹는 것이 바람직하며 여름철에는 많이 먹지 않도록 주의
한다.

| 식이 요법 |

황련 개고기 죽

준비할 재료 | 고기 100g, 황련(黃蓮) 6g, 멥쌀 100g.
만드는 방법 | 1. 개고기를 씻어 적당한 크기로 썰고, 황련은 어슷썰기 하고, 쌀은 씻
어 둔다.
2. 손질한 개고기를 냄비에 넣고 맛술, 황련, 생강, 후춧가루, 물을 부어 끓인다.

3. 센 불에서 한소끔 끓인 뒤 쌀을 넣고 약한 불로 낮추어 40분 동안 익힌다.

4. 쌀과 고기가 푹 익으면 소금으로 간을 한다.

효능│신장을 따뜻하게 하고 기운을 북돋우며, 통증과 설사를 멎게 하는 데 효과적이다.

주의 사항│만성 장염에 좋다.

밤 개고기 찜

준비할 재료│개고기 500g, 밤 100g.

만드는 방법│1. 밤은 껍질을 깐 뒤 2시간 동안 물에 불린다.

2. 개고기는 씻어 적당한 크기로 썰어 끓는 물에 데쳐서 핏물을 뺀 뒤 물기를 제거한다.

3. 생강은 얇게 저미며 썰고 파는 적당한 길이로 자른다.

4. 팬에 땅콩기름을 두르고 생강과 파를 먼저 볶은 다음 개고기를 볶다가 기름이 나오기 시작하면 진간장을 넣는다.

5. 간장이 개고기에 배어들면 밤, 육수, 조미료, 소금을 넣고 약한 불에서 90분 정도 천천히 끓인다.

6. 국물이 거의 없어질 정도가 되면 완성이다.

효능│중초(中焦)를 보하고 기운을 북돋우며, 정력을 강화하고 허리를 튼튼하게 만드는 데 효과적이다.

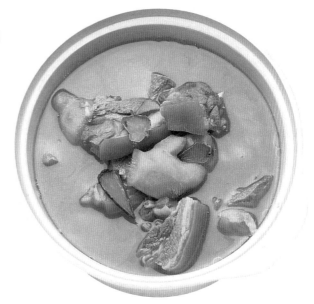

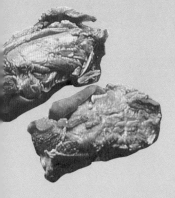

양고기 [羊肉]

| 어떤 효과가 있나요? |

양고기는 기혈을 북돋고 허한 것을 보충하며, 양기를 따뜻하게 하고 추위를 막아 준다. 또 자양 강장 효과도 있다.

| 어떤 사람에게 적합할까요? |

양고기는 위가 차서 구역질하고 토하는 사람, 위와 복부에 차가운 느낌의 통증이 있는 사람, 위장이 약해 속이 불편한 사람에게 적합하다. 오로칠상(五勞七傷. 심장(心臟), 간(肝), 비장(脾臟), 폐(肺), 신장(腎臟) 등 오장(五臟)의 손상과 신장의 기운이 허약하여 생기는 일곱 가지 손상) 증세를 보이는 사람, 체질이 허약한 사람, 양기가 허해 추위를 타거나 손발이 찬 사람이 먹으면 좋다. 만성 폐 질환·천식·폐결핵·폐기종·기관지염·폐위(肺痿. 폐결핵과 폐괴저(肺壞疽)) 등 폐의 기운이 약한 사람에게 효과적이다. 빈혈 환자나 기혈이 부족한 사람, 신장의 양기가 부족하거나 허리와 다리가 쑤시고 힘이 없는 사람, 다리에 힘이 빠지고 차가운 사람에게도 효과가 좋다. 산후 기혈이 많이 손상되었거나 산후 빈혈이 있는 여성, 산후 수유량이 부족한 산모에게도 좋다. 날씨가 추운 겨울철에 보양 식품으로 먹으면 더욱 좋다.

| 성질과 맛은 어때요? 어디에 좋은가요? |

양고기는 성질이 따뜻하고 단맛이 나며, 신경(腎經)과 비경(脾經)의 기능을 왕성하게 한다.

| 주요 성분은 무엇인가요? |

양고기에는 단백질, 지방, 탄수화물, 회분, 칼슘, 인, 철분, 비타민 B1, 비타민 B2, 니코틴산 및 L-카르니틴(carnitine)이 풍부하게 함유되어 있다.

| 주의할 사항이 있나요? |

감기에 걸려 열이 나거나 감염성 질환 후 발열이 있는 동안에는 양고기를 먹지 않도록 한다. 양기가 음기보다 상대적으로 왕성하거나 간의 화기가 쉽게 뻗치는 사람도 섭취를 금해야 한다.

| 어떤 음식과 궁합이 맞나요? |

양고기는 해삼, 죽순, 혹은 밤, 무 등과 함께 끓여 먹으면 보양 효과가 뛰어나다. 생강과 함께 요리하면 위가 차가워 생기는 질환이나 양기가 부족하여 추위를 두려워하는 증상을 치료할 수 있다. 당귀, 생강과 함께 먹으면 기와 혈 양쪽이 모두 허한 증상을 치료한다. 경험에 의하면 양고기는 호박, 하수오, 창포와 함께 먹지 않도록 해야 한다.

| 영양 성분이 얼마나 들어 있나요? |

양고기는 개고기와 마찬가지로 성질이 따뜻하고 열이 있는 편이다. 한의학에서 말하는 자양 강장 식품으로 기혈을 따뜻하게 하고 보하는 작용을 한다. 소고기에 비해서 양고기는 열량이 높고 폐 질환 예방 기능도 소고기보다 훨씬 뛰어나다. 양고기에는 돼지고기의 여섯 배에 달하는 철분이 함유되어 있어, 보혈 효과가 돼지고기보다 우수하다. 많은 영양학자들은 L-카르니틴을 보충하는 것이 비타민과 무

BONUS

양의 내장은 식품인 동시에 약용으로 쓰인다. 동물의 내장을 이용해 사람의 약한 부분을 보충할 수 있다. 양의 위장은 성질이 따뜻하고 단맛이 나며 비장과 내장을 튼튼하게 하고 기운을 북돋아 준다. 양고기는 오랜 병에 위장이 약해져 음식을 잘 먹지 못하는 환자에게 적합하다.

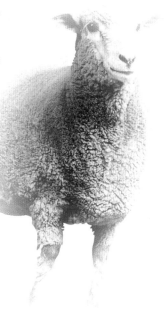

기 염류를 보충하는 것과 마찬가지로 중요하다고 본다. 양고기는 앞서 말한 L-카르니틴을 얻을 수 있는 가장 훌륭한 식품이다.

| 식이 요법 |

마 양고기 찜

준비할 재료 | 양고기 500g, 마 80g, 구기자 20g, 우유 200g.

만드는 방법 | 1. 양고기를 작게 깍둑썰기 한 뒤 물에 넣어 핏물을 뺀다.

2. 핏물이 어느 정도 빠지면 꺼내 찬물에 깨끗이 씻는다.

3. 파는 적당한 길이로 썰고 생강은 얇게 저며 썬다.

4. 냄비에 육수 500㎖ 정도 붓고 준비해 둔 양고기, 마, 구기자, 파, 생강, 맛술을 넣어 끓인다.

5. 처음에는 센 불에서 끓이다가 약한 불로 바꾸어 2시간 동안 천천히 삶는다.

6. 마지막에 우유, 소금, 조미료, 후춧가루로 간을 하면 완성이다.

효능 | 비장을 튼튼하게 하고 위장의 기운을 북돋우며, 기를 보하고 혈을 기른다.

주의 사항 | 비장과 위장이 허약해 생긴 만성 위장염에 좋다. 실증(實症. 허(虛), 실(實), 음(陰), 양(陽) 가운데 급성 열병이나 기혈의 울결(鬱結), 담음(痰飮), 식적(食積) 따위의 실(實)로 판단되는 증상) 환자가 먹어서는 안 된다.

생강 양고기 죽

준비할 재료 | 양고기 100g, 생강 10g, 당귀 6g, 멥쌀 150g.

만드는 방법 | 1. 양고기, 생강, 당귀를 각각 씻어 얇게 저며 썰고, 쌀은 깨끗이 씻어 둔다.

2. 쌀, 양고기, 생강, 당귀, 소금, 조미료, 맛술을 모두 냄비에 넣고 물을 적당히 부어 끓인다.

3. 센 불에서 한소끔 끓이고 나면 약한 불로 낮추어 40분 정도 천천히 익힌다.

효능 | 위장을 따뜻하게 하고 한기를 없애며, 허한 곳을 보하고 기운을 북돋운다.

주의 사항 | 위가 차가워 위통이 있는 사람에게 좋다.

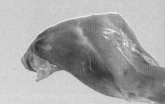

토끼 고기 [兎肉]

| 어떤 효과가 있나요? |

토끼 고기는 정력을 왕성하게 하고 혈을 식히며, 체내의 독소를 없애고 열을 내린다. 또 비장과 위장을 튼튼하게 하고 기운을 북돋아 주는 효과가 뛰어나다.

| 어떤 사람에게 적합할까요? |

토끼 고기는 당뇨병 및 간 질환 환자, 영양 부족이거나 기혈이 부족한 사람, 철분 결핍성 빈혈 환자에게 적합하다. 고혈압·관상 동맥경화·죽상 동맥 경화·비만 환자, 어린이나 청소년의 성장기에 먹으면 좋다. 미용 식품인 토끼 고기를 자주 먹으면 균형 잡힌 신체 발달을 돕고, 튼튼한 근육과 골격, 부드럽고 탄력 있는 피부를 만들어 준다. 이런 연유에서 토끼 고기를 먹으면 예뻐진다고 해서 '미용 고기'라고 부르기도 한다. 뿐만 아니라 수두를 앓는 어린이나 대변에 피가 섞여 나오는 사람에게도 효과가 좋다.

| 성질과 맛은 어때요? 어디에 좋은가요? |

토끼 고기는 성질이 서늘하고 단맛이 나며, 대장경(大腸經)과 간경(肝經)의 기능을 왕성하게 한다.

| 주요 성분은 무엇인가요? |

토끼 고기는 단백질 함유량이 상당히 높고 인체에 필요한 필수 아미노산을 모두 함유하고 있다. 특히 우리 몸에 부족하기 쉬운 리신과 트립토판 성분은 풍부하게 함유하고 있는 반면에 지방 함량은 비교적 적은 편이다.

▎주의할 사항이 있나요? ▎

토끼 고기는 비장과 위장이 허하고 냉한 사람, 설사나 묽은 변을 보
는 사람에게는 맞지 않다. 양기가 허하고 추위를 타거나 임신한 여
성, 생리 기간 중인 여성 역시 토끼 고기를 먹으면 안 된다.

▎어떤 음식과 궁합이 맞나요? ▎

토끼 고기는 지방 함량이 낮아 돼지고기나 닭고기와 함께 요리해 먹
으면 맛이 더욱 좋다. 생강을 듬뿍 넣어 먹으면 토끼 고기의 차가운
성질을 보완할 수 있다. 하지만 오리 고기와는 음식 궁합이 맞지 않
아 설사를 유발할 수 있으니 먹지 않도록 주의한다.

▎영양 성분이 얼마나 들어 있나요? ▎

토끼 고기는 돼지고기, 소고기, 양고기와 비교해 보면, 인체에 필요
한 영양 성분 구조가 특이하다. 단백질, 철분, 칼슘, 인 성분이 높은
반면 지방, 콜레스테롤 함유량이 낮아서 중·노년층 및 심·뇌혈관
환자에게 아주 유익한 식품이다.

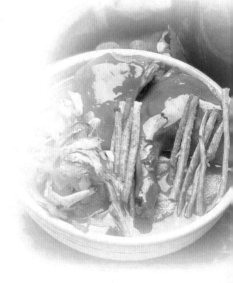

마 구기자 토끼 고기 찜

준비할 재료 | 마 · 구기자 각 30g, 토끼 고기 250g, 용안육 15g.

만드는 방법 | 1. 토끼 고기를 씻어 가늘고 길게 썰고, 마는 씻어 어슷썰기 한다.

2. 구기자와 용안육은 깨끗이 씻는다.

3. 팬을 달군 뒤 토끼 고기, 파, 생강을 넣고 볶다가 토끼 고기의 수분이 빠지면 맛술, 닭고기 육수, 마, 구기자, 용안육을 넣고 끓인다.

4. 고기가 푹 익을 때까지 천천히 익히다가 소금으로 간을 한다.

효능 | 비장을 튼튼하게 하고 위장의 기운을 북돋우며, 중초(中焦)를 보하고 부족한 기운을 북돋운다.

주의 사항 | 만성 위염이나 소화기 궤양에 좋다.

노루궁뎅이버섯 토끼 고기 조림

준비할 재료 | 노루궁뎅이버섯 100g, 토끼 고기 250g.

만드는 방법 | 1. 노루궁뎅이버섯을 따뜻한 물에 15분 정도 불렸다가 물기를 제거한 뒤 작게 썰어 둔다.

2. 토끼 고기는 물에 깨끗이 씻어 적당한 크기로 썬다.

3. 팬에 기름을 두르고 달군 후, 파와 생강 채 썬 것을 볶아 향을 낸다.

4. 토끼 고기를 살짝 볶은 다음, 간장과 찬물을 적당히 붓고 약한 불에서 끓인다.

5. 고기가 거의 다 익어 갈 때쯤 노루궁뎅이버섯을 넣고 약한 불에서 천천히 익힌다.

6. 소금, 조미료로 간을 하면 요리가 완성된다.

효능 | 정력을 왕성하게 하고 위장을 튼튼하게 하며, 기운을 북돋아 주고 항암 작용을 한다.

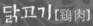

닭고기[鷄肉]

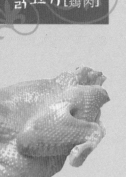

| 어떤 효과가 있나요? |

닭고기는 오장의 기를 북돋고 허하고 손상된 기를 보하며, 비장과 위장을 튼튼하게 할 뿐만 아니라 근육과 뼈를 강하게 하는 효과가 있다.

| 어떤 사람에게 적합할까요? |

닭고기는 몸이 허하고 피로해서 점점 야위는 사람, 영양 상태가 부실한 사람, 기혈이 부족한 사람, 얼굴이 누렇게 뜨는 사람에게 적합하다. 이 밖에도 몸이 허해 붓거나 생리 불순인 여성, 생식기의 분비물 색이 투명하고 양이 많은 여성, 산후 조리 중이거나 모유 수유량이 부족한 산모에게도 좋다. 병을 앓은 후나 수술 후 몸조리를 할 때 보양식으로 닭고기를 먹으면 상처가 빨리 아물고 회복이 빨라지는 효과가 있다.

| 성질과 맛은 어때요? 어디에 좋은가요? |

닭고기는 성질이 따뜻하고 단맛이 나며, 위경(胃經)과 비경(脾經)의 기능을 왕성하게 한다.

| 주요 성분은 무엇인가요? |

닭고기는 단백질이 풍부한 육류 식품이다. 단백질 외에 지방, 회분, 칼슘, 구리, 인, 철, 아연, 티아민, 리보플래빈, 니코틴산, 비타민(A, C, E) 등의 성분이 골고루 들어 있다.

| 주의할 사항이 있나요? |

감기에 걸려 열이 나거나 전염성 질병으로 인해 고열이 나는 사람은 닭고기를 먹으면 안 된다. 그리고 습한 기운과 체내에 담이 심한 사람이나 원래 속에 열이 많은 사람, 비만·고지혈증 환자 역시 닭고기를 많이 먹으면 해롭다. 담낭염이나 담석증을 앓는 사람도 먹지 않는 것이 좋다. 암·홍반성 낭창·림프 결핵·마른버짐·천식 같은 고질병을 앓는 사람은 수탉, 닭 머리, 닭발, 닭 날개를 피하는 것이 좋다.

| 어떤 음식과 궁합이 맞나요? |

기가 허한 사람은 암탉과 황기를 함께 끓여 먹고, 모유 수유량이 부족한 산모는 늙은 암탉과 으름덩굴을, 몸이 허해 대하증을 앓는 여성은 닭고기와 마를 함께 삶아 먹으면 효과가 좋다. 하지만 꿩, 자라, 잉어, 붕어, 새우, 토끼, 마늘과는 상극이므로 함께 먹지 않도록 주의한다.

| 영양 성분이 얼마나 들어 있나요? |

현대인들은 육질이 질기고 뼈가 굵은 노계보다는 고기도 연하고 맛있는 영계를 선호하는 경향이 있다. 풍을 제거하고 기혈을 보충하는 효과를 기대한다면 역시 늙은 암탉이 최고다. 특히 임신부나 산모, 빈혈 환자, 수술 후 환자에게 아주 효과가 좋다.

수탉은 양기를 북돋는 효과가 뛰어나고 암탉은 음기가 강해 산모에게 유익한 식품이다. 풍을 일으키거나 질병을

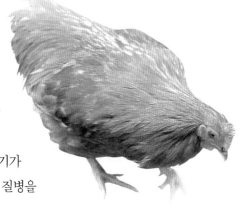

유발할 수 있는 가능성은 수탉이 암탉보다 상대적으로 큰 편이다. 닭 머리, 닭 날개, 닭발은 여전히 질병을 일으킬 수 있다는 점을 유의하고 많이 먹지 않도록 주의한다.

| 식이 요법 |

삼칠초 닭 찜

준비할 재료 | 삼칠초 15g, 영계 1마리.

만드는 방법 | 1. 닭을 큼직하게 토막을 내어 삼칠초와 함께 약한 불에서 천천히 삶는다.

2. 고기가 익으면 소금과 조미료로 간을 한다.

효능 | 기운을 북돋고 혈을 기르며, 비장을 튼튼하게 하고 위장의 기를 복돋운다.

닭고기 대추 죽

준비할 재료 | 닭고기 100g, 대추 4개, 사인(砂仁) 6g, 쌀 150g.

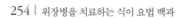

만드는 방법 | 1. 닭고기를 씻어 적당한 크기로 자른 뒤 소금과 맛술에 재워 둔다.

2. 사인은 곱게 가루를 내고 대추는 씻어 둔다.

3. 쌀을 씻어 냄비에 담고 물을 부어 센 불에서 한소끔 끓으면 닭고기, 대추, 사인 가루를 넣는다.

4. 약한 불로 낮추어 40분 동안 천천히 끓이다가 간을 한다.

효능 | 허하고 손상된 기운을 보하고 소화를 도우며, 비장과 위장을 튼튼하게 하는 효과가 있다.

주의 사항 | 소화 불량, 장염에 좋다.

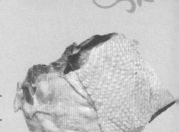

오리 고기[鴨肉]

| 어떤 효과가 있나요? |

오리 고기는 정력을 왕성하게 하고 허한 기를 채워 주며, 위장을 튼튼하게 하고 소변을 잘 보게 하는 효과가 있다.

| 어떤 사람에게 적합할까요? |

간경화로 배에 물이 찬 사람, 심장의 기가 허해 몸이 붓거나 영양 부족으로 몸이 붓는 사람이 오리 고기를 먹으면 뛰어난 효과를 거둘 수 있다. 또한 미열(微熱)이 있거나 몸이 허약해서 초조함과 발열 증세가 있는 경우, 대변이 딱딱하고 건조한 사람, 잠을 자면서 지나치게 땀을 많이 흘리는 사람, 입안이 마르는 사람이 먹으면 좋다. 오리 고기는 음기가 허해 몸이 약하거나 속에 열이 많은 사람에게 좋고, 암 · 결핵 · 당뇨병 · 홍반성 낭창 · 건조증 · 갱년기 여성 질환과 같이 속에 열이나 화가 지나치게 많은 사람에게도 좋다.

| 성질과 맛은 어때요? 어디에 좋은가요? |

오리 고기는 성질이 서늘하고 단맛이 나며, 위경(胃經), 신경(腎經), 비경(脾經), 폐경(肺經)의 기능을 왕성하게 한다.

| 주요 성분은 무엇인가요? |

오리 고기에는 단백질, 지방, 다양한 무기 염류(지방, 칼륨, 나트륨, 칼슘, 마그네슘, 철, 아연, 인, 셀레늄 등)가 함유되어 있다. 이 밖에도 티아민, 리보플래빈, 니코틴산 등의 성분이 들어 있다.

| 주의할 사항이 있나요? |

비장과 위장이 허하고 냉한 사람, 대변이 가늘고 묽게 나오는 사람, 위가 냉하고 통증이 있는 사람, 냉증성 생리통을 앓는 여성은 오리 고기를 먹으면 안 된다. 이 밖에도 찬바람을 맞아 감기에 걸렸거나 열이 나고 기침이 심할 때도 먹지 않는 것이 좋다. 만성 기관지염 환자, 기침할 때 투명한 가래나 흰색 침이 많이 나오는 사람, 몸이 허하고 냉해서 기침할 때는 반드시 오리 고기 섭취를 삼가야 한다.

| 어떤 음식과 궁합이 맞나요? |

신장이 허한 사람은 오리 고기와 동충하초를 함께 달여 마시면 아주 효과가 좋다. 한편, 민간에서는 오리 고기와 돼지 다리 햄, 해삼을 함께 넣어 자주 고아 먹는다. 또 늙은 오리 고기, 돼지 족발을 함께 고아 먹으면 기력 회복에 좋고 지방을 분해하므로 다이어트 효과도 기대할 수 있다. 오리 고기, 닭고기와 함께 먹으면 출혈로 정신이 혼미하거나 머리가 아픈 데 치료 효과가 있고, 늙은 오리 고기와 찹쌀로 죽을 끓여 먹으면 위장을 튼튼하게 하고 허한 혈을 보충하며 진액 분비를 촉진하는 효과가 뛰어나다.

| 영양 성분이 얼마나 들어 있나요? |

거위 고기와 비교했을 때, 오리 고기는 열을 내려 주고 몸을 보하는 효과가 있는 육류로, 알레르기성 질병을 일으키는 식품에 속하지 않는다. 이에 반해 거위 고기는 성질이 평온한 대신 알레르기성 질병을 일으키는 식품에 속한다. 수컷 오리는 약간 찬 성질이 있고 암컷 오리는 성질이 서늘한 편이다. 모든 오리 고기는 부족한 기운을 채워 주는 효과가 있으며 그 가운데 늙고 살찐 오리를 최고로 손꼽는다.

가시연밥 오리 고기 찜

준비할 재료 | 오리 1마리, 가시연밥 200g.

만드는 방법 | 1. 털과 내장을 뺀 오리 뱃속에 가시연밥을 넣고 뚝배기에 담는다.

2. 뚝배기에 물을 적당히 붓고 약한 불에서 2시간 정도 고기가 푹 익도록 천천히 익힌다.

3. 마지막에 소금으로 간을 맞춘다.

효능 | 정력을 왕성하게 하고 위장을 튼튼하게 하며, 허한 곳을 보하고 기운을 북돋아 주는 효과가 있다.

주의 사항 | 만성 위염 환자 및 비장이 약한 사람에게 효과가 좋다.

한방 오리찜

준비할 재료 | 오령지(五靈脂. 날다람쥐의 똥을 말린 것으로 어혈과 통증을 없애고, 혈액 순환을 원활하게 한다). 10g, 구향충(九香蟲. 노린재의 일종으로 말린 것)·현호색(玄胡索) 각 15g, 오리 고기 500g.

만드는 방법 | 1. 오리 고기는 씻어서 소금으로 한 번 문질러 짠맛이 배도록 한다.

2. 오령지, 구향충, 현호색을 씻어 그릇에 담고 물을 붓는다.

3. 찜통에 약재 담은 그릇을 넣고 30분 정도 찐 뒤 건더기를 버린다.

4. 손질한 오리 고기를 큰 용기에 담고 약재 달인 물을 붓는다.

5. 이 용기를 찜통에 넣고 고기가 야들야들해질 때까지 익힌다.

6. 먹기 전에 식초를 뿌려 나쁜 냄새를 없앤다.

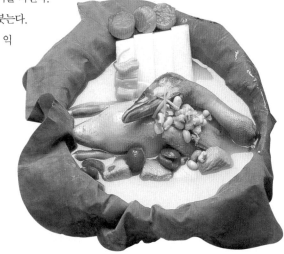

효능 | 울체(鬱滯)된 간을 소통시키고 기의 흐름을 조절하며, 혈액 순환을 돕고 어혈을 푸는 효과가 있다. 허한 기운을 북돋고 통증까지도 없앤다.

주의 사항 | 간장과 위장의 기운이 막혀 생긴 윗배 통증 치료에 좋다.

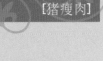

돼지 살코기
[猪瘦肉]

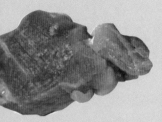

| 어떤 효과가 있나요? |

돼지고기는 신장의 음기를 보하고 위즙(胃汁)을 보충하며, 간장의
음기를 보하고 부드럽고 탄력 있는 피부를 만드는 데 효과적이다.

| 어떤 사람에게 적합할까요? |

돼지고기는 음기가 허한 체질이거나 정액이 부족한 사람, 열병으로
인해 진액이 손상된 사람, 당뇨병으로 인해 체중이 줄어드는 사람,
대변이 마르거나 마른기침에 가래가 나오지 않는 사람에게 적합하
다. 산후 체력이 저하되어 변비가 있고 산후 수유량이 부족한 여성,
어린이, 청소년에게도 좋다. 그뿐만 아니라 피부가 푸석거리고 거칠
어져 피부 미용을 원하는 사람에게도 효과적이다. 한의학에서 말하
는 음기가 허해서 화기가 많은 증상, 즉 당뇨병 · 건조증 · 갱년기 증
후군 환자 모두에게 효과가 뛰어나다.

| 성질과 맛은 어때요? 어디에 좋은가요? |

돼지 살코기는 성질이 평온하고 단맛과 짠맛이 나며, 위경(胃經), 신
경(腎經), 비경(脾經)의 기능을 왕성하게 한다.

| 주요 성분은 무엇인가요? |

돼지 살코기는 단백질과 지방을 함유하고 있으며, 동시에 매우 풍부
한 인과 철분의 공급원이다. 이외에도 크롬 · 코발트 · 구리 · 아
연 · 망간 · 셀레늄 · 규소 · 불소 등의 미량 원소가 함유되어 있다.
비타민 중에는 비타민 A, 비타민 D, 비타민 E, 비타민 K 등 주요 지
용성 비타민이 주로 들어 있으며 수용성 비타민은 거의 함유되어 있

지 않다.

| 주의할 사항이 있나요? |

체내에 습열이 심하고 담습이 많거나 설태가 두껍게 끼고 끈적거리
는 사람은 많이 먹으면 안 된다. 그리고 비만이거나 고혈압·동맥
경화·관상 동맥 경화가 있는 사람은 적게 먹는 것이 좋다. 서늘한
기운 때문에 감기에 걸렸거나 감기가 나은 지 얼마 되지 않은 사람
은 돼지고기를 절대 먹지 않는 것이 좋다. 또한 암·림프 결핵·홍
반성 낭창·피부 습진 및 간선(부스럼) 등의 질환을 앓고 있는 사람
도 섭취를 금한다.

| 어떤 음식과 궁합이 맞나요? |

돼지고기는 오매(烏梅. 덜 익은 푸른 매실을 짚불 연기에 그을려 말
린 것으로 해열, 구충에 쓰임), 도라지, 황련. 호황련(胡黃蓮), 점나
도나물 씨, 오수유(吳茱萸. 운향과의 낙엽 활엽 교목)와 함께 먹어서
는 안 된다.

| 영양 성분이 얼마나 들어 있나요? |

다른 육류와 비교했을 때 돼지고기의 가장 큰 특징은 지방 함유량이
최고로 높다는 점이다. 가장 큰 특징이자 최대 단점이 바로 돼지고
기를 많이 먹으면 열이 생겨 체내에 담이 생긴다는 것이다. 이렇게
되면 혈중 지방이 올라가고 결국에는 심·뇌혈관 질환이나 비만을
불러일으키게 된다. 돼지고기는 성질이 평온하고 사계절 먹을 수 있
으나, 개고기, 양고기보다 성질이 뜨겁지 않고, 양기를 북돋는 효능
이 있어 겨울에 먹는 것이 좋다.

돼지고기 볶음

준비할 재료 | 돼지 살코기 200g, 파 100g.

만드는 방법 | 1. 돼지 살코기를 씻은 뒤 얇게 저며 썰고, 파와 고수를 다진다.

2. 팬에 기름을 두르고 달군 다음 돼지 살코기를 볶다가 익으면 맛술, 파, 설탕, 간장을 넣고 계속 볶는다.

3. 익으면 조미료, 고수를 넣고 참기름을 뿌린다.

효능 | 정력을 왕성하게 하고 위장을 튼튼하게 하며, 기의 흐름을 원활하게 하고 소화를 돕는 효과가 있다.

주의 사항 | 만성 위염에 좋다.

생강 산사나무 열매 돼지 살코기 찜

준비할 재료 | 돼지 살코기 250g, 산사나무 열매 20g, 생강 10g.

만드는 방법 | 1. 생강을 채 썰고 산사나무 열매는 편으로 얇게 썬다.

2. 돼지 살코기를 얇게 저며 썰어 콩가루에 버무린다.

3. 팬에 기름을 두르고 센 불에서 생강과 파를 볶는다.

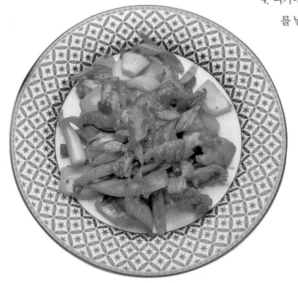

4. 여기에 물을 적당히 부어 끓이다가 준비한 돼지 살코기를 넣는다.

5. 고기가 익으면 소금으로 간을 맞춘다.

효능 | 비장을 튼튼하게 하고 식욕을 돋우며, 체한 것을 내리고 소화를 돕는 효과가 있다.

주의 사항 | 위산 과다와 소화 불량에 좋다.

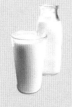

제8장

알류와 젓류

- 알은 단백질과 아미노산이 풍부하다. 종류가 다양하고 비율도 적절하게 들어 있을 뿐만 아니라 소화 흡수율도 매우 높다. 이렇듯 체내에 쉽고 빠르게 흡수되므로, 필요할 때 적절히 이용할 수 있다.
- 알은 지방, 인지질, 철, 스테롤 성분을 공급해 성장 발육을 돕는다.
- 젖은 인체에 우수 단백질과 미량 원소, 아미노산을 공급한다.
- 젖은 최고의 천연 칼슘 공급원으로, 칼슘이 풍부하고 그 이용률도 상당히 높다. 아울러 젖은 비타민 A, 비타민 D, 유당 같은 지용성 비타민도 함유하고 있다. 지용성 비타민은 철분 흡수를 도와 골격 발달에 큰 도움을 준다.
- 젖은 면역 글로불린, 타우린 성분도 함유하고 있다. 그래서 젖을 섭취하면 면역력이 향상되고 바이러스에 대한 저항력이 강해진다. 뿐만 아니라 노화 방지 작용도 한다.

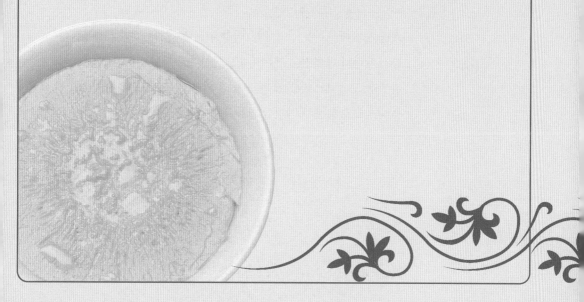

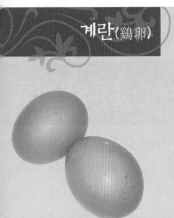

계란(鷄卵)

| 어떤 효과가 있나요? |

계란은 정력을 왕성하게 하고 건조한 것을 윤택하게 하며, 피를 맑게 하고 심신 안정 효과가 있다. 뇌 건강에도 좋다.

| 어떤 사람에게 적합할까요? |

계란은 체질이 허약한 사람, 영양 상태가 부실한 사람, 기와 혈이 허한 사람, 출산 후나 병을 앓은 후 몸조리하는 사람, 태동이 불안한 산모가 먹으면 좋다. 계란 노른자는 머리를 좋게 하는 '뇌 건강식품'으로, 영·유아부터 아동과 청소년에 이르기까지 성장기 아이들의 발육과 두뇌 개발, 기억력 향상에 큰 도움을 준다.

BONUS

계란은 영유아기의 발육과 뇌 건강에 도움이 되는 식품이지만 과다 섭취하지 않도록 절대 주의해야 한다.

| 성질과 맛은 어때요? 어디에 좋은가요? |

계란은 성질이 평온하고 단맛이 나며, 위경(胃經), 비경(脾經), 폐경(肺經), 심경(心經)의 기능을 왕성하게 한다.

| 주요 성분은 무엇인가요? |

계란은 단백질, 지방, 비타민, 미량 원소 등 영양 성분이 풍부하다. 특히 계란의 단백질은 모든 아미노산이 함유되어 있다. 또한 트리글리세리드, 콜레스테롤, 인지질 등의 지방 성분이 포함되어 있고, 간유 다음으로 높은 비타민 D 함유량을 자랑한다.

| 주의할 사항이 있나요? |

열이 나거나 설사하는 사람은 계란을 먹지 않는다. 간염이나 신장염을 앓고 있는 환자도 많이 먹지 않도록 주의한다. 담낭염·담석증 환자는 더욱 주의해야 한다. 몸이 튼실하고 건강한 사람 가운데 노년층은 계란을 자주 먹어서는 좋지 않다. 그리고 고지혈증·고콜레스테롤 혈증·동맥 경화·관상 동맥 경화·뇌졸중 환자들도 계란을 많이 먹거나 자주 먹지 않도록 유의해야 한다.

| 어떤 음식과 궁합이 맞나요? |

계란은 콩 제품과 함께 먹으면 콩에 함유되어 있는 고단백질의 가치를 더욱 높여 준다. 계란에는 비타민 C의 양이 적으므로 채소와 함께 먹으면 좋다. 그러나 자라, 토끼, 잉어와는 상극이니 함께 먹지 않도록 주의한다.

| 영양 성분이 얼마나 들어 있나요? |

계란은 흰자와 노른자로 되어 있다. 흰자는 폐에 수분을 공급하고 막힌 목을 풀어 주며 열을 내리고 독소를 제거하는 효과가 있고, 노른자는 정력을 왕성하게 하고 건조한 것을 윤택하게 하며 피를 맑게 하고 내풍(內風)을 가라앉힌다. 현재 식품 영양학에서는 계란이 콜레스테롤 함량이 높은 식품에 속하지만 대부분의 콜레스테롤은 노른자에 들어 있으며 흰자에는 거의 없다고 분석하고 있다.

소회향 계란 볶음

준비할 재료 | 소회향(小茴香) 15g, 계란 2개.

만드는 방법 | 1. 소회향에 소금을 넣고 노릇노릇하게 볶아 가루를 만든다.

2. 계란을 그릇에 풀고 소회향 가루를 넣어 잘 섞는다.

3. 팬에 기름을 두르고 계란을 볶는다.

효능 | 중초(中焦)를 따뜻하게 하고 한기를 없애며, 기의 흐름을 원활하게 하고 통증을 없애는 효과가 있다.

주의 : 위장이 차가워서 생긴 위통에 좋다.

계란 용안 찜

준비할 재료 | 용안 10개, 계란 1개.

만드는 방법 | 1. 용안은 껍질을 벗기고 과육을 씻어서 준비해 둔다.

2. 계란을 그릇에 깨뜨려 풀지 않고 그냥 찜통에서 몇 분간 찐다.

3. 흰자는 익고 노른자가 완전히 익지 않았을 때쯤 용안육을 넣고 계속해서 10분 정도 더 찐다.

효능 | 비장을 튼튼하게 하고 기운을 북돋우며, 정력을 왕성하게 하고 혈을 기르는 데 효과적이다.

주의 사항 | 위하수에 좋다.

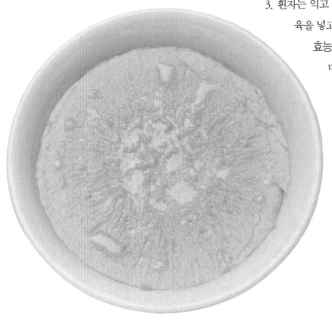

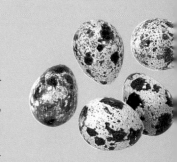

| 어떤 효과가 있나요? |

메추라기 알은 위장을 튼튼하게 하고 폐를 보하며, 기운을 북돋고 항알레르기 작용을 한다.

| 어떤 사람에게 적합할까요? |

메추라기 알은 위장의 기가 부족해서 생긴 위장병으로 고생하는 사람에게 적합하다. 몸이 허약한 사람, 영양 상태가 좋지 못한 사람, 기혈이 부족한 사람, 성장기 어린이에게도 좋다. 폐가 약해 기관지 천식이나 폐결핵 · 신경 쇠약 증상이 있는 사람이 먹어도 효과가 좋다. 메추라기 알에 들어 있는 비타민 P는 심혈관 질환 환자에게 좋긴 하지만 적게 먹는 것이 바람직하다.

| 성질과 맛은 어때요? 어디에 좋은가요? |

메추라기 알은 성질이 평온하고 단맛이 나며, 위경(胃經)과 폐경(肺經)의 기운을 왕성하게 한다.

| 주요 성분은 무엇인가요? |

메추라기 알은 단백질, 레시틴, 콜레스테롤, 비타민 P, 비타민 B1, 비타민 B2, 비타민 A를 풍부하게 함유할 뿐만 아니라 철 · 칼슘 · 인 등의 무기질도 들어 있다.

| 주의할 사항이 있나요? |

메추라기 알은 성질이 평온하고 기운을 보하며, 특별히 주의해야 할 사항이 없다.

모든 동물의 알의 노른자에는 콜레스테롤이 많이 들어 있으며 지질도 높은 편이어서, 고콜레스테롤 혈증이나 죽상 동맥 경화 환자는 절대 과다 섭취해서는 안 된다. 메추라기 알은 계란, 오리 알, 거위 알과 비교해 나쁜 성분이 훨씬 적은 것이 사실이다. 메추라기 알의 노른자에 함유된 콜레스테롤 양은 계란보다 훨씬 적다. 그래서 메추라기 알을 매일 하나씩만 먹어도 충분한 영양 공급이 가능한 동시에 콜레스테롤 걱정을 하지 않아도 된다.

| 식이 요법 |

흰 목이 메추라기 알 탕

준비할 재료 | 흰 목이 50g, 메추라기 알 8개, 구기자 10g.

만드는 방법 | 1. 흰 목이를 찬물에 불린 후 이물질을 제거하고 잘게 찢어 둔다.

2. 구기자는 물에 불리고, 메추라기 알은 삶아서 껍질을 까 놓는다.

3. 냄비에 물을 붓고, 흰 목이를 넣어 중불에서 1시간 정도 끓인다.

4. 메추라기 알, 구기자, 소금을 함께 넣어 몇 분간 더 끓인다.

효능 | 간장을 튼튼하게 하고 신장을 보해 주며, 기운을 북돋고 허한 기를 채워 준다.

주의 사항 | 비장과 위장이 허약해서 생긴 위통에 좋다.

메추라기 알 죽

준비할 재료 | 메추라기 알 1~2개, 팥 30g, 멥쌀 100g.

만드는 방법 | 1. 메추라기 알, 팥, 멥쌀을 씻은 다음 냄비에 넣고 보통 죽을 끓이듯이 끓인다.

2. 메추라기 알이 익으면 건져 내어 껍질을 벗기고, 노른자와 흰자를 으깬다.

3. 으깬 메추라기 알을 냄비에 천천히 넣고 팥이 푹 익을 때까지 끓인다.

효능 | 위장을 튼튼하게 하고 기운을 북돋우며, 열을 내리고 독소를 없애는 데 효과적이다.

좁쌀 메추라기 죽

준비할 재료 | 좁쌀 100g, 메추라기 알 2개

만드는 방법 | 1. 좁쌀과 메추라기 알을 깨끗이 씻어 솥에 넣는다.

2. 물을 적당량 붓고 죽을 끓이면 요리가 완성된다.

효능 | 기운을 북돋고 위장을 튼튼하게 하며, 폐를 윤택하게 하고 신장을 따뜻하게 하는 효과가 있다.

주의 사항 | 메추라기 알은 한 번에 많이 삶아 두었다가 하루에 1개씩 먹는 것이 가장 좋다. 나머지는 먹을 때 데운다.

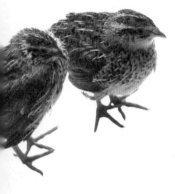

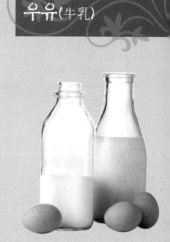

| 어떤 효과가 있나요? |

우유는 폐와 위장의 기를 북돋우며, 허하고 손상된 기운을 채워 준다. 또 진액을 만들고 배변을 수월하게 하는 효과가 있다.

| 어떤 사람에게 적합할까요? |

우유는 고혈압 · 관상 동맥 경화 · 동맥 경화 · 고지혈증 환자에게 적합하다. 당뇨병 · 건조증 환자, 체질이 쇠약하거나 기혈이 부족한 사람, 영양 상태가 불량한 사람에게 효과가 좋다. 큰 병을 앓은 뒤 체력이 약해진 사람, 식도암을 포함한 열격(饐膈. 음식이 목구멍으로 잘 넘어가지 못하거나 넘어가도 위에까지 내려가지 못하고 이내 토하는 병증) 환자, 체력 저하로 변비에 시달리는 노년층, 성장기 어린이에게도 아주 좋다.

| 성질과 맛은 어때요? 어디에 좋은가요? |

우유는 성질이 평온하고 단맛이 나며, 위경(胃經), 폐경(肺經), 심경(心經)의 기능을 왕성하게 한다.

| 주요 성분은 무엇인가요? |

우유에는 지방, 탄수화물, 회분, 칼슘, 인, 망간, 철, 요오드, 마그네슘, 아연, 비타민 A, 비타민 C, 티아민, 리보플래빈, 니코틴산 등의 성분이 함유되어 있다. 카제인(casein) · 알부민 · 글로불린 등의 단백질도 들어 있다.

│ 주의할 사항이 있나요? │

우유에 알레르기가 있는 사람, 유당 분해 효소 결핍증과 갈락토오스 혈증같이 특수한 증상이 있는 사람은 절대 먹어서는 안 된다. 배가 더부룩하거나 묽은 변을 보는 사람, 습한 기운으로 가래가 많이 나고 잘 체하는 사람은 우유를 마시지 않는 것이 좋다. 급성 췌장염이나 급성 담낭염을 앓는 기간에도 먹으면 안 된다. 만성 궤양성 결장염 환자나 위 절제 수술을 한 사람도 우유를 멀리하는 것이 좋다.

│ 어떤 음식과 궁합이 맞나요? │

우유는 산사나무 열매, 귤, 오매(烏梅. 덜 익은 매실을 훈증한 것) 등의 산성 과일과 상극이므로 함께 먹으면 안 된다. 항생제 약품과도 함께 먹지 않도록 주의한다.

│ 영양 성분이 얼마나 들어 있나요? │

우유에 함유된 단백질은 동물성 단백질에 속하고, 두유에 함유된 단백질은 식물성 단백질이다. 우유의 철 함유량은 두유의 4분의 1에 불과하다. 따라서 우유를 항상 마시는 사람은 다른 고(高)칼슘 식품을 통해 칼슘을 보충해야 한다. 그렇지 않으면 우유 때문에 '우유 빈혈'이 생길 수 있다.

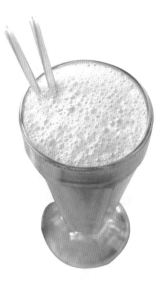

생강 부추 우유 수프

준비할 재료 | 우유·부추 각 250g, 생강 25g.

만드는 방법 | 1. 부추와 생강을 따로 깨끗이 씻어 부추는 적당한 길이로 자르고 생강은 얇게 저며 썬다.

2. 손질한 부추와 생강을 함께 찧어 깨끗한 면으로 즙을 짠다.

3. 부추·생강즙과 우유를 냄비에 넣고 끓이면 완성이다.

효능 | 위장을 따뜻하고 튼튼하게 하며, 진액을 만들고 장을 부드럽게 해준다.

주의 사항 | 위장이 차가워서 생긴 궤양, 만성 위염, 위통, 오심과 구토에 좋다.

생강즙 우유

준비할 재료 | 우유 300㎖, 생강즙 5g.

만드는 방법 | 1. 우유와 생강즙을 용기에 담고 설탕을 적당히 넣는다.

2. 뚜껑을 덮고 끓이면 완성이다.

효능 | 중초(中焦)를 따뜻하게 하고 허한 기운을 북돋우며, 위장을 따뜻하게 하고 구토를 멎게 하는 효과가 있다.

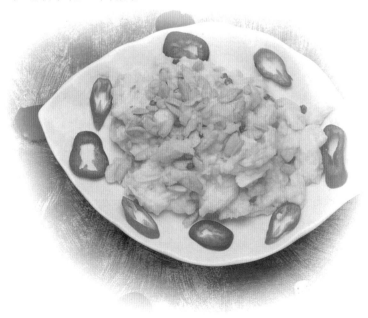

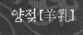 양젖 [羊乳]

┃ 어떤 효과가 있나요? ┃

양젖은 원기를 회복시키고 허한 기를 보하며, 혈을 기르고 건조함을 없앤다. 아울러 폐를 윤택하게 하여 기침을 멎게 하는 효과가 있다.

┃ 어떤 사람에게 적합할까요? ┃

양젖은 당뇨병·만성 신장염 환자, 몸과 마음이 허한 허로(虛勞) 증상이 있는 사람, 영양 부족이거나 기혈이 부족한 사람에게 적합하다. 폐결핵·기침·객혈 등의 증상을 보이는 사람에게도 효과적이다.

┃ 성질과 맛은 어때요? 어디에 좋은가요? ┃

양젖은 성질이 따뜻하고 단맛이 나며, 신경(腎經), 폐경(肺經), 심경(心經)의 기능을 왕성하게 한다.

┃ 주요 성분은 무엇인가요? ┃

양젖에는 단백질, 지방, 탄수화물, 회분, 칼슘, 인, 철, 티아민, 리보플래빈, 니코틴산, 비타민 A, 비타민 C 등의 성분이 함유되어 있다.

┃ 주의할 사항이 있나요? ┃

특별히 주의해야 할 사항이 없다.

| 어떤 음식과 궁합이 맞나요? |

오랫동안 위통을 앓아 온 사람은 양젖과 우유를 반씩 섞어 끓인 후 매일 아침 공복에 마시면 큰 효과를 거둘 수 있다.

| 영양 성분이 얼마나 들어 있나요? |

우유보다 양젖에, 산양 젖보다 면양 젖에 단백질과 지방이 더욱 풍부하게 들어 있다. 따라서 고지혈증을 앓는 사람은 양젖보다는 우유를 자주 많이 마시는 것이 좋다. 산양 젖과 면양 젖의 지방산은 포화지방산으로, 팔미트산이 가장 풍부하게 들어 있다. 산양유는 미리스트산(myristic acid), 데칸산(decanoic acid) 등을 면양 젖보다 더 많이 함유하고 있고, 불포화 지방산 중에는 올레인산이 가장 많이 들어 있다.

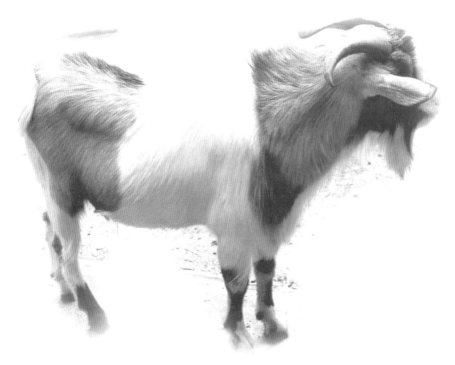

백출 양젖 죽

준비할 재료 | 양젖 250g, 백출 20g, 멥쌀 80g.

만드는 방법 | 1. 양젖을 냄비에 넣고 끓여 두고, 백출은 곱게 가루를 낸다.

2. 쌀을 씻어 냄비에 담고 물을 적당히 부어 백출 가루를 넣고 끓인다.

3. 센 불에서 한소끔 끓고 나면 약한 불로 낮추어 죽이 될 때까지 천천히 끓인다.

4. 마지막에 양젖과 설탕을 넣고 잘 젓는다.

효능 | 혈을 기르고 건조함을 없애며, 위장을 튼튼하게 하고 진액을 만드는 효과가 있다.

주의 사항 | 각종 위암에 좋다.

마 양젖 수프

준비할 재료 | 양젖 500㎖, 마 가루 50g.

만드는 방법 | 1. 양젖을 팔팔 끓인 뒤 마 가루와 벌꿀을 약간 넣는다.

2. 골고루 저은 뒤 살짝 끓여 주면 완성이다.

효능 | 기운을 북돋고 혈을 기르며, 폐를 윤택하게 하고 허한 기운을 보충하는 효과가 있다.

양젖 죽

준비할 재료 | 양젖 500㎖, 멥쌀 50g.

만드는 방법 | 1. 쌀을 깨끗이 씻어 물을 적당히 부어 죽을 끓인다.

2. 죽이 다 되어 갈 때쯤 양젖과 설탕을 넣고 계속 끓인다.

3. 죽이 한 번 크게 끓어오르면 완성이다.

효능 | 혈을 기르고 건조함을 없애며, 기운을 북돋고 허한 곳을 보하는 효과가 있다.

주의 사항 | 몸이 허하거나 냉해서 생긴 구토와 위통에 좋다.

| 어떤 효과가 있나요? |

요구르트는 진액을 만들고 갈증을 해소하며, 허한 기운을 채워주고 식욕을 돋운다. 또 장을 윤택하게 하고 통변 효과도 있으며, 혈중 지방을 낮추고 항암 작용도 한다.

| 어떤 사람에게 적합할까요? |

요구르트는 중·노년층의 동맥 경화·관상 동맥 경화·지방간·변비에 시달리는 사람에게 적합하다. 몸이 허약하고 기혈이 부족하며, 영양이 부족한 사람에게도 좋다. 암 환자, 특히 소화기 계통 암 환자에게 효과가 좋으며, 위축성 위염·위산 과다인 사람에게도 효과적이다. 뿐만 아니라 요구르트를 먹으면 피부가 매끈하고 부드러워져 미용과 건강을 함께 원하는 사람에게 적격이다.

| 성질과 맛은 어때요? 어디에 좋은가요? |

요구르트는 성질이 평온하고 신맛과 단맛이 나며, 위경(胃經), 폐경(肺經), 심경(心經)의 기능을 왕성하게 한다.

| 주요 성분은 무엇인가요? |

요구르트는 성분이 우유와 비슷하나 당분이 좀 많은 편이다.

| 주의할 사항이 있나요? |

위산 과다인 사람은 먹지 않는 것이 좋다.

 이촌박사의 조언

요구르트의 독소 배출 효과

요구르트에 들어 있는 비피더스균, 락토바실루스 아시도필루스 (actobacillu sacidophilus) 유산균은 장의 유동 운동을 촉진시키므로 변비를 예방하거나 변비 증상을 완화시킨다. 락토바실루스 아시도필루스는 또 몸에 해로운 부패한 균을 쫓아내므로 유해 물질이 남지 않는다. 유산균은 유해 세균의 활동을 억제하고 간장 해독의 부담을 줄여 주기 때문에 간장 보호 기능도 한다.

최근 의학 연구팀의 연구 결과에 따르면, 요구르트가 장속의 부패균 성장을 억제하고, 요구르트에 체내에서 콜레스테롤을 합성하는 환원 효소를 억제하는 활성 물질이 들어 있는 것으로 밝혀졌다. 또 체내 면역 체계를 자극해 적극적인 요소를 조절해 암세포를 방어하는 데도 효과적인 것으로 나타났다. 요구르트를 자주 먹으면 영양 성분 섭취에도 좋고 동맥 경화 · 관상 동맥 경화 · 암 예방과 치료도 할 수 있다. 요구르트는 아기들에게 우유를 대체할 수 있는 아주 이상적인 식품으로 소화 흡수도 잘되고 성장 발육을 돕는다.

| 식이 요법 |

요구르트 과일 샐러드

준비할 재료 | 요구르트 100g, 키위 1개, 사과 1개, 방울토마토 5개.

만드는 방법 | 1. 키위와 사과를 깨끗이 씻은 뒤 껍질을 벗겨 네모나게 자른다.

2. 방울토마토는 씻은 뒤 꼭지를 따고 반으로 자른다.

3. 준비한 과일을 그릇이나 접시에 담고 요구르트를 끼얹어 잘 버무린다.

효능 | 떨어진 기운을 보충하고 식욕을 돋우며, 체내의 진액을 만들어 갈증을 해소하고 장을 부드럽게 하여 통변 효과가 있다.

딸기 요구르트

준비할 재료 | 요구르트 200g, 딸기 5개.

만드는 방법 | 1. 딸기를 깨끗이 씻어 꼭지를 제거한 뒤 썰어 믹서에 넣고 간다.

2. 믹서에 간 딸기를 꺼내어 요구르트와 벌꿀을 약간 넣고 잘 섞어 주면 완성이다.

효능 | 체내의 진액을 만들어 갈증을 해소하며, 위장을 튼튼하게 하고 기운을 북돋아 주는 효과가 있다.

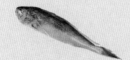

수산물류
水產物類

· 수산물은 우수 단백질이 적정 비율로 풍부하다. 다시 말해, 지방 함유량은 낮은 반면 칼슘이나 인·
  철 등의 무기질은 가득 들었다. 소화 흡수가 잘되어서 특히 어린이나 나이 드신 분들이 먹으면 좋다.
· 수산물은 우리 몸에 꼭 필요한 필수 지방산 EPA(eicosapentaenoic acid), DHA(docosahexaenoic acid)의 보
  고寶庫이다. 이 지방산은 몸에서는 생성되지 않으므로 반드시 해산물을 통해 섭취해야 한다. 아울러
  소화 흡수가 잘 될 뿐만 아니라 콜레스테롤을 걱정할 필요도 없다.
· 수산물에 함유된 불포화 지방산은 혈중 지방 농도를 떨어뜨리고 혈전이 생기는 것을 막아 준다. 또
  한 뇌 기능을 향상시키고 노화를 늦추는 장수 식품이다.
· 수산물에는 레시틴이 가득 함유되어 있다. 레시틴은 뇌신경 전달 물질인 아세틸콜린acetylcholine의
  주요 공급원이다. 그래서 수산물을 많이 섭취하면 기억력과 분석력이 향상되고, 뇌세포의 노화를
  막아 젊음을 유지할 수 있다.

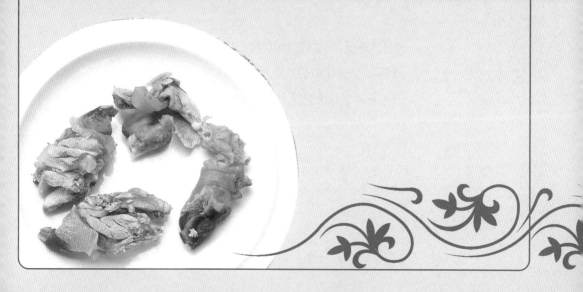

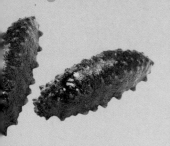

해삼[海蔘]

| 어떤 효과가 있나요? |

해삼은 혈을 기르고 정력을 강화하며, 신장을 튼튼하게 하고 정력을 왕성하게 하는 효과가 있다. 양기를 따뜻하게 하고 여성의 생리를 조절할 뿐만 아니라 태아를 보호하며, 노화 예방에도 효과적이다.

| 어떤 사람에게 적합할까요? |

해삼은 당뇨병·간염·신장염·폐결핵·신경 쇠약 증상을 보이는 사람에게 좋다. 이 밖에도 심신이 피로하고 허해 체력이 저하된 사람, 기혈이 부족한 사람, 영양 상태가 불량한 사람, 병을 앓은 후나 출산 후 몸이 허약해진 사람에게 적합하다. 그리고 임산부나 여성 환자, 신장의 양기가 부족한 사람, 발기 불능이거나 정액이 새는 남성, 소변을 자주 보거나 장이 건조해 변비 증세가 있는 사람에게도 뛰어난 효과가 있다. 고혈압·고지혈증·관상 동맥 경화·동맥 경화 환자 및 항암 약물 치료나 방사선 치료를 받은 환자, 수술을 받은 환자, 혈우병 환자, 쉽게 출혈이 생기는 사람, 중·노년층에게도 효과가 좋다.

| 성질과 맛은 어때요? 어디에 좋은가요? |

해삼은 성질이 따뜻하고 짠맛이 나며, 신경(腎經)과 심경(心經)의 기능을 왕성하게 한다.

| 주요 성분은 무엇인가요? |

해삼은 당류, 지방, 칼슘, 인, 철, 소량의 요오드와 바나듐을 함유하고 있다. 이 밖에도 해삼에는 점액 단백질(mucoprotein), 당단백질 (glycoprotein) 등이 포함된 단백질이 함유되어 있는데, 이 단백질에는 아르기닌·히스티딘(histidine)·리신 등의 아미노산이 들어 있다.

| 주의할 사항이 있나요? |

비만 환자, 감기가 완전히 낫지 않은 사람, 설사를 하거나 변이 묽은 사람은 절대 해삼을 먹지 않도록 주의한다.

| 어떤 음식과 궁합이 맞나요? |

고혈압·혈관 경화 환자는 해삼에 얼음사탕을 넣어 고아 마시면 좋고, 당뇨병을 앓는 사람은 해삼과 함께 돼지 췌장 부위와 마를, 그리고 허한 기력을 회복해야 하는 산모나 환자는 해삼과 함께 족발이나 양고기를 고아 마시면 좋다. 이밖에도 변비로 고생하는 노인 환자는 해삼에 흰 목이나 돼지 대장을 넣고 끓여 먹으면 효과가 좋다.

| 영양 성분이 얼마나 들어 있나요? |

신체가 너무 허약해서 보약을 복용해도 아무 효과가 없고 오히려 입마름, 입술 건조, 번열, 불면증 등의 증세를 보이는 사람들은 해삼, 전복, 부레 등을 먹는 것이 좋다. 해삼은 차지도 않고 건조하지도 않으며 중성이어서 사계절 언제나 부담 없이 먹을 수 있다. 또한 해삼은 전복이나 부레보다 영양가가 높고, 노화를 지연시켜 젊음을 유지하는 데도 뛰어난 효과가 있다. 해삼은 인삼과 마찬가지로 강장 작용을 한다.

돼지고기 해삼 찜

준비할 재료 | 해삼 30g, 돼지 살코기 100g.

만드는 방법 | 1. 해삼을 물에 불린 뒤 적당한 두께로 저며 썰고, 돼지 살코기는 씻어서 채 썬다.

2. 냄비에 물을 끓여 채 썬 고기를 넣고 끓어오르면 거품을 제거한다.

3. 여기에 손질한 해삼을 넣고 잠시 끓이다가 소금, 조미료, 파를 넣으면 완성이다.

효능 | 정력을 왕성하게 하고 혈을 기르며, 장을 부드럽게 해 배변이 수월해지는 효과가 있다.

주의 사항 | 혈이 부족해 생긴 변비에 좋다.

해삼 돼지 대장 찜

준비할 재료 | 해삼 100g, 돼지 대장 250g, 검은 목이 150g.

만드는 방법 | 1. 해삼을 물에 불린 뒤 씻어 적당한 두께로 썰고, 돼지 대장은 소금으로 씻어 알맞은 길이로 썬다.

2. 검은 목이를 물에 불려 꼭지를 떼고 깨끗이 씻어 잘게 찢어 둔다.

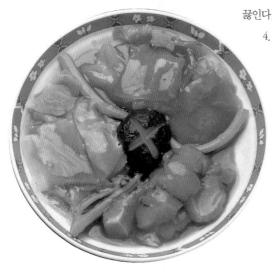

3. 손질한 해삼, 돼지 대장, 검은 목이를 함께 냄비에 넣고 물을 부어 끓인다.

4. 돼지 대장이 푹 익을 때까지 약한 불에서 천천히 익힌 뒤 소금으로 간을 한다.

5. 하루에 한 번 먹는다.

효능 | 혈을 기르고 신장을 보하며, 정력을 왕성하게 하고 건조함을 없앤다.

주의 사항 | 음기가 허하거나 장이 건조해서 걸린 변비에 좋다.

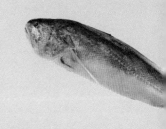

조기 [石首魚]

| 어떤 효과가 있나요? |

조기는 비장을 튼튼하게 하고 정력 강화에 좋으며, 식욕을 돋우고 기운을 북돋운다. 눈을 맑게 하고 심신 안정에 효과적이다.

| 어떤 사람에게 적합할까요? |

조기는 고혈압·고지혈증·동맥 경화 환자에게 좋다. 비장과 위장이 허약해 식욕이 떨어지고 조금만 먹어도 금방 배가 부르거나 잘 체하는 사람에게 효과적이다. 뿐만 아니라 발기 불능이나 조루증·빈혈·불면증 환자, 어지럼증이 있는 사람, 산후 체력이 떨어지거나 몸이 많이 허약해진 산모가 먹으면 좋은 효과를 거둘 수 있다.

| 성질과 맛은 어때요? 어디에 좋은가요? |

조기는 성질이 평온하고 단맛이 나며, 위경(胃經)과 신경(腎經)의 기능을 왕성하게 한다.

| 주요 성분은 무엇인가요? |

조기에는 지방, 당, 단백질, 칼슘, 인, 철분, 요오드, 비타민 B1, 비타민 B2, 니코틴산이 함유되어 있다.

| 주의할 사항이 있나요? |

알레르기 체질·피부병·림프 결핵·암·천식·부스럼·홍반성 낭창 등 고질병을 앓고 있는 사람들은 모두 섭취를 금한다.

BONUS

큰 조기와 작은 조기의 뇌에는 작은 흰색 돌멩이가 두 개 들어 있는데 한의학에서는 이것을 '어뇌석(魚腦石)'이라 하여 비뇨기 계통 결석을 치료하는 데 탁월한 약으로 이용하고 있다. 어뇌석을 잘게 부수어 한 번에 1~3g씩, 하루에 두 번 따뜻한 물에 타서 먹는다.

조기는 해삼과 함께 먹으면 신장이 허해서 생긴 발기 불능, 조루증 치료에 효과가 좋다. 하지만 한약재인 형개(荊芥)와 절대 같이 먹지 않도록 주의한다.

| 영양 성분이 얼마나 들어 있나요? |

신선한 조기는 알레르기성 질병을 일으키기 쉬운 식품이고 신선한 민물 청어는 알레르기성 질병을 일으키기 쉬운 식품에 속하지 않는다. 하지만 이 두 생선은 염장법을 거치면 정반대로 바뀌는데 청어는 알레르기 반응을 일으키는 식품으로, 조기는 알레르기 반응을 일으키지 않는 식품으로 성질이 변한다. 재미있고 신기한 이런 현상을 조기는 먹는 사람이라면 상식으로 알아두는 것이 좋다.

| 식이 요법 |

조기 죽

준비할 재료 | 조기 살 150g, 햄 10g, 순채 50g, 찹쌀 100g.

만드는 방법 | 1. 조기 살을 작게 깍둑썰기 하고 순채는 끓는 물에 데친 뒤 그릇에 담아 둔다.

2. 찹쌀을 깨끗이 씻어 냄비에 담고 물 1,000㎖를 부어 센 불에서 끓인다.

3. 찹쌀이 푹 퍼질 때쯤 조기 살, 다진 파, 다진 생강, 다진 햄을 넣고 계속 끓인다.

4. 조미료, 후춧가루로 간을 하고 순채에 담긴 그릇에 담아낸다.

효능 | 식욕을 돋우고 기운을 북돋아 주며, 눈을 맑게 하고 신경을 안정시키는 데 효과적이다.

주의 사항 | 위·십이지장궤양, 폐결핵에 좋다.

조기 해삼 찜

준비할 재료 │ 조기 살 125g, 물에 불린 해삼 125g, 햄 10g, 육수 300㎖, 계란 1개.

만드는 방법 │ 1. 햄을 먼저 쪄서 아주 잘게 썰고, 파는 적당한 길이로 썬다.

2. 녹말가루와 물을 1:1 비율로 잘 저어 놓는다.

3. 조기 살과 해삼을 씻어 조금 두껍게 썰고, 계란을 그릇에 풀어 둔다.

4. 팬에 기름을 둘러 달군 뒤 파를 넣고 볶아 향을 낸 뒤 맛술, 육수, 해삼, 조기 살, 후추를 넣고 끓인다.

5. 끓고 나면 파를 건져 내고 조미료, 소금, 물에 개어 둔 녹말가루를 넣고 걸쭉하게 만든다. 여기에 계란 풀어 놓은 것을 천천히 다 넣은 다음 큰 그릇에 담아낸다.

6. 마지막으로 돼지기름, 소금에 절여 말린 돼지고기를 다져 위에 뿌려 준다.

효능 │ 식욕을 돋우고 비장을 튼튼하게 하며, 원기를 회복하고 심신을 안정시키는 효과가 있다.

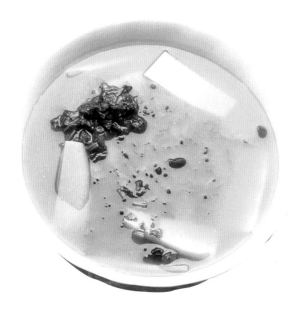

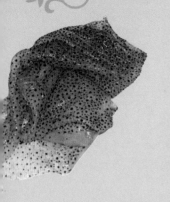

해파리 [海蜇]

| 어떤 효과가 있나요? |

해파리는 체한 것을 내려 주고 장을 부드럽게 하며, 열을 내리고 가래를 없애는 효과가 있다.

| 어떤 사람에게 적합할까요? |

해파리는 고혈압 환자나 머리가 어지럽고 눈이 침침한 사람, 답답하고 갈증을 느끼는 사람에게 적합하다. 급·만성 기관지염 환자, 기침 천식 환자, 가래가 심하거나 누런색 가래가 나오는 사람에게도 효과적이다. 단순한 갑상선종 환자나 습관성 변비로 고생하는 사람이 먹으면 좋을 뿐만 아니라 숙취 해소 효과도 뛰어나다.

 이杰박사의 조언

위장 보호 방법(8)

치아를 보호하라. 치아가 튼튼하면 입맛이 좋아지고 식욕도 왕성해진다. 치아가 튼튼해야 음식물을 충분히 씹을 수 있으며, 그에 따라 분비되는 타액도 증가해 소화를 돕는다. 그뿐만 아니라 음식물이 위장으로 넘어간 뒤에도 영양 물질이 우리 몸에 쉽게 흡수되고 노폐물과 유해 물질도 체외로 쉽게 빠져나가는 작용을 한다.

| 성질과 맛은 어때요? 어디에 좋은가요? |

해파리는 성질이 평온하고 짠맛이 나며, 간경(肝經)과 신경(腎經)의 기능을 왕성하게 한다.

| 주요 성분은 무엇인가요? |

해파리에는 단백질, 지방, 탄수화물, 회분, 칼슘, 인, 철, 요오드, 비타민 B1, 비타민 B2, 니코틴산, 콜린 등의 성분이 함유되어 있다.

| 주의할 사항이 있나요? |

비장과 위장이 허하고 찬 사람은 해파리 섭취를 피해야 한다. 익히지 않은 해파리를 바로 먹는 것은 좋지 않다. 해파리는 수분을 많이 함유하고 있으며, 두꺼운 껍질과 몸체에 독소를 함유하고 있기 때문에 먹기 전에 소금과 백반을 혼합한 물에 담가 두었다가 씻어서 물기를 제거하는 작업을 3회 정도 실시하면 독소를 완전히 제거할 수 있다.

⎮어떤 음식과 궁합이 맞나요?⎮

해파리는 고혈압, 폐에 열이 나고 천식과 기침이 있을 때 올방개와 함께 먹으면 좋다. 하지만 번데기, 설탕과는 함께 먹지 않는다.

⎮ 식이 요법 ⎮

해파리냉채

준비할 재료⎮해파리 채 썬 것 200g.

만드는 방법⎮1. 물에 불린 해파리의 껍질을 깨끗이 씻어 끓는 물에 데친 뒤 수분을 제거한다.

2. 적당히 식은 해파리를 채 썰어 소금, 조미료, 다진 마늘, 참기름, 식초를 넣고 잘 버무린다.

효능⎮열을 내리고 장의 활동을 활발하게 하며, 체한 것을 내리고 담을 삭이는 효과가 있다.

해파리 죽

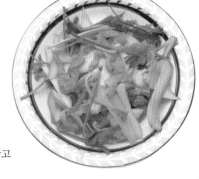

준비할 재료⎮해파리 100g, 올방개 100g, 백설탕 150g, 찹쌀 100g.

만드는 방법⎮1. 해파리는 가늘게 채 썰어 찬물에 담가 이물질을 제거한 다음 물기를 뺀다.

2. 찹쌀, 올방개, 해파리를 함께 냄비에 넣고 찬물을 부어 센 불에서 끓인다.

3. 한 번 끓고 나면 약한 불로 줄여 묽어질 때까지 끓이다가 설탕을 넣고 골고루 저어 주면 요리가 완성된다.

효능⎮열을 내리고 담을 삭이며, 체한 것을 내리고 장을 부드럽게 하는 효과가 있다.

붕어(鯽魚)

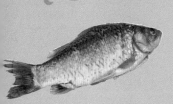

| 어떤 효과가 있나요? |

붕어는 기를 북돋고 비장을 튼튼하게 하며, 소변을 잘 보게 하고 구토를 멈추게 할 뿐만 아니라 산모의 젖을 잘 돌게 하는 효과가 있다.

| 어떤 사람에게 적합할까요? |

붕어는 장과 위의 기가 허하거나 입맛이 떨어지는 사람에게 적합하다. 다양한 원인으로 몸이 부은 사람, 산후 수유량이 부족한 산모, 이 밖에도 영양 상태가 불량하거나 기혈이 부족한 사람, 홍역 초기 어린이에게 효과가 있고 홍역 치유가 늦을 때 먹어도 좋다.

| 성질과 맛은 어때요? 어디에 좋은가요? |

붕어는 성질이 평온하고 단맛이 나며, 위경(胃經), 대장경(大腸經), 비경(脾經)의 기능을 왕성하게 한다.

| 주요 성분은 무엇인가요? |

붕어에는 단백질, 지방, 당류, 무기 염류, 비타민 B군, 비타민 A, 니코틴산 등의 성분이 함유되어 있다.

| 주의할 사항이 있나요? |

붕어는 허한 기를 보충하고 기운을 북돋아 주는 효과가 있어서 모든 사람에게 다 좋고, 특별히 주의해야 할 사항은 없다.

| 어떤 음식과 궁합이 맞나요? |

수종이 있을 때, 특히 만성 신장염이나 신 증후군(腎症候群. nephrotic syndrome)으로 몸이 부었을 때 팥과 함께 먹으면 아주 좋고, 홍역을 앓는 어린이는 붕어에 고수나 두부를 넣어 끓여 먹으면 빨리 낫는다. 출산 후 젖이 잘 나오지 않을 때는 나팔꽃 나물이나 콩나물과 함께 달여 마시면 그 효과가 뛰어나다. 붕어는 마늘, 고추냉이, 돼지 간, 닭고기, 꿩 고기, 사슴 고기와 상극이다. 뿐만 아니라 한약재인 후박나무 껍질과 함께 요리하지 않도록 주의한다.

BONUS

붕어는 젖을 돌게 하고 홍역을 치료하는 효과가 있다. 그래서 일각에서는 알레르기성 질병을 일으키는 식품이라고 주장하는데 이는 잘못된 생각이다.

틸라피아(tilapia)라고 하는 민물고기가 있는데 원산지는 아프리카이다. 붕어와 생긴 모습이 흡사해 '아프리카 붕어'라고 부르기도 하는 이 고기는 영양 성분도 붕어와 비슷하다. 관련 사항은 붕어를 참조하면 된다.

| 식이 요법 |

부추 붕어 탕

준비할 재료 | 붕어 1마리(약 200g), 부추 적당량.

만드는 방법 | 1. 붕어는 내장과 비늘을 제거한 뒤 깨끗이 씻고 부추를 붕어 뱃속에 넣는다.

2. 붕어를 뚜껑이 있는 그릇에 담아 물, 간장, 소금을 넣고 뚜껑을 덮는다.

3. 30분 정도 찜통에서 찌고 나면 생선살과 국물을 함께 먹는다.

4. 하루에 한 번 먹는다.

효능 | 열을 내리고 독소를 제거하며, 비장을 튼튼하게 하고 기운을 북돋운다.

주의 사항 | 식체로 생긴 복통, 트림, 메스꺼움, 변비, 치질에 좋다.

붕어 찜

준비할 재료 | 붕어 1마리(약 1kg), 필발(蓽茇. 후춧과의 풀의 열매를 말린 것으로 맛이 맵고 열이 있는 약재이며, 속을 덥게 하고 흥분을 가라앉히는 데 쓰인다) · 사인 · 진피 · 후추 각 10g.

만드는 방법 | 1. 붕어의 비늘, 아가미, 내장을 제거하고, 필발, 사인, 진피, 후추, 고추, 파, 소금, 간장을 붕어 뱃속에 넣는다.

2. 팬에 기름을 두르고 달군 뒤 붕어를 굽다가 물을 적당히 붓는다.

3. 국물이 줄어들면서 걸쭉해지면 완성이다.

4. 공복에 먹는 것이 좋다.

효능 | 비장을 튼튼하게 하고 위장을 따뜻하게 하며, 열을 내리고 설사를 멎게 하는 효과가 있다.

주의 사항 | 비장과 위장이 허하고 차가워서 생긴 만성 설사와 만성 이질에 좋다.

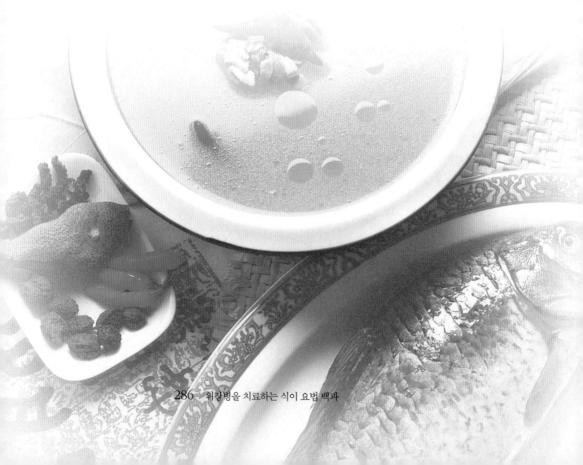

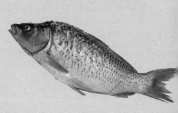
잉어[鯉魚]

| 어떤 효과가 있나요? |

잉어는 소변을 잘 보게 하고 부기를 없애며, 비장을 튼튼하게 하고
식욕을 돋운다. 또 기침을 멎게 하고 천식을 다스릴 뿐만 아니라 태
아를 안정시켜 유산을 막고 젖을 잘 돌게 한다. 열을 내리고 체내의
독소를 제거해 주는 효과도 있다.

| 어떤 사람에게 적합할까요? |

잉어는 기침이나 천식을 앓는 사람, 간에 열이 많고 황달 증상이 있
는 사람, 신장염이나 간경화로 몸이 부은 사람, 심장이 허하거나 영
양실조로 몸이 붓는 사람이 먹으면 좋다. 몸이 심하게 부었거나 태
동이 불안한 임신부, 산후 젖이 나오지 않는 여성에게 효과적이다.

| 성질과 맛은 어때요? 어디에 좋은가요? |

잉어는 성질이 평온하고 단맛이 나며, 신경(腎經)과 비경(脾經)의
기능을 왕성하게 한다.

| 주요 성분은 무엇인가요? |

잉어에는 단백질, 지방, 칼슘, 인, 철, 비타민 A, 비타민 B, 니코틴산
등의 성분이 함유되어 있다.

BONUS

경험에 의하면, 잉어의 몸통 양쪽
에 있는 가는 힘줄은 요리하기 전
에 제거하는 것이 좋다.

| 주의할 사항이 있나요? |

경험에 의하면, 잉어를 알레르기성 질병을 일으키기 쉬운 식품이라
고 보았기 때문에 감염성 열병 · 옹저(癰疽)나 정저(疔疽) 같은 악성
종기 · 유행성 이하선염(볼거리) 등의 계절성 전염병, 암 · 림프 결
핵 · 천식 · 홍반성 낭창 · 버거병(buerger's disease. 폐색성 혈전 혈
관염) · 마른버짐 · 만성 두드러기 · 습진 등의 증상을 보이는 사람
은 잉어를 먹지 못하게 했다.

| 어떤 음식과 궁합이 맞나요? |

잉어와 팥을 함께 요리해서 먹으면 수종 치료에 효과적이다. 하지만
개고기, 아욱과는 상극이므로 같이 먹지 않는 것이 좋다. 한약재인
천문동이나 주사(朱砂)와도 함께 먹지 않도록 유의한다.

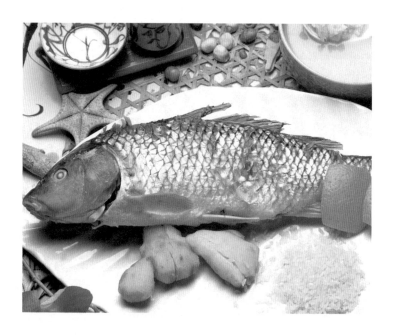

찹쌀 진피 잉어 찜

준비할 재료 | 찹쌀 50g, 진피 1조각, 잉어 1마리(약 500g), 미주(쌀로 빚은 술) 2스푼.

만드는 방법 | 1. 잉어를 씻어 생강으로 닦아 놓은 팬에 얹고 기름을 둘러 굽는다.

2. 깨끗이 씻은 찹쌀, 진피, 구운 잉어, 생강을 함께 용기에 넣고 물을 적당히 넣은 다음 뚜껑을 덮는다.

3. 찜통에 넣고 센 불에서 30분 동안 찌다가 약한 불로 낮추어 3시간 정도 더 찐다.

4. 마지막에 미주로 간을 맞추면 완성이다.

효능 | 비장을 튼튼하게 하고 위장의 기운을 북돋우며, 기의 흐름을 원활하게 하고 가래를 삭이는 효과가 있다.

주의 사항 | 만성 위염에 좋다.

부죽 팥 잉어 찜

준비할 재료 | 부죽(腐竹. 두부를 봉상(棒狀)으로 말아 자른 것) · 팥 각 100g, 잉어 1마리(약 500g).

만드는 방법 | 1. 잉어는 아가미, 내장을 제거한 뒤 깨끗이 씻어 팬에 넣고 튀겨 둔다.

2. 부죽을 씻어서 수분을 뺀 뒤 적당한 길이로 잘라 팬에 튀겨 둔다.

3. 팥, 생강, 풋마늘을 따로 씻어 두고, 생강을 껍질을 벗긴 뒤 얇게 저며 썬다.

4. 생강과 풋마늘을 먼저 볶고 맛술을 넣은 다음 팥과 튀겨 놓은 부죽에 물을 붓고 15분 정도 끓인다.

5. 여기에 잉어를 넣고 푹 익을 때까지 천천히 끓이다가 소금으로 간을 한다.

효능 | 비장을 튼튼하게 하고 식욕을 돋우며, 혈을 보하고 몸을 튼튼하게 하는 효과가 있다.

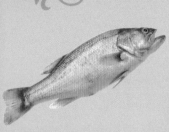

농어[鱸魚]

| 어떤 효과가 있나요? |

농어는 간장과 신장의 기운을 보하고 북돋우며, 비장을 튼튼하게 하고 기를 북돋운다. 임산부의 뱃속에 든 아기를 편안하게 하며, 기침을 멎게 하고 가래를 삭이는 데 효과적이다.

| 어떤 사람에게 적합할까요? |

농어는 비장과 위장이 허한 사람, 영양 상태가 부실한 사람, 간장과 신장의 기가 부족한 사람, 허리가 쑤시고 다리에 힘이 없는 사람에게 적합하다. 몸이 허약해 임신 기간에 태동이 불안하거나 부종이 심한 여성이 농어를 먹으면 좋은 효과를 거둘 수 있다.

| 성질과 맛은 어때요? 어디에 좋은가요? |

농어는 성질이 평온하고 단맛이 나며, 간경(肝經), 신경(腎經), 비경(脾經)의 기능을 왕성하게 한다.

| 주요 성분은 무엇인가요? |

농어에는 단백질, 지방, 탄수화물, 당류, 회분, 칼슘, 안, 철분, 리보플래빈, 비타민 A, 비타민 B 등이 함유되어 있다.

| 주의할 사항이 있나요? |

농어는 피부병이나 부스럼이 있는 사람은 먹지 않는 것이 바람직하다.

| 영양 성분이 얼마나 들어 있나요? |

경험에 의하면, 농어는 치즈와 맞지 않으므로 함께 요리하지 않도록
주의한다.

| 영양 성분이 얼마나 들어 있나요? |

가공하지 않은 농어를 많이 먹으면 부스럼을 유발한다는 설이 있다.
소금에 절여서 말려 먹으면 아무런 문제가 없다. 이 점은 조기와 비
슷하다.

| 식이 요법 |

황기 농어 찜

준비할 재료 | 농어 1마리(약 500g), 황기 30g.

만드는 방법 | 1. 농어는 비늘, 아가미, 내장을 제거하고, 황기는 길쭉하게 찢어
둔다.

2. 손질한 농어와 황기를 용기에 담아 깨끗한 물을 적당히 붓고 90분 정도 천천히
끓인다.

3. 황기를 건져 내고 소금으로 간을 하면 완성이다.

효능 | 비장을 튼튼하게 하고 위장의 기운을 북돋우며, 기운을 북돋고 소화를 돕
는다.

주의 사항 | 어린아이의 소화 불량에 좋다.

위장 보호 방법(9)

약을 함부로 먹지 마라. 대부분의
약은 위장 질환 환자에게 좋지 않
다. 염화칼륨, 에리드로마이신
(erythromycin) 아스피린, 글루코
코티코이드(glucocorticoid) 및 레
세르핀(reserpine)이 들어간 혈압
강하제는 모두 위 점막에 자극을
줄 뿐만 아니라 위 손상을 가져와
궤양을 일으키기도 한다. 따라서
위장 질환을 앓고 있는 사람은 병
원이나 약국을 찾을 때 자신의 상
태를 미리 약사나 의사에게 말해
두는 것이 좋다.

연잎 농어 찜

준비할 재료 | 연잎 1장, 농어 1마리.

만드는 방법 | 1. 연잎은 깨끗이 씻고, 농어는 잡아서 비늘과 내장을 제거하고 깨끗
이 손질한다.

2. 찜통에 연잎을 평평하게 깔고, 그 위에 농어를 얹는다.

3. 얇게 저며 썬 생강을 잉어 위에 올리고, 뚜껑을 닫아 센 불에서 10분 정도 찐다.

4. 찐 잉어를 꺼내고 물은 버린다.

5. 조미료, 간장, 잘게 썬 파, 땅콩기름을 팬에 넣어 볶아 낸 것을 농어 위에 뿌린다.

효능 | 비장을 튼튼하게 하고 기운을 북돋우며, 기침을 멎게 하고 가래를 없애는 데
효과적이다.

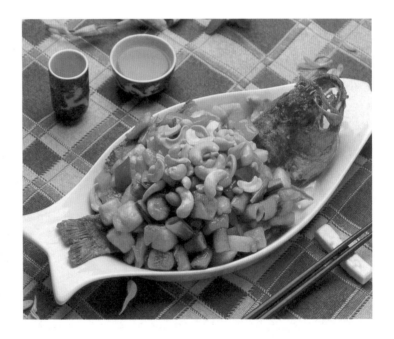

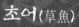

초어(草魚)

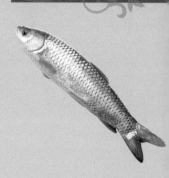

| 어떤 효과가 있나요? |

초어는 위장을 따뜻하게 하고 중초(中焦)를 편안하게 하며, 허한 기운을 채워 주고 풍을 없애는 효과가 있다.

| 어떤 사람에게 적합할까요? |

초어는 비장과 위장의 기운이 허하거나 위장이 냉해서 항상 속이 불편한 사람에게 적합하다. 허약 체질이거나 영양 상태가 양호하지 못한 사람에게도 효과적이다.

| 성질과 맛은 어때요? 어디에 좋은가요? |

초어는 성질이 따뜻하고 단맛이 나며, 위경(胃經)과 비경(脾經)의 기능을 왕성하게 한다.

| 주요 성분은 무엇인가요? |

초어에는 단백질, 지방, 회분, 칼슘, 인, 철, 비타민 B1, 비타민 B2, 니코틴산이 함유되어 있다.

| 주의할 사항이 있나요? |

특별히 주의해야 할 사항이 없다.

BONUS

초어는 위장을 따뜻하게 하고 중초(中焦)를 편안하게 하며, 기운을 북돋고 풍을 없앤다. 단맛이 나고 유독 성분이 없어 '알레르기성 질병을 일으키지 않는 식품'에 속한다. "초어를 많이 먹으면 부스럼이 생긴다." 는 옛말은 과학적인 근거가 없는 속설이다.

사인 초어 탕

준비할 재료 | 초어 1마리, 사인 · 백두구(白荳蔻. 빛깔이 흰 육두구) 각 3g.

만드는 방법 | 1. 초어의 비늘, 아가미, 내장을 제거한 뒤 사인, 백두구와 함께 냄비에 넣는다.

2. 물을 적당히 붓고 약한 불에서 천천히 끓인다.

3. 소금으로 간을 해서 국물과 생선을 함께 먹는다.

효능 | 위장을 따뜻하게 하고 기의 흐름을 원활하게 하며, 체한 것을 내려가게 하고 소화를 돕는다.

주의 사항 | 위장이 냉해 생긴 위통에 좋다.

초어 창자 계란 찜

준비할 재료 | 초어 창자 150g, 계란 2개.

만드는 방법 | 1. 초어의 창자를 깨끗이 씻어 적당한 길이로 자른 뒤 계란과 후추를 넣고 찐다.

2. 며칠 동안 꾸준히 먹는 것이 좋다.

효능 | 기운을 북돋고 중초(中焦)를 편안하게 하며, 위장을 따뜻하게 하고 허한 기를 보해 준다.

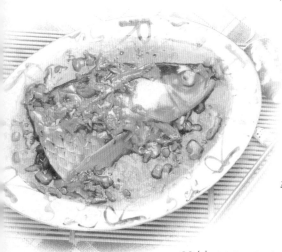

파 초어 탕수

준비할 재료 | 초어 1마리, 생강 20g, 파 2뿌리, 식초 · 간장 각 2큰 술.

만드는 방법 | 1. 초어의 창자를 깨끗이 씻어 적당한 길이로 자른 뒤 계란과 후추를 넣고 찐다.

2. 며칠 동안 꾸준히 먹는 것이 좋다.

효능 | 중초(中焦)를 따뜻하게 하고 위장을 편안하게 하며, 폐를 튼튼하게 하고 기운을 북돋아 주는 효과가 있다.

주의 사항 | 만성 위염에 좋다.

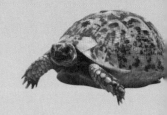

| 어떤 효과가 있나요? |

거북은 신장을 튼튼하게 하고 정력을 강화하며, 음기를 보충하고 혈을 기르는 효과가 있다.

| 어떤 사람에게 적합할까요? |

거북은 기혈이 부족한 사람, 영양실조 상태인 사람, 육체노동을 한 후 뼈에 열이 나고 쑤시는 사람, 폐결핵으로 계속 기침을 하고 객혈 증상이 있는 사람에게 적합하다. 당뇨병·말라리아가 오랜 기간 완치되지 않거나 육체노동을 한 후에 말라리아가 재발한 사람에게도 효과가 있다. 이 밖에도 출산 후 산모가 건강을 회복하지 못할 때, 자궁 탈출이나 탈항 증상이 있을 때 먹으면 건강이 빨리 회복된다. 아울러 암으로 고생하는 환자, 방사선 치료나 약물 치료로 원기와 음기가 상한 환자, 온몸에 열이 오르거나 가슴이 답답해 잠을 이루지 못하는 사람, 손바닥과 발바닥에 열이 나 뜨겁거나 입안과 목구멍이 마르거나 혓바닥이 붉고 설태가 적은 사람에게도 좋다. 몸이 허약해 밤에 소변을 못 가리는 어린아이에게도 효과가 좋다. 음기가 허하고 혈에 열이 생겨 뼛속에 열이 나고 쑤시거나, 토혈·객혈을 하거나 코피를 흘리는 사람에게도 효과적이다.

| 성질과 맛은 어때요? 어디에 좋은가요? |

거북은 성질이 평온하고 단맛과 짠맛이 나며, 간경(肝經)과 신경(腎經)의 기능을 왕성하게 한다.

| 주요 성분은 무엇인가요? |

거북에는 단백질, 지방, 당류, 비타민 B1, 비타민 B2, 니코틴산, 케라틴(keratin) 등의 성분이 함유되어 있다.

| 주의할 사항이 있나요? |

임산부에게는 거북 고기가 좋지 않으므로 먹지 않는다.

| 어떤 음식과 궁합이 맞나요? |

폐결핵으로 피를 토하는 사람은 거북 고기와 동충하초, 더덕을 함께 먹으면 효과가 좋다.

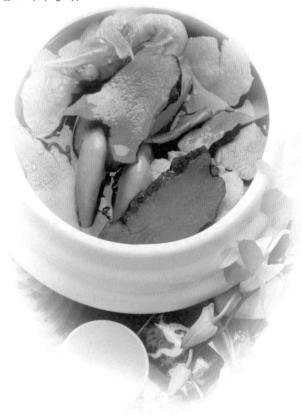

양 위장 거북 찜

준비할 재료 | 양 위장 1개, 늙은 거북 1마리.

만드는 방법 | 1. 양 위장을 깨끗이 씻어 작게 깍둑썰기 하고, 거북은 머리, 꼬리, 발톱 및 내장을 제거한 뒤 적당한 크기로 썬다.

2. 손질한 양 위장과 거북 고기, 후춧가루, 파, 생강, 맛술을 냄비에 함께 넣는다.

3. 여기에 물을 적당히 부어 센 불에서 한소끔 끓인 뒤 약한 불로 낮추어 40~60분 정도 천천히 삶는다.

4. 마지막에 소금으로 간을 맞춘다.

효능 | 정력을 왕성하게 하고 신장을 튼튼하게 하며, 기운을 북돋고 통증을 없애는 효과가 있다.

주의 사항 | 만성 위염에 좋다.

지각 거북 고기 찜

준비할 재료 | 거북 고기 250g, 지각(枳殼. 탱자나무 열매를 말린 것) 15g.

만드는 방법 | 1. 손질을 끝낸 거북 고기를 적당한 크기로 자르고 난 뒤 지각과 함께 냄비에 넣는다.

2. 물을 적당히 부어 센 불에서 한소끔 끓인 뒤 약한 불로 낮추어 고기가 완전히 익을 때까지 천천히 익힌다.

3. 지각을 건져 내고 소금으로 간을 한다.

4. 국물과 고기를 함께 먹는다.

5. 하루에 한 번 먹는다.

효능 | 위장을 튼튼하게 하고 기운을 북돋우며, 음기를 보충하고 혈을 기르는 효과가 있다.

주의 사항 | 위하수에 좋다.

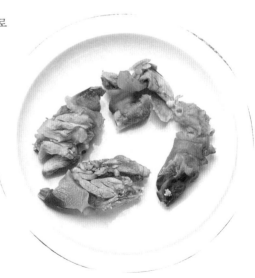

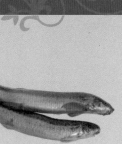

미꾸라지 [鰍魚]

| 어떤 효과가 있나요? |

미꾸라지는 비장과 위장을 따뜻하게 하고 중초(中焦)의 기운을 북돋우며, 몸속의 습하고 나쁜 기운을 없앤다. 치질을 치료하고 몸이 허해서 나는 땀을 없앨 뿐만 아니라 황달이나 발기 불능을 치료하는 효과가 있다.

| 어떤 사람에게 적합할까요? |

미꾸라지는 몸이 허약한 사람이나 비장과 위장의 기가 허하고 냉한 사람, 영양 상태가 부실한 사람, 몸이 허해 땀을 많이 흘리는 어린이, 중·노년층 환자, 심·뇌혈관 질환을 앓는 사람에게 좋다. 이 밖에도 암 환자, 급·만성 황달 간염 환자, 갈증을 심하게 느끼는 당뇨 환자, 발기 불능·치질 환자, 옴에 걸려 피부가 심하게 가려운 사람이 먹으면 뛰어난 효과를 거둘 수 있다.

| 성질과 맛은 어때요? 어디에 좋은가요? |

미꾸라지는 성질이 평온하고 단맛이 나며, 비경(脾經)과 폐경(肺經)의 기능을 왕성하게 한다.

| 주요 성분은 무엇인가요? |

미꾸라지에는 단백질, 지방, 탄수화물, 회분, 칼슘, 인, 철과 다양한 비타민이 함유되어 있다.

| 주의할 사항이 있나요? |

특별히 주의해야 할 사항이 없다.

| 어떤 음식과 궁합이 맞나요? |

민간에서는 습열(濕熱)로 황달 증상이 나타나는 사람과 당뇨 환자에게 미꾸라지와 두부를 함께 먹여 치료했다. 미꾸라지와 마늘에 소금 간을 하지 않고 끓여 먹으면 몸의 부기를 빼는 데 뛰어난 효과가 있다.

| 영양 성분이 얼마나 들어 있나요? |

미꾸라지는 영양가가 풍부한 식품으로, 일반 어류와 비교해도 손색이 없다. 비타민 B1 함유량은 붕어, 조기, 새우보다 3~4배 가량 더 많고, 비타민 A와 비타민 C 함유량 역시 다른 어류보다 풍부하다. 이 밖에도 산란기의 미꾸라지는 시금치보다 더 철을 풍부하게 함유하고, 비타민 B2 성분도 다른 동물의 간보다 훨씬 많다. 모유 수유가 부족한 산모가 미꾸라지를 고아 먹으면 잉어보다 더 뛰어난 효과를 거둘 수 있다.

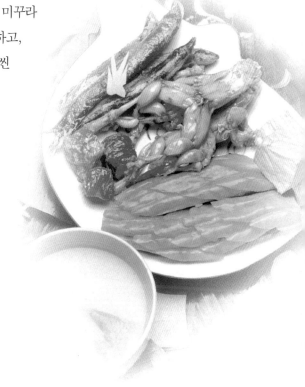

현대 연구에 따르면, 미꾸라지는 암을 극복할 수 있도록 도와주는 이상적인 식품이자 간을 보호하는 약이기도 하다. 황달 치료에 빠른 효과가 있으며 아미노기 전이 효소(aminotrans-ferase) 수치를 낮춰 준다. 특히 급성 간염에 뛰어난 효과가 있어 간 기능의 신속한 회복을 돕는다. 그리고 미꾸라지는 지방 함유량이 낮을 뿐만 아니라 콜레스테롤 함유량도 아주 낮다. 또 EPA와 유사한 불포화 지방산을 함유하고 있어서 혈관의 노화를 지연시킨다. 이 물질은 노화를 예방하는 중요한 물질로, 노년층 및 심혈관 질환 환자에게 아주 이롭다. 현재 일본에서는 미꾸라지가 '물속의 인삼'으로 불리며 많은 사랑을 받고 있다.

| 식이 요법 |

미꾸라지 연잎 가루

준비할 재료 | 미꾸라지 10마리, 마른 연잎 60g.

만드는 방법 | 1. 미꾸라지를 그늘진 곳에서 말린 후 머리와 꼬리를 제거하고 숯에 구워 가루를 낸다.

2. 연잎은 가늘게 빻는다.

3. 두 가루를 골고루 섞는다.

4. 하루에 두 번, 한 번 먹을 때 6g씩 따뜻한 물에 타서 마신다.

효능 | 기운을 북돋고 위장을 따뜻하게 하며, 습한 기운을 없애고 허한 기운을 채워 준다.

미꾸라지 두부찌개

준비할 재료 | 미꾸라지 500g, 두부 250g.

만드는 방법 | 1. 미꾸라지를 대나무 광주리에 담아 뚜껑을 덮고 끓는 물을 부어 잡는다.

2. 찬물에 미꾸라지를 넣고 끈적거리는 점액을 깨끗이 없앤 뒤 아가미와 내장을 제거해 손질한다.

3. 미꾸라지를 5cm 크기로 잘라 두부, 생강과 함께 냄비에 넣고 물을 적당량 붓는다.

4. 센 불에서 끓이다가 소금, 맛술로 간을 하고, 약한 불로 낮추어 30분 정도 더 끓인다.

5. 미꾸라지가 완전히 익으면 참기름을 살짝 뿌려 마무리한다.

효능 | 중초(中焦)를 보하고 기운을 북돋우며, 열을 내리고 소변을 잘 보게 하는 데 효과적이다.

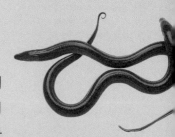

드렁허리[鱔魚]

| 어떤 효과가 있나요? |

드렁허리는 근육과 뼈를 튼튼하게 하고 허하고 손상된 기운을 보해 주며, 류머티즘을 없애 주는 효과가 있다.

| 어떤 사람에게 적합할까요? |

드렁허리는 당뇨병·고지혈증·관상 동맥 경화·동맥 경화 환자에 게 좋다. 아울러 몸이 허약하거나 기와 혈이 부족한 사람, 영양 상태가 불량한 사람, 기가 허한 사람, 탈항(脫肛)·자궁 탈수·출혈을 동반한 내치질 환자가 먹어도 효과가 있다. 아울러 근육과 뼈마디가 쑤시는 사람, 다리에 힘이 없고 류머티즘 통증이 있는 사람에게도 탁월하다.

| 성질과 맛은 어때요? 어디에 좋은가요? |

드렁허리는 성질이 따뜻하고 단맛이 나며, 간경(肝經)과 신경(腎經)의 기능을 왕성하게 한다.

| 주요 성분은 무엇인가요? |

드렁허리는 단백질, 지방, 탄수화물, 칼슘, 인, 철, 비타민 A, 비타민 B, 니코틴산 등의 성분을 함유하고 있다.

| 주의할 사항이 있나요? |

드렁허리는 피부 질환을 앓고 있거나 지병·고질병이 있는 사람은 절대 먹지 않는다. 감염성 질환이 있는 사람도 먹지 않는 것이 좋다.

| 식이 요법 |

황기 드렁허리 찜

준비할 재료 | 드렁허리 250g, 황기 30g.

만드는 방법 | 1. 드렁허리의 내장과 머리를 제거한 뒤 씻어 적당한 길이로 썰어 끓는 물에 데쳐 비린내와 점액을 제거한다.

2. 손질한 드렁허리, 깨끗이 씻은 황기, 생강을 함께 냄비에 넣고 물을 적당히 부어 끓인다.

3. 센 불에서 한소끔 끓인 뒤 약한 불로 낮추어 90분 정도 계속 끓인다.

4. 황기를 건져서 내버리고, 미리 개어 둔 올방개에 넣어 걸쭉하게 되면 간을 한다.

효능 | 중초(中焦)를 보하고 기운을 북돋우며, 비장을 튼튼하게 하고 혈을 기르는 데 효과적이다.

주의 사항 | 비장과 위장의 기운이 허약해 생긴 궤양 환자, 상 소화기 출혈 후 기혈이 약해진 환자에게 좋다.

양파 드렁허리 볶음

준비할 재료 | 드렁허리 300g, 양파 150g, 풋고추 50g, 홍고추 50g, 당근 5g.

만드는 방법 | 1. 드렁허리를 손질한 후 깨끗하게 씻어 적당한 크기로 잘라 둔다.

2. 양파, 풋고추, 홍고추, 생강, 당근을 모두 얇게 저며 썬다.

3. 냄비에 물을 끓여 드렁허리를 삶고 물기를 뺀다.

4. 팬에 기름을 두르고 생강, 당근, 양파, 청홍고추를 볶는다.

5. 여기에 드렁허리와 청주를 넣고 소금, 조미료, 참기름, 후춧가루를 첨가해 골고루 섞는다.

6. 미리 개어 둔 녹말가루를 넣어 걸쭉하게 만들고, 그 위에 파를 뿌린다.

효능 | 기를 다스리고 중초(中焦)를 편안하게 하며, 위장을 튼튼하게 하고 소화를 돕는 효과가 있다.

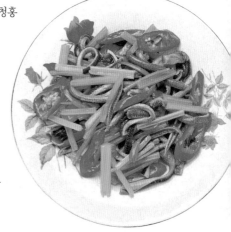

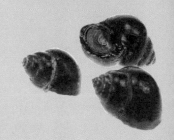

| 어떤 효과가 있나요? |

우렁이는 더위를 쫓고 몸속의 열을 내리며, 눈을 맑게 하고 소변을
잘 보게 할 뿐만 아니라 갈증을 다스리는 효과가 있다.

| 어떤 사람에게 적합할까요? |

우렁이는 당뇨병으로 소갈 증상이 있는 사람, 건조증으로 음기가 허
하고 입이 마르는 사람, 암·황달 환자, 몸이 붓는 사람에게 좋다.
이 밖에도 소변이 잘 나오지 않는 경우, 각기병 환자, 치질로 변에 피
가 섞여 나올 때, 풍열로 눈이 충혈되어 붓고 아플 때, 고지혈증·관
상 동맥 경화·동맥 경화·지방간·비만증 환자, 여름철에 체온이
올라 종기가 생길 때, 정창(疔瘡. 증세가 위중한 부스럼)이 붓고 아
플 때 먹으면 모두 뛰어난 효과를 거둘 수 있다.

| 성질과 맛은 어때요? 어디에 좋은가요? |

우렁이는 성질이 차갑고 단맛과 짠맛이 나며, 위경(胃經), 대장경(大
腸經), 방광경(膀胱經)의 기능을 왕성하게 한다.

| 주요 성분은 무엇인가요? |

우렁이는 단백질이 풍부한 반면에 지방 함유량은 적다. 다양한 무기
염류가 함께 들어 있는데, 그중에 칼슘 함유량이 단연 최고이며,
인·철 성분도 들어 있다. 비타민 A, 비타민 B1, 비타민 B2도 풍부
하다.

| 주의할 사항이 있나요? |

우렁이는 산후 몸조리를 하는 산모에게는 좋지 않다. 그리고 비장이 허하고 묽은 변을 보는 사람, 위장이 냉하고 통증이 있는 사람, 감기가 완전히 낫지 않는 사람은 우렁이를 먹지 않는다. 이 밖에 생리 기간이 다가오는 여성과 특히 냉증성 생리통을 앓는 여성은 절대 먹으면 안 된다.

| 어떤 음식과 궁합이 맞나요? |

우렁이와 생강, 고추, 사인을 듬뿍 넣어 요리하면 우렁이의 찬 성질을 줄이고 식욕을 돋우는 효과가 있다. 우렁이와 부추는 찰떡궁합으로 예부터 민간에서 즐겨 먹었다. 반면에 우렁이는 동아, 참외, 목이, 당류와는 상극이므로 함께 요리해서는 안 된다. 이 밖에도 한약재로 쓰이는 합개(蛤蚧. 도마뱀과의 하나로 한방에서 기침, 허파, 사기(邪氣) 따위의 약제로 쓴다) 및 옥시테트라사이클린(oxytetracycline) 성분이 들어 있는 식품과는 함께 먹지 않도록 주의한다.

| 영양 성분이 얼마나 들어 있나요? |

우렁이에 함유된 영양 성분과 구성은 계란, 오리 고기, 거위 고기, 돼지고기보다 우수하고, 또 붕어, 해삼, 오징어, 가물치에도 절대 뒤지지 않는다. 특히 우렁이는 칼슘과 비타민 B1이 풍부해서 칼슘이 부족한 중·노년층과 각기병으로 고생하는 사람들에게 아주 효과가 뛰어나다.

술 우렁이 볶음

준비할 재료 | 우렁이 700g, 포도주나 황주(黃酒) 40㎖.

만드는 방법 | 1. 우렁이를 깨끗이 씻은 뒤 뾰족한 부분을 가위로 잘라 낸다.

2. 팬에 기름을 두르고 달군 뒤 손질한 우렁이를 볶는다.

3. 우렁이 막이 떨어질 때까지 볶다가 포도주, 파, 생강을 넣고 계속 볶는다.

4. 소금과 간장을 넣고 물을 적당히 부어 10분 정도 끓인다.

5. 마지막에 후춧가루를 뿌린다.

효능 | 체내의 습한 기운을 없애고 독소를 제거하며, 열을 내리고 소변을 잘 나오게
하는 효과가 있다.

주의 사항 | 치질, 탈항, 위산 과다에 좋다.

모과 우렁이 볶음

준비할 재료 | 모과 100g, 우렁이 200g, 홍고추 50g, 깻잎 20g.

만드는 방법 | 1. 우렁이를 깨끗이 씻고, 모과와 홍고추는 마름모 모양으로 썬다.

2. 생강은 적당한 두께로 썰고 파는 적당한 길이로 썬다.

3. 물이 끓으면 생강과, 맛술, 깻잎, 소금, 조미료를 먼저 넣은 다음 우렁이를 넣고
잠깐 끓인다.

4. 모과와 홍고추도 뜨거운 물에 살짝 익힌다.

5. 팬에 기름을 두르고 달군 뒤 생강을 볶아 향을 낸 다
음 우렁이, 모과, 홍고추를 넣고 맛술, 소금, 조미료,
육수, 참기름, 후춧가루를 넣고 골고루 볶는다.

6. 마지막에 물에 갠 녹말가루를 넣고 걸쭉하게
만든 뒤 파를 넣고 한 번 더 볶는다.

효능 | 열을 내리고 위장을 튼튼하게 하며, 소
변을 잘 나오게 하고 갈증을 해소하는 효과가
있다.

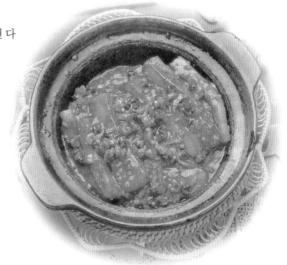

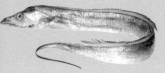

갈치 [帶魚]

┃ 어떤 효과가 있나요? ┃

갈치는 위장을 따뜻하게 하고 피부에 윤기를 더해 주며, 기운을 북돋고 간의 영양분을 보충해 주는 효과가 있다.

┃ 어떤 사람에게 적합할까요? ┃

갈치는 급성 간염 환자, 위장이 차고 기가 허한 사람, 식욕이 없는 사람에게 적합하다. 또한 몸이 허약해 머리가 어지럽거나 숨이 가쁜 사람, 기력이 없는 사람, 영양 부족인 사람에게도 효과가 좋다. 건조한 피부나 미용에도 좋은 식품이다.

┃ 성질과 맛은 어때요? 어디에 좋은가요? ┃

갈치는 성질이 따뜻하고 단맛이 나며, 위경(胃經)의 기운을 왕성하게 한다.

┃ 주요 성분은 무엇인가요? ┃

갈치에는 단백질, 지방, 티아민, 리보플래빈, 비타민 A, 니코틴산, 칼슘, 인, 철, 요오드 등이 함유되어 있다. 특히 갈치 비늘에는 구아닌 (guanine) 성분이 함유되어 있다.

| 주의할 사항이 있나요? |

갈치는 마른버짐·신경성 피부염 등과 같은 피부 질환이 있는 사람은 피하는 것이 좋다. 또한 암·천식·홍반성 낭창·림프 결핵 등 고질병으로 고생하는 사람, 옹종(擁腫)이나 정창(疔瘡) 등의 감염성 질환을 앓고 있는 사람은 먹지 않는다.

| 영양 성분이 얼마나 들어 있나요? |

갈치는 고영양가 식품으로 100g에 7.4g의 지방이 함유되어 있는데 다른 생선류보다 월등히 높은 수치다. 하지만 불포화 지방산이 많고 지방산의 탄소 고리가 길기 때문에 불포화 지방산을 생성해 내기 좋은 환경을 가지고 있다. 이런 불포화 지방산은 콜레스테롤 수치를 낮춰 주는 작용을 한다. 갈치의 단백질은 수조기나 전어보다 풍부한 데다 모두 우수 단백질이다.

| 식이 요법 |

약전국 갈치 찜

준비할 재료 | 갈치 500g, 약전국(찌거나 삶은 후 발효시킨 콩. 豆豉) 6g.

만드는 방법 | 1. 갈치의 비늘과 내장을 제거한 뒤 씻어 적당한 크기로 토막을 낸다.

2. 약전국을 냄비에 넣고 생강, 진피, 후추, 물을 부어 끓인다.

3. 끓기 시작하면 갈치를 넣고 약한 불에서 갈치가 푹 익을 때까지 천천히 끓인다.

효능 | 간장을 튼튼하게 하고 위장을 따뜻하게 하며, 기운을 북돋고 소화를 돕는다.

주의 사항 | 소화 불량, 식욕 부진, 복통에 좋다. 알레르기성 질병을 앓는 환자는 먹지 않도록 한다.

BONUS

근대 연구 결과에 의하면, 갈치의 은백색 유지 층에 항암 성분인 6-치오구아닌(thioguanine)이 함유되어 있어 백혈병·위암·림프 종양 환자에게 효과가 있는 것으로 밝혀졌다. 그러나 고대 의사나 민간에서는 갈치를 바다 비린내가 나는, 알레르기성 질병을 일으키는 식품으로 보고, 잘 낫지 않는 악성 종기 등 고질병을 유발한다고 여겼다. 따라서 암 환자는 먹기 전에 신중히 고려해야 하며 그렇지 않을 경우 병에 걸리거나 병세를 더욱 악화시킬 우려가 있다고 본다.

황기 갈치 찜

준비할 재료 | 갈치 1kg, 황기 50g, 볶은 지각(枳殼) 15g.

만드는 방법 | 1. 갈치의 머리, 아가미, 내장을 제거한 뒤 씻어 토막을 내고 팬에 살짝 구워 둔다.

2. 황기와 지각을 씻어 가루를 낸 다음 깨끗한 거즈에 담고 묶는다.

3. 갈치, 약재를 담은 거즈를 냄비에 넣고 소금, 생강, 파, 맛술, 물을 적당히 넣고 중불에서 30분 정도 익힌다.

4. 약재를 담은 거즈와 파, 생강을 건져 낸 다음 간을 한다.

효능 | 양기를 상승시키고 중초(中焦)를 편안하게 해주며, 간장을 튼튼하게 하고 식욕을 돋운다.

주의 사항 | 위하수, 오랜 설사, 탈항에 좋다.

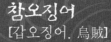

참오징어
[갑오징어. 烏賊]

| 어떤 효과가 있나요? |

참오징어는 혈을 기르고 정력을 왕성하게 해주며, 간장과 신장의 기운을 보해 주는 효과가 있다.

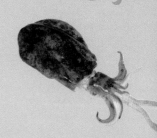

| 어떤 사람에게 적합할까요? |

참오징어는 음기가 허하고 혈이 부족한 사람에게 적합하다. 특히 여성에게 효과적이다. 여성 생리 불순 또는 생리 과다, 기능성 자궁 출혈, 냉·대하증, 산전 및 산후에 자주 먹으면 좋다.

| 성질과 맛은 어때요? 어디에 좋은가요? |

참오징어는 성질이 평온하고 짠맛이 나며, 간경(肝經)과 신경(腎經)의 기능을 왕성하게 한다.

| 주요 성분은 무엇인가요? |

참오징어에는 단백질, 지방, 탄수화물 등이 함유되어 있다.

| 주의할 사항이 있나요? |

천식·림프 결핵·홍반성 낭창·만성 신장염·암·피부 가려움증(소양증) 질환 등 잘 낫지 않는 병을 앓고 있는 환자에게는 금물이다.

| 어떤 음식과 궁합이 맞나요? |

참오징어는 무와 함께 삶아 먹는다. 한약재인 도인과 함께 오래 익
혀 먹으면 몇 개월 동안 생리를 하지 않는 무월경증 치료에 좋다.

| 식이 요법 |

도인 참오징어 찜

준비할 재료 | 참오징어 1마리, 도인(桃仁. 복숭아씨의 알맹이) 30g.

만드는 방법 | 1. 참오징어를 깨끗이 씻어 적당한 크기로 자르고, 도인과 함께 냄비
에 넣는다.

2. 물을 붓고 참오징어가 푹 익을 때까지 천천히 익힌다.

3. 마지막에 소금으로 간을 한다.

효능 | 정력을 왕성하게 하고 기의 흐름을 조절하며, 혈액 순환을 돕고 어혈을 제거
한다.

주의 사항 | 어혈로 생긴 위·십이지장 궤양에 좋다.

참오징어 뼈 백급 선식

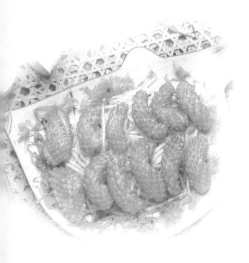

준비할 재료 | 참오징어 뼈 20g, 백급(白芨. 자란(紫蘭)의 뿌
리) 10g.

만드는 방법 | 1. 참오징어 뼈와 백급을 곱게 가루를 낸다.

2. 찬물에 가루를 타서 마신다.

3. 하루에 두 번, 1회에 3g이 적당하다.

효능 | 위산 분비를 억제하고 아픈 통증을 없애며, 지혈 작용
을 하고 설사를 멈춘다.

주의 사항 | 만성 위염, 십이지장 궤양에 좋다. 위통, 트림을
하거나 신물이 넘어오는 경우에 적합하다.

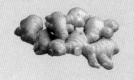

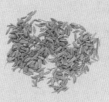

제10장
향신료류
香辛料類

· 향신료는 각종 영양 성분과 미량 원소가 풍부하게 함유되어 있어 신체의 건강을 지켜 준다.

· 향신료는 살균, 지방 분해, 식욕 증진, 소화 촉진 등 다양한 기능을 겸비했다.

· 향신료는 소금 섭취를 줄여 주어서 고혈압에 노출될 위험도 줄여 준다.

· 향신료는 맛을 조절할 수 있으므로 음식을 입맛에 맞게 바꿀 수 있다. 이는 자연스레 식욕을 돋우
  는 효과를 발휘한다.

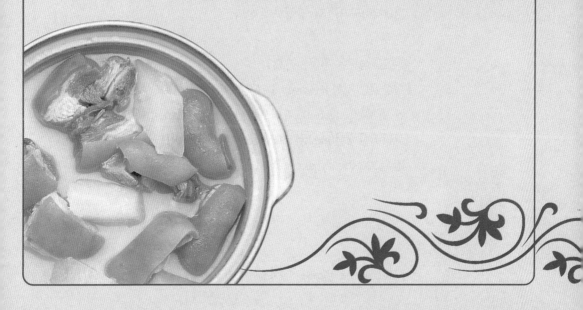

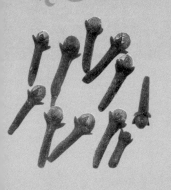

정향(丁香. clove)

| 어떤 효과가 있나요? |

정향은 위장을 따뜻하게 하고 한기를 없애며, 딸꾹질을 멈추고 식욕을 돋울 뿐 아니라 신장을 따뜻하게 하고 허리를 튼튼하게 만드는 효과가 있다.

| 어떤 사람에게 적합할까요? |

정향은 위장이 차가워 생긴 위통·구역질하고 토하는 증상·딸꾹질·맑은 물이 넘어오는 구토 및 한기로 인한 복통 환자에게 적합하다. 신장의 양기가 부족한 사람, 명문(命門. 제2, 제3 허리뼈 극상 돌기 사이에 있는 경혈)의 화기가 쇠퇴한 사람, 허리와 무릎이 쑤시고 차가운 사람, 자궁이 허하고 냉하며 아픈 사람에게 효과가 좋다. 입냄새가 나는 사람도 먹으면 좋다.

| 성질과 맛은 어때요? 어디에 좋은가요? |

정향은 성질이 따뜻하고 매운맛이 나며, 위경(胃經), 신경(腎經), 비경(脾經)의 기능을 왕성하게 한다.

| 주요 성분은 무엇인가요? |

정향에는 정향유(clove oil)가 함유되어 있는데, 정향유의 주요 성분은 유제놀(eugenol), 카리오필렌(caryophyllene), 메틸 n-아밀케톤, 살리실산메틸(methyl salicylate), 벤즈알데하이드(benzaldehyde), 벤질 알코올(benzyl alcohol), 카비콜(chavicol) 등이다.

| 주의할 사항이 있나요? |

위장에 열이 있어 구역질이 나는 사람은 먹지 않는다. 음기가 허해서 속에 열이 있는 사람과 열중 환자도 먹지 않도록 주의한다.

| 어떤 음식과 궁합이 맞나요? |

정향은 진피와 함께 차로 끓여 마시면 위장이 냉해서 생긴 딸꾹질을 치료하고, 생강즙 · 사탕수수 즙과 함께 먹으면 구역질을 없앤다. 경험에 의하면, 정향은 한약재인 울금(鬱金)과 같이 먹어서는 안 된다.

| 영양 성분이 얼마나 들어 있나요? |

정향은 공정향(公丁香)과 모정향(母丁香)으로 나뉘는데 성분이 비슷해서 효과도 크게 차이가 없다. 『본초신편(本草新編)』에, "정향은 암과 수의 구분이 있는데 병을 치료할 때에는 특별히 구분 짓지 않는다."고 기록되어 있다. 정향과 육계(肉桂)는 약용, 식용으로 널리 이용되는 것으로 속을 따뜻하게 하고 한기를 없애며 신장을 따뜻하게 하고 화를 돕는 효과가 있다. 『득배본초(得配本草)』에서는 이 두 가지 식물의 효과에 대해 이렇게 기록하고 있다. "육계의 따뜻한 성질은 땀을 나게 하고 정향의 따뜻한 성질은 위장을 편안하게 만든다."

BONUS

연구 결과에 따르면, 우리 몸에 흡수되어 혈로 들어간 정향이 중추 신경 계통을 자극하여 심장 박동을 빠르게 할 뿐만 아니라 백혈구 수를 증가시킨다고 한다. 이 밖에도 일상생활에서 맛을 가미하는 데 자주 사용되는 오향 가루는 정향, 회향, 계피, 후추, 말린 생강(또는 산내, 팔각, 초과)을 가루로 갈아서 만든 것이다. 다양한 향을 가지고 있어 주로 고기나 생선 요리에 사용되는데 향이 진하고 식욕을 증진시키는 작용을 한다.

정향 주

준비할 재료 | 정향 3개, 황주 50g.

만드는 방법 | 1. 정향을 깨끗이 씻은 뒤 황주와 함께 도자기 컵에 담는다.

2. 찜통에서 10분 정도 찌면 완성이다.

효능 | 위장을 따뜻하게 하고 한기를 없애며, 구토와 설사를 멈추게 하는 효과가
있다.

주의 사항 | 한성(寒性) 위통 · 속 더부룩함 · 구역질 · 구토 및 설사 증상이 있는 사
람에게 좋다.

정향 국수

준비할 재료 | 정향 2g, 오미자 10g, 초과(草果) 1개, 국수 250g.

만드는 방법 | 1. 속을 없앤 초과를 정향, 오미자와 함께 곱게 빻는다.

2. 냄비에 물을 적당히 붓고 끓기 시작하면 국수를 넣는다.

3. 또 다시 끓어오르면 미리 빻아 둔 1의 가루, 후춧가루, 소금, 조미료를 넣는다.

4. 국수가 익으면 완성이다. 국물과 함께 국수를 먹는다.

효능 | 위장을 따뜻하게 하고 장을 부드럽게 하며, 구토와 설사를 멈추게 한다.

주의 사항 | 만성 장염에 좋다.

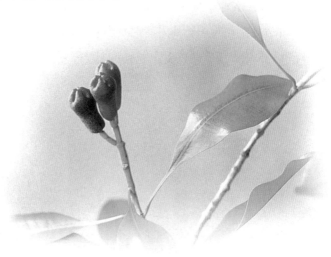

┃ 어떤 효과가 있나요? ┃

생강은 땀을 내고 한기를 없애며, 중초(中焦)를 따뜻하게 하고 구토를 멈춘다. 또 차가운 성질의 가래를 삭이고 생선과 게, 육류의 유독성분을 제거하는 효과가 있다.

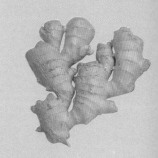

생강(生 薑)

┃ 어떤 사람에게 적합할까요? ┃

생강은 각종 만성 위염 환자, 익히지 않거나 찬 음식을 먹으면 위에 탈이 나는 사람, 위가 차가운 것을 싫어하고 차가우면 물 같은 것을 올리는 사람 등을 포함한, 만성적으로 위가 냉한 사람에게 적합하다. 찬바람으로 인해 감기에 걸려 두통을 호소하거나 온몸이 욱신욱신 쑤시고 아픈 사람, 기침에 희고 끈적끈적한 가래가 나오거나 코가 막히고 콧물이 나는 사람에게 좋다. 또한 아랫배가 냉해서 생기는 여성의 생리통, 생리 기간에 비를 맞아 감기에 걸린 경우, 생리 기간 중의 복통, 아랫배가 차가운 사람에게 적합하다. 자동차나 배를 타면 멀미를 하는 사람은 교통수단을 이용하기 전에 먹으면 효과적이다. 생선, 게, 육류, 식용 버섯을 요리해서 먹을 때 첨가하면 좋다. 생반하(半夏. 천남성과의 여러해살이풀. 끼무릇(pinellia ternata)), 생천남성(天南星. 천남성과의 여러해살이풀. 두여머조자기), 생야생 우엉 등 독이 든 식물을 먹었을 때 익히지 않은 생강을 먹으면 해독 효과가 있다.

┃ 성질과 맛은 어때요? 어디에 좋은가요? ┃

생강은 성질이 따뜻하고 매운맛이 나며, 위경(胃經), 비경(脾經), 폐경(肺經)의 기능을 왕성하게 한다.

| 주요 성분은 무엇인가요? |

생강에는 쇼가올(shogaol), 진지베린(zingiberene), 펠란드렌(phellandrene), 시트랄(ctral), 리날로올(linalool), 보르네올(borneol), 노나날(nonanal) 등의 휘발 성분이 함유되어 있으며, 매운맛을 내는 진저롤(gingerol), 아미노산, 전분, 점액질도 들어 있다. 이 밖에도 칼륨, 마그네슘, 망간, 아연, 셀레늄, 철, 구리, 인 등도 들어 있다.

| 주의할 사항이 있나요? |

음기가 허해 속에 열이 많은 사람, 홍반성 낭창·당뇨병 환자는 먹지 않도록 한다. 또한 속에 열이 많거나 체격이 건장하고 열독이 있는 사람도 먹어서는 안 된다.

| 어떤 음식과 궁합이 맞나요? |

파의 밑동과 함께 끓여서 차 대용으로 마시면 차가운 한기를 치료하며, 양고기와 함께 익혀 먹으면 속이 냉해서 생긴 위장 질환과 생리통 치료에 좋다.

| 영양 성분이 얼마나 들어 있나요? |

신선한 생강은 맵고 성질이 따뜻해서 땀을 내고 위를 따뜻하게 해주며, 차갑고 나쁜 기운을 내쫓는다. 말린 생강은 맵고 성질이 뜨거워 중초(中焦)를 따뜻하게 해주고 한기를 물리치는 데 효과적이다. 특히 비장과 위장이 허약해서 생기는 여러 가지 증상을 치료한다. 볶은 생강은 경혈을 따뜻하게 하고 지혈 효과가 있으며, 생강 껍질은 소변을 잘 나오게 하고 부기를 없애 준다.

| 식이 요법 |

생강 닭

준비할 재료 | 생강 100~250g, 막 울기 시작한 수탉 1마리.

만드는 방법 | 1. 생강을 적당한 크기로 네모나게 썰고 닭도 씻어서 적당한 크기로 토막 낸다.

2. 손질이 끝난 닭과 생강을 냄비에 넣고 처음에는 센 불에서 빨리 한 번 볶고 난 다음 천천히 익힌다.

3. 여기에 기름과 소금을 넣는다.

4. 음식을 만든 당일에 다 먹도록 한다. 격주 또는 보름에 한 번씩 먹는다.

효능 | 습기를 없애고 위장을 따뜻하게 하며, 한기를 없애고 통증을 멈추게 한다.

주의 사항 | 술을 마시는 사람인 경우 닭을 볶을 때 술을 약간 곁들여도 좋다.

생강 개고기 죽

준비할 재료 | 개고기 150g, 생강 10g, 멥쌀 150g.

만드는 방법 | 1. 개고기를 깨끗이 씻어 끓는 물에 넣고 핏물을 뺀 다음 작게 깍둑썰기 한다.

2. 쌀은 씻어 냄비에 넣고 물을 적당히 부어 센 불에서 끓인다.

3. 끓기 시작하면 손질해 둔 개고기, 생강, 파를 넣고 한 번 더 끓인다.

4. 약한 불로 낮추어 40분 정도 고기가 푹 익을 때까지 천천히 익힌다.

5. 마지막에 소금으로 간을 맞추면 완성이다.

효능 | 위장을 따뜻하게 하고 비장을 보하며, 한기를 없애고 구토를 멎게 하는 효과가 있다.

주의 사항 | 만성 위염 및 위장이 냉해서 생긴 위통에 좋다.

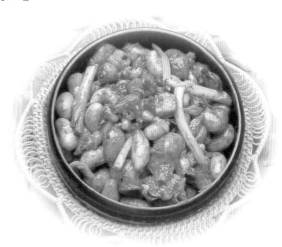

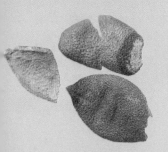

진피
(陳皮, 말린 귤껍질)

| 어떤 효과가 있나요? |

진피는 기의 흐름을 원활하게 하고 식욕을 돋우며, 담을 삭이고 비장을 튼튼하게 만드는 효과가 있다.

| 어떤 사람에게 적합할까요? |

진피는 속이 답답하고 더부룩한 사람이나 식욕이 떨어지고 소화 불량인 사람, 구토를 하거나 딸꾹질을 자주 하는 사람, 고혈압·고지혈증·고콜레스테롤 혈증·관상 동맥 경화·동맥 경화·비만·지방간·담낭염·담결석 환자에게도 좋다. 급·만성 기관지염 환자, 기침을 하고 가래가 많은 사람, 급성 유선염 환자에게도 효과가 좋으며 생선이나 게의 유독 성분을 없애 준다.

| 성질과 맛은 어때요? 어디에 좋은가요? |

진피는 성질이 따뜻하고 쓴맛과 매운맛이 나며, 위경(胃經), 비경(脾經), 폐경(肺經)의 기능을 왕성하게 한다.

| 주요 성분은 무엇인가요? |

진피에는 휘발성 성분, 헤스페리딘(hesperidine), 클립토플라빈(cryptoflavin), 카로틴, 플라보노이드, 비타민 B1, 아스코르브산 등이 함유되어 있다.

| 주의할 사항이 있나요? |

마른기침에 가래가 나지 않거나, 기침할 때 피가 나거나 피를 토하는 사람은 먹지 않는다. 또한 체력이 약하거나 기가 허한 사람, 음기가 허해 몸속에 열이 많은 사람도 삼간다.

┃ 어떤 음식과 궁합이 맞나요? ┃

산사나무 열매와 함께 먹으면 고지혈증 · 지방간 · 비만증에 좋고, 감초와 함께 달여서 먹으면 급성 유선염을 치료하고, 싹을 틔운 쌀이나 싹을 틔운 보리와 함께 끓여 먹으면 식욕 부진이 치료된다.

┃ 식이 요법 ┃

참오징어 진피 죽

준비할 재료 ┃ 참오징어 뼈 12g, 진피 6g, 돼지 살코기 30g, 멥쌀 100g.

만드는 방법 ┃ 1. 재료를 모두 씻은 뒤 함께 냄비에 넣고 물을 적당히 붓는다.

2. 죽이 되게끔 천천히 끓이다가 마지막에 소금으로 간을 한다.

효능 ┃ 비장을 튼튼하게 하고 식욕을 돋우며, 기의 흐름을 원활하게 하고 가래를 삭이는 데 효과적이다.

주의 사항 ┃ 비장과 위장이 허약하거나 판토텐산이 과다한 사람에게 좋다.

돼지 콩팥 진피 만두

준비할 재료 ┃ 돼지 콩팥 2개, 진피 15g.

만드는 방법 ┃ 1. 진피를 가루로 만들고, 돼지 콩팥을 씻어 이물질을 제거한 뒤 잘게 썰어 다진다.

2. 다진 돼지 콩팥에 진피 가루, 후추, 간장을 넣고 잘 버무린다.

3. 이렇게 만든 속으로 만두를 빚어 쪄서 먹는다.

효능 ┃ 위장을 튼튼하게 하고 갈증을 해소하며, 비장을 튼튼하게 하고 이질을 멈추게 하는 데 효과적이다.

주의 사항 ┃ 적백이질(赤白痢疾. 하얀 고름이나 피가 대변에 섞여 나오는 이질)에 좋다.

귤껍질은 외층과 내층으로 나누며, 바깥층을 귤홍(橘紅)이라고 하고 안쪽 층을 귤백(橘白)이라고 한다. 귤홍과 귤백은 모두 먹을 수 있으며, 성질이나 맛, 효능이 비슷하기는 하지만 엄격하게 따지면, 귤홍은 담을 없애고 기의 원활을 돕는 효과가 뛰어나고 귤백은 비장과 위장을 튼튼하게 해주는 효과가 뛰어나다. 한의학의 경험에 의하면 귤껍질은 오래 될수록 매운맛이 너무 강하지 않는 것이 좋다고 해서 '진피(陳皮)'라고 불렀다한다.

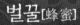

벌꿀[蜂蜜]

어떤 효과가 있나요? |

벌꿀은 허한 기력을 보하고 혈압을 낮춘다. 또한 동맥 경화를 예방하고 심근(心筋)에 영양을 공급해 주며, 간을 보호하는 효과가 있다.

| 어떤 사람에게 적합할까요? |

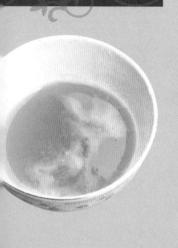

벌꿀은 위·십이지장 궤양 환자 및 산후 혹은 병에 걸린 후 체력 저하로 변비에 시달리는 사람, 장의 수분 부족으로 변비가 생긴 노인에게 적합하다. 고혈압·관상 동맥 경화·비만·심장병·간 질환 환자에게도 효과가 좋다. 폐가 건조하고 기침이 나며 마른기침에 가래가 나지 않는 사람, 성장 발육기에 있는 어린이, 신경 쇠약 증세가 있거나 불면증을 앓는 사람에게도 좋다.

| 성질과 맛은 어때요? 어디에 좋은가요? |

벌꿀은 성질이 평온하고 단맛이 나며, 대장경(大腸經), 비경(脾經), 폐경(肺經)의 기운을 왕성하게 한다.

| 주요 성분은 무엇인가요? |

벌꿀에는 단백질, 녹말, 지방, 포도당, 과당, 자당, 방향족 화합물, 각종 비타민과 효소, 무기 염류가 들어 있으며 아미노산, 유기산, 정유 성분, 콜린 등도 함유되어 있다.

| 주의할 사항이 있나요? |

구토 증상이 있는 사람, 당뇨병 환자, 혈당이 높은 사람은 먹지 않는 것이 좋다. 변이 무른 사람, 만성 피부 습진이 있는 사람도 먹지 않도록 주의한다.

| 어떤 음식과 궁합이 맞나요? |

경험에 의하면, 벌꿀은 생파, 마늘, 줄기 상추, 줄풀, 부추, 생선, 차 및 한약재인 토복령·위령선과 함께 먹지 않는다.

| 식이 요법 |

벌꿀 쇠비름 절임

준비할 재료 | 신선한 쇠비름 1kg, 벌꿀 30g.

만드는 방법 | 1. 쇠비름을 씻어 길쭉한 모양으로 썰어 벌꿀을 넣고 잘 버무린다.

효능 | 열을 내리고 독소를 제거하며, 이질을 멎게 하고 살균 작용을 한다.

주의 사항 | 설사와 이질에 좋다.

인삼 벌꿀 죽

준비할 재료 | 인삼 3g, 벌꿀 50g, 생강즙 5g, 부추 즙 5㎖, 멥쌀 100g.

만드는 방법 | 1. 인삼을 얇게 저며 물에 하룻밤 담가 둔다.

2. 인삼 담가 둔 물과 씻은 쌀을 뚝배기에 같이 넣고 약한 불에서 죽을 끓인다.

3. 죽이 다 되어 가면 벌꿀과 생강즙, 부추 즙을 넣고 잘 젓는다.

4. 조금 더 끓이면 완성이다.

효능 | 중초(中焦)를 조절하고 기운을 북돋우며, 장을 부드럽게 해 배변이 수월해지는 효과가 있다. 근육이 튼튼해지고 피부도 고와진다.

주의 사항 | 기혈이 허해서 생긴 변비에 좋다. 죽을 먹는 동안에는 진한 차나 무를 먹지 않도록 주의한다.

BONUS

벌꿀이 단맛이 나긴 하지만 사탕처럼 살이 찌지 않으며, 오히려 체내에 축적된 지방을 감소시킨다. 또한 사탕처럼 충치나 구강 질환을 일으키지도 않아 어린이 치아 발육에도 크게 문제가 되지 않는다. 벌꿀을 평소에 자주 먹으면 신장 결석과 담결석의 형성을 예방하며 노화를 예방하고 지연시키는 데 효과적이다.

이뿐만이 아니라 병을 일으키는 물질에 대한 저항력을 증강시켜 주는 효과가 확실하기 때문에 조직의 재생 및 회복을 촉진시키고 내분비 및 신진대사를 조절한다. 또한 식욕 증진 효과, 수면 개선 및 성장 발육 촉진 효과가 있어 우리 몸을 튼튼하게 해주는 보건 기능과 치료 효과가 뛰어나다.

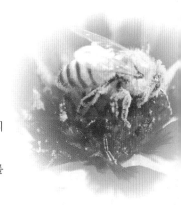

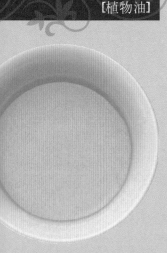

식물성 기름
[植物油]

| 어떤 효과가 있나요? |

식물성 기름은 떨어진 기력을 보충하고 장을 부드럽게 해주는 효과가 있다.

| 어떤 사람에게 적합할까요? |

식물성 기름은 혈관 경화·고혈압·관상 동맥 경화·고지혈증·당뇨병 환자, 간 또는 담 질환을 앓는 사람에게 좋다. 영양 상태가 불량하거나 체구가 작은 데다 체질도 허약한 사람, 또는 기혈이 부족한 사람이 먹으면 좋다. 차(茶) 기름과 참기름은 모든 환자가 먹어도 좋다.

이총박사의 조언

위장 보호 방법(10)

식사 후 산책을 하라. 식사를 한 후 바로 산책을 하는 사람이 있는데 이는, "식사 후 100보를 걸으면 99세까지 산다."라는 말을 잘못 이해한 것이다. 정확한 방법은 식사 후 30분이 지난 뒤 속도도 조금 빨리 하고 힘을 주어 걷는 것이 소화에 도움이 되며, 위장에도 부담이 적다.

| 성질과 맛은 어때요? 어디에 좋은가요? |

식물성 기름은 성질이 따뜻하고 단맛과 매운맛이 난다.

| 주요 성분은 무엇인가요? |

식물성 기름에는 불포화 지방산, 리놀산, 리놀렌산, 아라키돈산(arachidonic acid), 비타민 E, 인지질, 식물성 스테롤이 함유되어 있다.

| 주의할 사항이 있나요? |

급성 장염·이질 환자, 또는 비장이 허해서 장기간 설사를 하거나 변이 무른 환자는 먹지 않는다.

| 식이 요법 |

벌꿀 참기름 음료

준비할 재료 | 벌꿀 50g, 참기름 25g, 물 100㎖.

만드는 방법 | 1. 벌꿀을 도자기 컵에 넣고 젓가락으로 계속 저어 거품을 만든다.

2. 거품이 어느 정도 많이 생기면 참기름을 천천히 넣으면서 잘 섞는다.

3. 끓인 물이 조금 식으면 벌꿀과 참기름 섞은 것을 넣고 골고루 잘 젓는다.

효능 | 독소를 없애고 허한 것을 보충하며, 장을 부드럽게 해 배변이 수월해진다.

주의 사항 | 변비에 좋다.

참기름 파 즙

준비할 재료 | 파의 밑동 10개, 참기름(또는 유채꽃 기름)10㎖.

만드는 방법 | 1. 파의 밑동을 깨끗이 씻어 다져 즙을 짠 뒤 참기름과 잘 섞는다.

2. 공복에 마신다. 하루에 2회, 3일 동안 꾸준히 마신다.

효능 | 위장을 튼튼하게 하고 장을 부드럽게 하며, 통증을 없애고 살균 작용을 한다.

주의 사항 | 복통에 좋다.

콩기름 음료

준비할 재료 | 콩기름 50㎖, 끓인 물 적당량.

만드는 방법 | 1. 따뜻한 물에 콩기름을 타서 마신다.

효능 | 위장을 튼튼하게 하고 장을 부드럽게 하며, 염증을 없애고 통증을 제거하는 효과가 있다.

주의 사항 | 배가 꼬이듯이 아플 때 먹으면 좋다. 설사를 하거나 변이 무른 사람과 콩기름을 먹으면 구토를 하는 사람은 먹지 않는다.

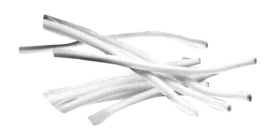

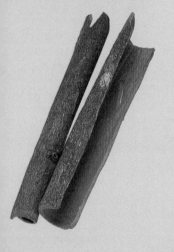

육계(肉桂)

어떤 효과가 있나요? |

육계(5~6년 이상 자란 계수나무의 두꺼운 껍질. 건위제와 강장제로 쓴다)는 중초(中焦)를 따뜻하게 하고 한기를 없애며, 위장을 튼튼하게 하고 비장을 따뜻하게 할 뿐만 아니라 이뇨 작용과 혈액 순환을 돕는 효과가 있다.

| 어떤 사람에게 적합할까요? |

육계는 추위를 많이 타거나 손발이 차가운 사람, 위장이 냉하고 차가워서 통증이 있는 사람, 식욕이 떨어졌거나 맑은 물을 올리는 사람, 복통이 있고 따뜻한 것을 좋아하는 사람, 배에서 소리가 나며 설사하는 사람에게 적합하다. 산후 복통이 있거나 생리 기간 중 아랫배가 차갑고 아픈 여성, 아랫배가 차가워 생리가 제때 잘 나오지 않는 여성에게도 좋다. 허리와 무릎이 차갑고 쑤시거나 류머티즘 관절염을 앓는 환자에게 효과적이다. 악성 종기가 잘 낫지 않거나 만성 궤양이 잘 아물지 않는 사람에게도 좋다. 심장 박동이 지나치게 느리거나 맥박이 약하고 늦게 뛰는 사람, 버거병(buerger病) 환자와 레이노드 증후군(raynoid's phenomenon) 환자가 먹으면 좋다.

| 성질과 맛은 어때요? 어디에 좋은가요? |

육계는 성질이 뜨겁고 단맛과 매운맛이 나며, 신경(腎經), 비경(脾經), 방광경(膀胱經)의 기능을 왕성하게 한다.

| 주요 성분은 무엇인가요? |

육계에는 신나믹 알데히드(cinnamic aldehyde) · 용뇌유(龍腦油. camphene) · 치네올(cineol) · 리나올(linalool) · 유게놀(eugenol) 등의 계피유 성분과 계피산 메틸(methyl cinnamate), 유기산이 함유되어 있다.

| 주의할 사항이 있나요? |

속에 열이 비교적 많거나 화기가 심한 편인 사람, 또는 음기가 허해 열이 많은 사람은 많이 먹지 않는 것이 좋다. 혀가 붉고 설태가 적거나 없는 사람은 삼간다. 건조증 · 홍반성 낭창 · 당뇨병 · 암 · 결핵 · 갱년기 증후군 · 만성 간 질환 · 출혈성 질환 · 각종 염증 감염 환자, 열이 나는 사람, 대변이 건조한 사람, 치질 환자, 눈이 빨갛게 부어오르고 아픈 증상을 가진 환자들은 모두 삼간다. 임산부도 섭취를 삼간다.

BONUS

육계는 한의학에서 자주 애용하는 약재이자 일반인도 즐겨 사용하는 향신료이다. 육계에 든 계피유는 위장 점막을 자극하므로 소화 흡수 기능을 활발하게 하고 위장 경련성 통증을 없앤다. 뿐만 아니라 위액 분비 증가, 위장 유동 운동 촉진, 소화기 가스 배출 효과도 있다. 신경 혈관을 흥분시키기 때문에 혈액 순환을 촉진시키는 동시에 체온도 높인다.

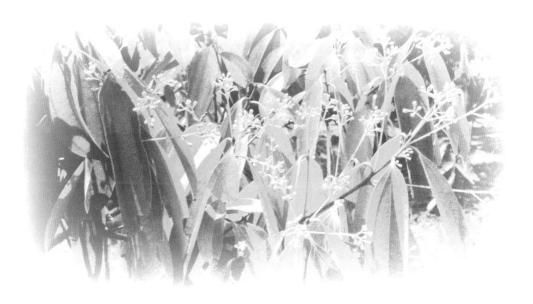

육계 양고기 죽

준비할 재료 | 육계 10g, 양고기 500g, 초과(草果) 5개, 누에콩 500g, 쌀 100g.

만드는 방법 | 1. 양고기를 깨끗이 씻어 적당한 크기로 깍둑썰기 한다.

2. 누에콩은 잘게 찧어 껍질을 제거한다.

3. 육계, 양고기, 초과, 누에콩, 생강, 파를 모두 냄비에 함께 넣고 물을 적당히 부어 끓인다.

4. 센 불에서 시작해 끓기 시작하면 약한 불로 바꾸어 쌀, 후춧가루, 소금을 넣고 잘 저어 준다.

5. 죽이 될 때까지, 쌀이 푹 퍼질 때까지 천천히 익힌다.

효능 | 비장을 보하고 위장을 튼튼하게 하며, 중초(中焦)를 따뜻하게 하고 구토를 멈추게 하는 효과가 있다.

주의 사항 | 급성 위염에 좋다.

육계 소 힘줄 찜

준비할 재료 | 소 힘줄[牛腱] 250g, 육계 2g, 사인 6g, 진피 3g.

만드는 방법 | 1. 소 힘줄을 깨끗이 씻어 적당한 크기로 깍둑썰기 한 뒤 끓는 물에 넣고 핏물을 뺀다.

2. 사인은 잘게 빻고, 육계는 두꺼운 껍질을 벗기고 진피는 깨끗하게 씻어 둔다.

3. 소 힘줄, 육계, 사인, 진피, 약간의 생강을 모두 용기에 담고 찜통에 넣는다.

4. 찜통에 물을 적당히 붓고 뚜껑을 닫고서 약한 불에서 3시간 정도 푹 끓인다.

5. 약재 건더기를 꺼낸 뒤 소금으로 간을 하고, 국물과 고기를 먹는다.

효능 | 중초(中焦)를 따뜻하게 하고 한기를 없애며, 기의 흐름을 원활하게 하고 습기를 없애는 효과가 있다.

주의 사항 | 한응습체형(寒凝濕滯型) 위궤양에 좋다.

어떤 효과가 있나요? |

육두구는 기의 흐름을 조절하고 식욕을 돋우며, 중초(中焦)를 따뜻하게 하고 한기를 없애는 데 효과적이다.

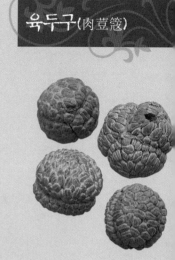

육두구(肉荳簆)

| 어떤 사람에게 적합할까요? |

육두구는 위장이 차서 생기는 위통이 있는 사람, 비장과 위장의 기가 정체된 사람, 가슴이 답답하고 속이 더부룩하거나 트림이 나고 구역질이 나는 사람, 맑은 물을 구토하는 사람, 식욕이 떨어지는 사람, 밥 생각이 전혀 없는 사람, 설태가 많이 끼고 혀에 기름기가 많이 껴 있는 사람이 먹으면 효과가 좋다.

| 성질과 맛은 어때요? 어디에 좋은가요? |

육두구는 성질이 따뜻하고 신맛이 나며, 위경(胃經), 비경(脾經), 폐경(肺經)의 기능을 왕성하게 한다.

| 주요 성분은 무엇인가요? |

육두구에는 알파 보르네올(alpha borneol), 알파 캠퍼(alpha camphor), 후물렌(humulene)과 미르센(myrcene) 등의 휘발 성분이 함유되어 있다.

| 주의할 사항이 있나요? |

음기가 허해 속에 열이 있는 사람은 적게 먹는 것이 좋다.

육두구의 주요 성분인 휘발 성분
의 기름은 볶으면 효력이 감소하
므로 볶을 때 사용하는 것은 좋지
않다. 따라서 육두구를 가루 내어
요리가 다 된 뒤 식탁을 차릴 때 넣
는 것이 좋다.

| 식이 요법 |

육두구 마 죽

준비할 재료 | 육두구 6g, 마 20g, 옥수수 100g.

만드는 방법 | 1. 육두구와 마를 따로 곱게 빻는다.

2. 손질한 육두구와 마, 옥수수를 냄비에 넣고 물을 적당히 부어 끓인다.

3. 처음에는 센 불에서 끓이다가 약한 불로 낮추어 옥수수가 푹 익을 때까지 천천히
끓인다.

효능 | 비장을 튼튼하게 하고 위장의 기운을 길러 주며, 중초(中焦)를 따뜻하게 하
고 한기를 없애는 효과가 있다.

주의 사항 | 위하수에 좋다.

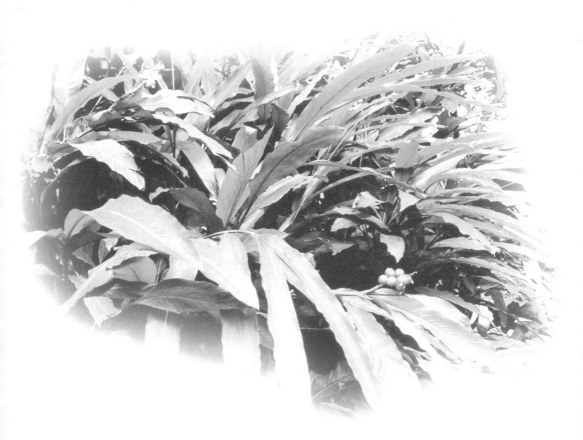

육두구 생선 내장 찜

준비할 재료 | 육두구 6g, 물고기 부레 50g, 얼음사탕 20g.

만드는 방법 | 1. 물고기 부레를 물에 불린 뒤 깍둑썰기 하고 육두구는 가루를 만들고, 얼음사탕도 곱게 빻는다.

2. 손질한 물고기 부레를 냄비에 넣고 물을 적당히 부어 센 불에서 3분 정도 끓인다.

3. 여기에 육두구 가루, 얼음사탕을 넣고 얼음사탕이 녹을 때까지 끓인다.

4. 마지막에 잘 저어 주면 완성이다.

효능 | 정력을 왕성하게 하고 위장을 튼튼하게 하며, 중초(中焦)를 따뜻하게 하고 통증을 없애는 효과가 있다.

주의 사항 | 위 · 십이지장궤양에 좋다.

육두구 소고기 밥

준비할 재료 | 육두구 5g, 소고기 150g, 멥쌀 200g.

만드는 방법 | 1. 육두구를 가루로 만들고 소고기를 깨끗이 씻어 잘게 다진다.

2. 다진 소고기를 용기에 담고 생강즙, 육두구 가루, 소금, 간장, 식물성 기름을 넣고 골고루 버무린다.

3. 깨끗이 씻은 쌀을 찜 그릇에 담아 센 불에서 40분 정도 찐다.

4. 여기에 양념한 다진 소고기를 얹어 15분 정도 계속 찐다.

효능 | 중초(中焦)를 따뜻하게 하고 기운을 북돋우며, 비장을 보하고 위장을 튼튼하게 한다.

주의 사항 | 위산이 과다하거나 변이 무르거나, 오랜 설사에 탈항 증상이 있는 사람에게 좋다.

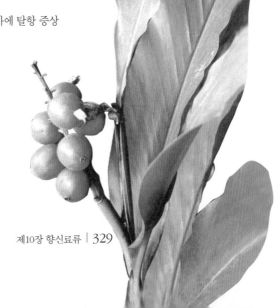

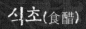

식초(食醋)

어떤 효과가 있나요?

식초는 혈액 순환을 원활하게 하고 어혈을 풀어 주며, 몸속의 독소를 제거하고 소화를 돕는 효과가 있다.

어떤 사람에게 적합할까요?

식초는 만성 위축성 위염·위산 결핍증 환자에게 적합하다. 유행성 감기·유행성 뇌염·디프테리아·홍역 등 호흡기 전염병을 예방하려는 사람에게도 좋다. 신장 결석·요로 결석·방광 결석 등 비뇨기 계통 결석이 있는 사람이 먹으면 뛰어난 효과를 거둘 수 있다. 암·비만·당뇨병·고혈압·고콜레스테롤 혈증·동맥 경화·전염성 간염이나 바이러스성 간염·담도 회충증 환자에게도 효과가 좋다. 이 밖에도 생선 가시가 목에 걸렸거나 과음한 후 숙취 해소하는 데도 효과적이다.

성질과 맛은 어때요? 어디에 좋은가요?

식초는 성질이 따뜻하고 쓴맛과 신맛이 나며, 위경(胃經)과 간경(肝經)의 기능을 왕성하게 한다.

주요 성분은 무엇인가요?

식초에는 아세트산, 당분, 아미노산, 아세트알데히드(acetaldyhde), 에탄올, 비타민 B1, 비타민 B2, 니코틴산 등이 함유되어 있다.

| 주의할 사항이 있나요? |

식초는 비장과 위장이 습한 사람이나 근맥(筋脈) 경련이 생기는 사람은 절대 먹으면 안 된다. 위궤양 환자나 평소 위산 과다 증상을 보이는 사람도 절대 금물이다.

| 어떤 음식과 궁합이 맞나요? |

급성이나 전염성 황달, 간염인 사람은 식초 10㎖와 복합 비타민 B2 제품을 하루 세 번 먹으면 뛰어난 효과를 거둘 수 있다. 그러나 식초는 복령, 단삼과는 맞지 않아 함께 먹지 않는 것이 바람직하다.

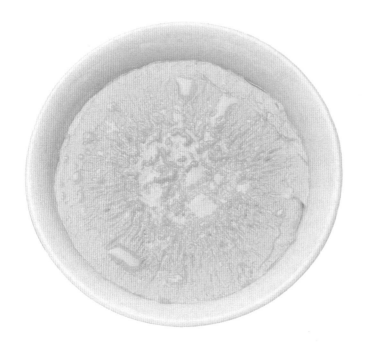

쌀 식초 계란 찜

준비할 재료 | 쌀 식초 200㎖, 계란 2개.

만드는 방법 | 1. 계란을 씻어 쌀 식초에 담가 찐다.

2. 하루에 한 번, 2개씩 먹는다.

효능 | 비장을 튼튼하게 하고 중초(中焦)의 기를 보충하며, 혈액 순환을 돕고 체내에 쌓인 것을 내려 보내는 데 효과적이다.

주의 사항 | 설사에 좋다.

쌀 식초 땅콩

준비할 재료 | 쌀 식초 1kg, 땅콩 500g, 생강 50g.

만드는 방법 | 1. 땅콩과 생강을 씻어 병에 넣은 뒤 쌀 식초를 붓고 뚜껑을 닫는다.

2. 10일 정도 담가 두었다가 먹으면 된다.

3. 하루에 두 번, 1회에 땅콩 30g을 먹는다.

효능 | 독소를 없애고 쌓인 것을 없애며, 부기를 제거하고 설사를 멎게 하는 데 효과적이다.

주의 사항 | 대장염에 좋다.

벌꿀 생강즙 식초 음료

준비할 재료 | 식초 15㎖, 벌꿀 8g, 생강즙 2㎖, 차가운 물 120㎖.

만드는 방법 | 1. 식초, 벌꿀, 생강즙을 잘 섞는다.

2. 여기에 차가운 물 120㎖를 부어 잘 섞으면 완성이다.

3. 아침저녁으로 25㎖를 마신다.

효능 | 위장을 튼튼하게 하고 중초(中焦)의 기를 보충하며, 피로 회복에도 좋다.

주의 사항 | 식욕이 떨어질 때 먹으면 좋다.

어떤 효과가 있나요? |

후추는 위장의 냉기를 없애고 차가운 가래를 삭이며, 식적(食積)을 치료하는 효과가 있다.

| 어떤 사람에게 적합할까요? |

후추는 위장이 냉해서 속이 메스꺼운 사람, 구토 시 맑은 물을 올리는 사람, 아침에 먹은 것을 저녁에 올리는 사람에게 적합하다. 만성 위염·소화 불량·위장에 물이 있는 사람에게 좋다. 상복부에 통증이 있고, 통증이 있을 때 눌러 주거나 따뜻하게 하면 좋아하는 사람, 설사나 냉리(冷痢. 몸이 차거나 습해서 생긴 이질) 환자, 식욕이 떨어지는 사람에게 좋다. 차가운 바람을 맞거나 비를 맞았을 때 좋다. 생선, 고기, 거북, 게, 버섯 등과 같은 음식을 먹을 때 후추를 넣으면 식중독을 예방할 수 있다.

후추[胡椒]

| 성질과 맛은 어때요? 어디에 좋은가요? |

후추는 성질이 따뜻하고 매운맛이 나며, 위경(胃經)과 대장경(大腸經)의 기능을 왕성하게 한다.

| 주요 성분은 무엇인가요? |

후추에는 피페린(piperine), 휘발 성분, 탄수화물, 소량의 단백질과 지방, 칼륨·알루미늄·인·셀레늄·칼슘·철·망간·아연 등과 같은 무기 염류가 들어 있다.

| 주의할 사항이 있나요? |

음기가 허해 열이 있거나 또는 열증이 과도해서 생긴 화농성 감염 환자는 적게 먹는 것이 좋다. 출혈성 이질 환자, 위 · 십이지장궤양 출혈 환자, 치질로 인한 출혈 · 코피 · 각혈 · 토혈을 하는 사람, 생리 과다인 여성은 절대 먹지 않는 것이 좋다. 안과 또는 이비인후과 환자 및 임산부도 먹지 않는다.

| 영양 성분이 얼마나 들어 있나요? |

후추는 고추보다 자극이 적으나 향은 훨씬 진하다. 소량의 후추는 위장을 튼튼하게 하고 장에 쌓인 가스를 없애는 효과가 있다. 이와 반대로 후추를 과다하게 사용할 경우 위 점막을 자극해 충혈이 되기도 하므로 후추를 넣을 때 양에 주위를 기울여야 한다.

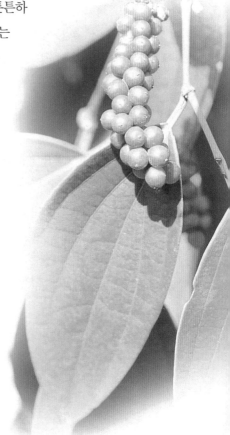

| 식이 요법 |

후추 대추 탕

준비할 재료 | 흰 후추 6g, 대추 6개, 흑설탕 20g.

만드는 방법 | 1. 흰 후추, 대추를 냄비에 먼저 넣고, 흑설탕과 물 두 그릇을 넣은 다음 골고루 섞는다.

2. 센 불에서 끓이다가 약한 불로 낮추어 15분 정도 천천히 익힌다.

효능 | 위장을 튼튼하게 하고 비장의 기를 보충하며, 냉기를 없애고 통증을 제거하는 데 효과적이다.

주의 사항 | 위 · 십이지장 궤양에 좋다. 비장과 위장이 허하고 차가운 사람들이 먹으면 더욱 효과가 좋다.

흑설탕 후추 차

준비할 재료 | 흑설탕 15g, 후추 2g, 찻잎 3g.

만드는 방법 | 1. 후추를 곱게 빻고, 흑설탕은 타지 않게 볶는다.

2. 찻잎을 담은 찻잔에 준비한 후추와 흑설탕을 넣는다.

3. 여기에 끓는 물을 부어 5분 동안 우려낸다.

효능 | 중초(中焦)를 따뜻하게 하고 냉기를 없애며, 체한 것을 내려가게 하고 이질을 멎게 하는 데 효과적이다.

주의 사항 | 이질에 좋다.

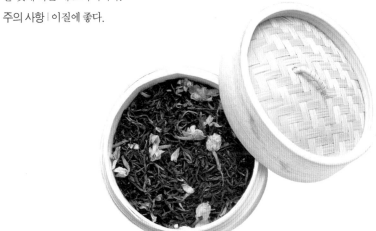

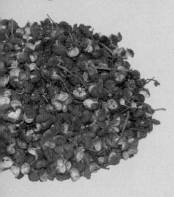

산초(山椒)

어떤 효과가 있나요?

산초는 독특한 향으로 위장을 자극해 위장을 튼튼하게 만들며, 중초(中焦)를 따뜻하게 하고 냉기를 없앨 뿐만 아니라 생선의 유독 성분을 없애는 효과가 있다.

어떤 사람에게 적합할까요?

산초는 상복부 통증, 복통, 식욕 부진, 구토 시 맑은 물이 넘어오는 사람, 배에서 꼬르륵 소리가 나고 변이 무른 사람에게 적합하다. 젖을 떼려고 하는 산모에게도 좋다. 중·노년층이 몸을 튼튼하고 건강하게 하기 위해 먹으면 좋다. 속이 냉해서 생리가 갑자기 나오지 않거나 생리통이 심한 여성에게도 효과적이다. 뿐만 아니라 풍한습성(風寒濕性) 관절염 환자, 회충으로 인한 복통이 있는 사람, 신장의 양기가 부족하거나 소변이 잦은 사람에게도 효과가 있다.

성질과 맛은 어때요? 어디에 좋은가요?

산초는 성질이 따뜻하고 매운맛이 나며, 약간의 독성이 있다. 신경(腎經), 비경(脾經), 폐경(肺經)의 기능을 왕성하게 한다.

주요 성분은 무엇인가요?

산초에는 휘발 성분, 리모넨(limonene), 큐믹(cumic) 알코올 등과 카로틴, 칼륨, 알루미늄, 인, 게라니올(geraniol), 버갑텐(bergapten) 등이 함유되어 있다.

| 주의할 사항이 있나요? |

음기가 허해 속에 열이 있는 사람이나 병에 걸린 사람은 먹지 않도록 주의한다. 임산부도 먹지 않도록 한다.

| 식이 요법 |

산초 돼지고기 탕

준비할 재료 | 산초 30g, 진피 10g, 생강 6g, 돼지 살코기 40g.

만드는 방법 | 1. 돼지 살코기, 진피, 생강을 깨끗이 씻은 뒤 산초와 함께 냄비에 넣는다.

2. 여기에 물을 붓고 고기가 익을 때까지 끓인다.

효능 | 위장을 튼튼하게 하고 중초(中焦)를 따뜻하게 하며, 독소를 없애고 냉기를 쫓는 효과가 있다.

주의 사항 | 위암 환자 및 속이 메스껍거나 구토 증상이 있는 사람에게 좋다.

두 가지 생강 산초 죽

준비할 재료 | 산초 3g, 고량강(高良薑) 4g, 말린 생강 5조각, 멥쌀 100g.

만드는 방법 | 1. 산초, 말린 생강을 깨끗이 씻어 두고, 고량강은 씻은 뒤 얇게 저며 썬다.

2. 준비한 산초, 말린 생강, 고량강을 모두 깨끗한 거즈에 넣는다.

3. 쌀을 깨끗이 일어 냄비에 넣고 물을 적당히 부은 뒤 약재를 넣은 거즈를 넣는다.

4. 30분 정도 끓이다가 거즈를 꺼내고 죽이 걸쭉해질 때까지 계속 끓인다.

5. 마지막에 흑설탕으로 간을 하면 완성이다.

효능 | 위장을 따뜻하게 하고 냉기를 없애며, 중초(中焦)를 따뜻하게 하고 통증을 없애는 효과가 있다.

주의 사항 | 비장과 위장이 허하고 차서 생긴 위통에 좋다. 하지만 열이 나거나 음기가 허해 열이 나는 사람은 먹지 않도록 주의한다.

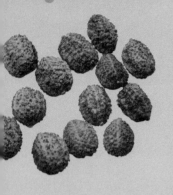

사인(砂仁)

어떤 효과가 있나요?

사인은 비장의 기능을 깨우고 식욕을 돋우며, 기의 흐름을 원활하게 하고 막힌 것을 없애 줄 뿐만 아니라 소화를 돕는 효과가 있다.

어떤 사람에게 적합할까요?

사인은 식욕 부진·입맛이 없거나 음식을 먹어도 맛을 느끼지 못하는 사람에게 적합하다. 한기와 습한 기운을 맞아 몸이 불편한 사람, 복통·속 더부룩함·배에서 꼬르륵 소리가 나고 설사를 하거나 먹은 게 오랫동안 소화가 안 되는 사람, 구토 시 맑은 물을 올리는 사람, 설태가 두껍게 끼고 기름기가 흐르는 사람에게 좋다. 임신 증후군이 있거나 또는 넘어져서 태아에 안 좋은 영향을 주거나 태동이 불안한 임신부가 먹으면 좋다.

성질과 맛은 어때요? 어디에 좋은가요?

사인은 성질이 따뜻하고 신맛이 나며, 위경(胃經)과 비경(脾經)의 기능을 왕성하게 한다.

주요 성분은 무엇인가요?

사인에는 용뇌(龍腦)·캠퍼(camphor)·보르닐 아세테이트(bornyl acetate)·리나로올(linalool)·메롤리돌(merolidol) 등을 주요 성분으로 하는 휘발성 기름이 함유되어 있다.

| 주의할 사항이 있나요? |

음기가 허해서 화기가 많은 사람은 적게 먹는 것이 좋다. 폐에 열이 있어 기침을 하는 사람도 먹지 않는다.

BONUS
사인은 일반인도 자주 쓰는 요리 재료이자 자주 쓰는 한약재이다.

| 식이 요법 |

사인 돼지 위장 찜

준비할 재료 | 사인 10g, 돼지 위장 1kg, 후춧가루 3g, 산초 5g, 생강 · 파의 밑동 각 15g.

만드는 방법 | 1. 사인을 불에 말렸다가 곱게 빻는다. 돼지고기는 씻어서 끓는 물에 데쳤다가 건져 껍질을 벗긴다. 냄비에 물을 붓고 돼지 위장 넣고 이어서 생강, 파의 밑동, 산초를 넣고 끓인다.

2. 돼지 위장을 꺼내 그늘진 통풍이 잘되는 곳에서 가늘고 길쭉하게 썬다.

3. 탕 500㎖를 끓여 돼지 위장, 사인 가루, 후춧가루, 술, 돼지기름 100g을 넣고 조미 료도 넣는다.

4. 마지막에 조미료를 넣고 미리 개어 둔 녹말가루를 넣어 걸쭉하게 만든다.

효능 | 위장을 튼튼하게 하고 비장을 보하며, 기의 흐름을 원활하게 하고 막힌 것 을 풀어 준다.

주의 사항 | 식욕 부진, 식사량이 적거나 속이 더부룩하고 가스가 차는 사람이 먹으 면 좋다.

사인 닭고기 죽

준비할 재료 | 사인 6g, 대추 4개, 닭고기 100g, 멥쌀 100g.

만드는 방법 | 1. 사인을 곱게 빻고 대추는 씻어 둔다.

2. 닭고기는 씻어 작게 깍둑썰기 한 다음 소금과 맛술을 넣고 재어 둔다.

3. 쌀을 씻어 냄비에 담고 물을 적당히 부어 센 불에서 끓인다.

4. 끓기 시작하면 닭고기, 사인 가루, 대추를 넣고 약한 불로 낮추어 40분 동안 천천히 익힌다.

5. 마지막에 입맛에 맞게 간을 하면 한다.

효능 | 식욕을 돋우고 허한 기운을 북돋우며, 기의 흐름을 원활하게 하고 소화를 돕는 효과가 있다.

주의 사항 | 만성 장염에 좋다.

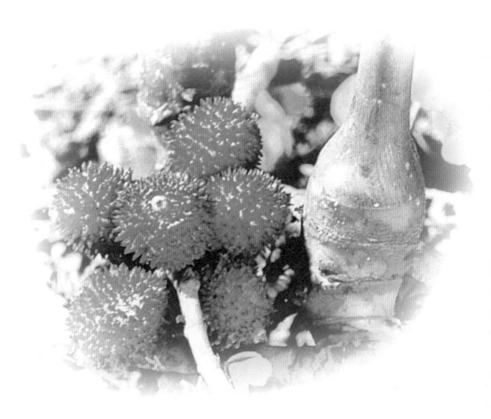

어떤 효과가 있나요? |

초과는 독특한 향으로 위장을 자극해 식욕을 돋우고 소화를 돕는다.
또 체한 것을 내려가게 하고 기의 흐름을 원활하게 하며, 한기를 없
애는 효과가 있다.

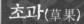

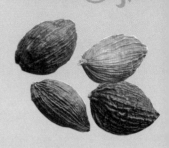

| 어떤 사람에게 적합할까요? |

초과는 윗배가 아프고, 먹은 것이 내려가지 않거나 입맛이 없는 사
람, 구토나 구역질하고 토하는 증상이 있는 사람에게 적합하다.

| 성질과 맛은 어때요? 어디에 좋은가요? |

초과는 성질이 따뜻하고 매운맛이 나며, 위경(胃經)과 비경(脾經)의
기능을 왕성하게 한다.

| 주요 성분은 무엇인가요? |

초과에는 주로 휘발 성분이 함유되어 있다.

| 주의할 사항이 있나요? |

기가 허하거나 혈이 허한 체력이 약한 사람은 적게 먹는 것이 좋다.
『본초몽전(本草蒙筌)』에, "원기를 크게 소모했거나 늙고 허약한 사
람은 먹지 않는 것이 적합하다."고 기록되어 있다. 많이 먹으면 정
기(正氣. 병에 대한 인체의 저항 능력)가 크게 손상된다고 한다. 그

리고 건조함과 따뜻함은 음기를 상하게 할 수 있기 때문에 음기가 허해 화기가 많은 사람은 절대 삼간다.

| 어떤 음식과 궁합이 맞나요? |

밀가루, 생선, 육류를 요리할 때 초과를 넣으면 밀가루의 좋지 않은 성분을 제거하고 생선이나 육류에 든 해로운 물질을 없애 준다.

| 식이 요법 |

초과 양고기 탕

준비할 재료 | 초과 6g, 양고기 500g, 생강 30g, 진피 3g.

만드는 방법 | 1. 양고기를 적당한 크기로 깍둑썰기 한 뒤 끓는 물에 데쳐 비린내를 없앤다.

2. 초과와 진피는 깨끗이 씻어 둔다.

3. 초과, 양고기, 생강, 진피를 함께 냄비에 넣고 물을 적당히 붓고 끓인다.

4. 센 불에서 끓이다가 약한 불로 낮추어 2시간 정도 푹 끓인다.

5. 마지막에 소금으로 간을 맞추면 완성이다.

효능 | 식욕을 돋우고 소화를 도우며, 기의 흐름을 원활하게 하고 통증을 없애는 효과가 있다.

주의 사항 | 비장과 위장이 허하거나 차가운 사람과 한습응체형(寒濕凝滯型) 만성 위염에 좋다. 반대로 속에 위열이 많은 사람이나 습열이 많은 사람은 삼간다.

초과 오골계 찜

준비할 재료 | 초과·육두구 각 5g, 오골계(암컷) 1마리.

만드는 방법 | 1. 오골계의 털과 내장을 제거한 뒤 깨끗이 씻는다.

2. 초과, 육두구를 손질한 닭 배에 넣고 봉한 다음 냄비에 넣고 물을 부어 삶는다.

3. 소금으로 간을 한다.

효능 | 위장을 따뜻하게 하고 비장을 튼튼하게 하며, 습기를 없애고 설사를 멎게 하는 효과가 있다.

주의 사항 | 비장과 위장이 허하고 냉해서 생긴 설사에 좋다.

초과 소고기 찜

준비할 재료 | 초과 1개, 대회향(大茴香) 6g, 소고기 150g, 감자 50g.

만드는 방법 | 1. 초과의 속을 긁어내어 잘게 썰고, 소고기도 씻어 작게 깍둑썰기 한다.

2. 감자 껍질을 깎은 뒤 씻어서 작게 깍둑썰기 한다.

3. 팬에 기름을 두르고 어느 정도 팬이 달구어지면 다진 파, 채 썬 생강을 센 불에서 볶아 향을 낸다.

4. 여기에 바로 소고기, 초과, 대회향을 색깔이 변할 때까지 볶다가 물을 붓고 감자를 넣는다.

5. 센 불에서 끓이다가 약한 불로 낮추어 천천히 익히고 소금으로 간을 한다.

6. 하루에 한 번, 1회에 50g을 먹는다.

효능 | 위장을 따뜻하게 하고 기의 흐름을 원활하게 하며, 어혈을 풀고 혈을 보하는 효과가 있다.

주의 사항 | 위궤양에 좋다.

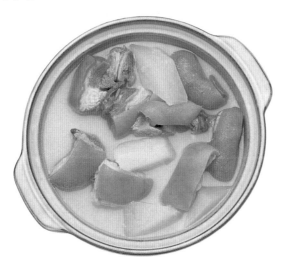

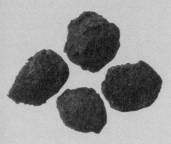

매실(梅實)

어떤 효과가 있나요? |

매실은 진액을 만들고 갈증을 해소하며, 식욕을 돋운다. 또 이질을 멎게 하고 기생충을 없애는 효과가 있다.

| 어떤 사람에게 적합할까요? |

매실은 허열로 인해 입안이 마르고 식사량이 적거나 위축성 위염 환자, 위산 과다인 사람에게 적합하다. 소화 불량·만성 장염으로 장기간 설사가 낫지 않는 환자에게 좋다. 임신 초기 신맛이 당기는 여성, 담도 회충증 환자가 먹어도 효과가 뛰어나다. 무더운 여름철에 먹으면 더욱 좋다.

| 성질과 맛은 어때요? 어디에 좋은가요? |

매실은 성질이 평온하고 신맛이 나며, 대장경(大腸經), 간경(肝經), 비경(脾經), 폐경(肺經)의 기능을 왕성하게 한다.

| 주요 성분은 무엇인가요? |

매실에는 시트르산, 말산, 석신산(succinic acid), 탄수화물, 비타민 C, 철, 칼슘, 인, 칼륨, 시토스테롤, 올렌산, 엽상 물질 등이 함유되어 있다.

| 주의할 사항이 있나요? |

감기 기침·이질·장염 초기 및 병이 완전히 낫지 않았을 때는 먹지 않는다.

| 어떤 음식과 궁합이 맞나요? |

오매와 산초를 함께 달여 먹으면 담도 회충증으로 꼬이듯이 아픈 복통이 치료된다.

오매는 청매 과실을 연기에 그슬어 만든 것이다. 청매를 소금물에 아침부터 저녁까지 담가 놓으면 하얀 물질이 생기는데 이 매실을 백상(白霜) 매실이라고 부른다. 효능은 오매와 비슷하다. 한 연구에 의하면, 오매는 항균 소염, 항과민 작용을 하며 노화를 예방하고 혈관을 부드럽게 만들며 담즙 분비를 촉진시키고, 간장 기능 개선과 기생충 살충 등 다양한 효과를 가지고 있다.

| 식이 요법 |

오매 죽

준비할 재료 | 오매(烏梅. 덜 익은 푸른 매실을 짚불 연기에 그슬어 말린 것. 오래된 기침, 소갈, 설사, 회충을 없애는 데 쓴다) 15g, 대추 5g, 얼음사탕 50g, 멥쌀 100g.

만드는 방법 | 1. 오매를 깨끗이 씻어 냄비에 넣고 물 200㎖를 넣고 끓인다.

2. 물이 절반 정도 줄어들면 건더기를 건져 내고 씻은 쌀과 대추, 물 900㎖를 넣는다.

3. 센 불에서 끓이다가 약한 불로 낮추어 죽을 끓인다.

4. 얼음사탕을 넣고 계속 끓인다.

효능 | 기운을 북돋고 위장을 튼튼하게 하며, 소변이 잘 나오고 부기를 없앤다. 또 수렴 작용과 소독 효과가 있으며, 진액을 만들고 항암 작용을 한다.

주의 사항 | 이질, 복통, 구토, 식욕 부진, 위암 치료에 좋다.

오매 산사나무 열매 죽

준비할 재료 | 오매 2개, 산사나무 열매 20g, 멥쌀 100g.

만드는 방법 | 1. 오매와 쌀을 따로 깨끗이 씻어 두고, 산사나무 열매는 씻어 얇게 저며 썬다.

2. 손질한 오매, 쌀, 산사나무 열매를 냄비에 넣고 물을 적당히 부어 끓인다.

3. 센 불에서 끓이다가 약한 불로 낮추어 죽을 끓인다.

효능 | 식욕을 돋우고 소화를 도우며, 진액을 만들고 체한 것을 내려가게 하는 효과가 있다.

주의 사항 | 소화 불량, 위산 과다에 좋다.

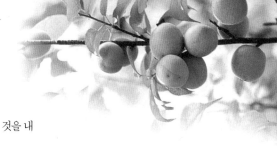

감초(甘草)

어떤 효과가 있나요?

감초는 기운을 북돋고 비장을 튼튼하게 하며, 건조한 폐를 윤택하게 하고 독소를 없애는 효과가 있다.

어떤 사람에게 적합할까요?

감초는 비장과 위장이 허약해 식사량이 적고 변이 무른 사람, 위·십이지장 궤양 환자에게 적합하다. 가슴이 두근거리거나 신경 쇠약 증상이 있는 사람에게도 좋다. 여성의 장조증(臟燥症), 감상적으로 변하고 자꾸 눈물이 나는 사람, 하품과 기지개를 자주 하는 사람이 먹으면 좋다. 혈소판 감소성 자반증·애디슨병(Addison病. 부신(副腎)의 기능 장애로 생기는 병. 빈혈, 소화 장애, 신경 장애 따위가 나타나고 피부와 점막이 흑갈색이 된다. 애디슨이 발견하였다)·시한 증후군(sheehan's syndrome. 출산시 과다 출혈의 결과로 발생한 뇌하수체의 허혈이나 괴사 상태를 일컫는 것으로 뇌하수체의 호르몬의 기능이 떨어는 증상. 하수체 기능 저하증에 포함된다)·요붕증(尿崩症. 오줌이 지나치게 많이 나오는 병. 뇌하수체 뒤엽의 기능 부전이나 대사 장애로 생긴다)·기관지 천식·선천성 근육 강직 환자에게 효과가 있다.

성질과 맛은 어때요? 어디에 좋은가요?

감초는 성질이 평온하고 단맛이 나며, 위경(胃經), 비경(脾經), 폐경(肺經)의 기능을 왕성하게 한다.

| 주요 성분은 무엇인가요? |

감초에는 글리시리진(glycyrrhizin), 글리시르레틴산(glycyrrhetinic acid)), 리쿼리틴(liquiritin) 등이 함유되어 있다.

| 주의할 사항이 있나요? |

속이 가스가 차 더부룩하거나 구토하는 사람은 먹으면 안 된다. 감초에는 부신 피질 호르몬과 같은 작용을 하는 성분이 있기 때문에 대량으로 장기간 먹을 경우 부종이 생기거나 사지에 힘이 빠지고 경련이나 마비가 올 수 있다. 어지럼증, 두통에다 심지어 고혈압, 저칼륨혈증 등 부작용이 나타나기도 하므로 주의해야 한다.

BONUS

최근의 임상 연구에 의하면, 감초 한 가지로만 위 · 십이지장 궤양, 감염성 간염, 애디슨병, 시한 증후군, 요붕증, 기관지 천식, 혈소판 감소증, 선천성 근육 강직, 혈전성 정맥염(thrombophlebitis) 치료가 가능하며 효과도 만족스럽다고 결과가 나왔다.

| 어떤 음식과 궁합이 맞나요? |

감초는 감수(甘遂. 개감수. 대극과의 여러해살이풀로 뿌리에는 독이 있는데 한방에서 부종(浮腫), 적취(積聚) 따위에 약으로 쓴다), 대극(大戟. 대극과의 여러해살이풀로 뿌리를 약재로 쓴다), 라일락 등의 한약재 및 해조류, 톳과 함께 먹는 것은 절대 금물이며 연어와도 같이 먹지 않는다.

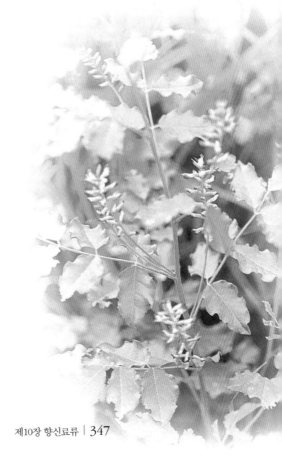

| 영양 성분이 얼마나 들어 있나요? |

감초는 볶은 것과 볶지 않은 것으로 구분한다. 효능으로 볼 때 볶은 것은 기운을 북돋아 주는 효과가 크고, 볶지 않은 것은 독소 제거에 효과적이다.

감초 벌꿀 탕

준비할 재료 | 생감초 15g, 벌꿀 90g, 진피 10g.

만드는 방법 | 11. 생감초와 진피를 냄비에 넣고 물을 부어 끓인다.

2. 건더기는 건져 내고 벌꿀을 넣고 골고루 젓는다.

효능 | 비장을 튼튼하게 하고 위장을 편안하게 하며, 폐를 부드럽게 하고 기운을 북돋는 효과가 있다.

주의 사항 | 위궤양에 좋다.

감초 진피 차

준비할 재료 | 감초 2g, 복령 · 울금(鬱金) · 패란(佩蘭. 등골나물) 잎 · 죽여(竹茹. 솜대의 얇은 속껍질) 각 10g, 법반하 6g, 진피 · 지실(枳實. 덜 익은 탱자를 썰어 말린 약재) 각 5g, 석창포(石菖蒲) 3g, 활석(滑石) 12g, 백설탕 25g.

만드는 방법 | 1. 위의 약재들을 모두 냄비에 넣고 물을 적당히 부어 끓인다.

2. 센 불에서 끓이다가 약한 불로 낮춘 뒤 25분 정도 더 천천히 끓인다.

3. 약재 건더기를 건져 내고 설탕을 넣어 골고루 젓는다.

4. 한 번에 150g씩, 하루에 세 번 마신다.

효능 | 독소를 제거하고 기운을 북돋우며, 열을 내리고 습기를 없애는 효과가 있다.

주의 사항 | 장티푸스에 좋다.

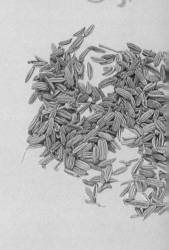

어떤 효과가 있나요? |

소회향은 기의 흐름을 원활하게 하고 식욕을 돋우며, 신장을 따뜻하게 하고 한기를 없앤다. 생선과 육류의 유독 성분을 제거하는 데 효과도 있다.

| 어떤 사람에게 적합할까요? |

소회향은 소장 탈출증(小腸脫出症)으로 인한 통증이나 한기 때문에 생긴 복통이 있는 사람, 식욕 부진·음식 냄새를 못 맡거나 위장이 차가워 생기는 구역질과 구토 증상이 있는 사람에게 적합하다. 산후 수유량이 부족한 여성이나 고환이 붓고 통증이 있는 남성, 음낭 수종 환자에게 좋다. 생리 기간 중 아랫배가 차갑고 통증이 심한 여성, 신장의 양기가 부족하거나 신장의 기운이 쇠약해 허리가 차갑고 요통이 심하고 몸을 옆으로 돌리기가 힘든 사람, 밤에 소변이 잦은 사람에게도 효과가 좋다.

| 성질과 맛은 어때요? 어디에 좋은가요? |

소회향은 성질이 따뜻하고 매운맛이 나며, 위경(胃經), 신경(腎經), 방광경(膀胱經)의 기능을 왕성하게 한다.

| 주요 성분은 무엇인가요? |

소회향에는 아네톨(anethole), 아니솔(anisole), 아니실 아세테이트(anisyl acetate), 메틸 카비콜(methyl chavicol), 아니스알데하이드(anisaldehyde) 성분의 회향 오일이 함유되어 있다. 이 밖에도 지방유, 아라키딕산(arachidic acid)도 들어 있다.

BONUS

소회향에 함유된 아네톨은 속이 더부룩하고 아플 때 가스를 밖으로 배출시키고 통증도 없애는 구풍제 역할을 한다. 다름 아닌 한의학에서 말하는 "차가운 기와 맹장의 기를 다스린다."는 회향의 효과이다. 차가운 기가 들어와 속이 더부룩하고 가스가 차서 복통을 호소하는 사람에게 가장 좋은 약이다. 아니솔은 또 백혈구의 활동을 상승시켜 주기 때문에 방사선 치료나 항암 약물 치료의 부작용인 백혈구 감소증에 이용된다. 즈란

[致然]이라고도 부르는 안식회향 (安息茴香, cumin)은 산형과(傘形科) 안식회향의 열매인데 이 열매를 말린 후 곱게 갈아서 매운 맛을 내는 향신료로 쓰는 것이다. 안식회향은 중국 신강 지역의 남쪽이 원산지이며 열매가 소회향과 비슷하고 색깔은 어두운 짙은 녹색으로 특이하고 진한 매운 향이 난다. 비린내와 노린내를 없애고 향과 맛을 더해 준다. 성질, 기능, 효과, 주의 등 모든 면에서 소회향과 비슷하다.

소회향 줄기와 잎을 회향채(茴香菜) 또는 향사채(香絲菜)라고 부르기도 한다. 성질이 따뜻하고 신맛과 단맛이 나며 아스코르브산 (ascorbic acid, 비타민 C), 비타민 B2, 플라보노이드, 포에니쿨린 (foeniculin), 신나믹산(cinnamic acid, 계피산), 페룰린산(ferulic acid), 카페인산(caffeic acid), 벤조산(benzoic acid), 유제놀(eugenol), 에루스산(erucic acid)등 유기산이 들어 있으며, 가스를 제거하고 기를 다스리며 통증을 제거한다. 급성 위장염 환자에게 적합하며, 입냄새가 많이 나는 사람은 차로 끓여서 마시면 입안의 냄새와 텁텁함이 없어진다.

| 주의할 사항이 있나요? |

음기가 허해서 열이 많은 사람은 소회향을 절대로 먹으면 안 된다.

| 식이 요법 |

소회향 계란 볶음

준비할 재료 | 소회향 15g, 계란 2개.

만드는 방법 | 1. 소회향에 소금을 살짝 넣고 노릇노릇하게 될 때까지 약한 불에서 볶은 다음 곱게 빻는다.

2. 계란을 그릇에 풀고 소회향 가루를 넣고 잘 섞는다.

3. 팬에 기름을 두르고 준비한 계란 푼 것을 굽는다.

4. 자기 전에 따뜻하게 해서 황주(黃酒)와 같이 먹는다.

5. 하루에 한 번씩, 4일 꾸준히 먹고 3일 쉬었다가 다시 4일 동안 먹는다.

효능 | 신장을 따뜻하게 하고 한기를 없애며, 기의 흐름을 조절하고 통증을 멈추는 효과가 있다.

주의 사항 | 만성 위염, 위 · 십이지장 궤양에 좋다.

소회향 땅콩 조림

준비할 재료 | 소회향 5g, 땅콩 250g.

만드는 방법 | 1. 소회향을 약한 불에서 볶다가 물 500㎖, 땅콩, 소금을 넣고 끓인다.

2. 센 불에서 끓이다가 약한 불로 낮추어 30분 정도 더 끓이면 완성이다.

효능 | 식욕을 돋우고 체한 것을 내리며, 근육을 강화하고 뼈를 튼튼하게 만든다.

주의 사항 | 식욕 부진에 좋다.

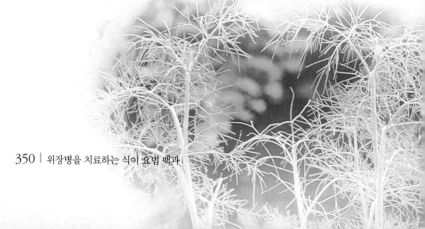

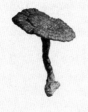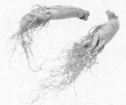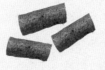

- 한약재는 단백질, 식이 섬유, 비타민, 불포화 지방산, 미량 원소를 골고루 함유하고 있다. 이 성분들은 성장 발육을 촉진하고 우리 몸의 면역력을 향상시키는 역할을 담당한다.
- 한약재는 고혈압, 당뇨병, 관상 동맥 경화증, 위장병 등 우리 주변에서 자주 많이 걸리는 질환들을 예방하고 치료하는 효과가 있다. 탁월한 치료 효과를 보일 뿐만 아니라 일시적인 치료에 그치지 않고 병을 뿌리 뽑아 근본적으로 치료한다.
- 한약재는 다른 식품에는 없는 종양 억제 성분을 함유하고 있다. 특히 암세포의 생성과 증식을 차단하는 데 효과가 뛰어나다.
- 한약재는 영양 공급, 신체 건강, 젊음 유지, 피부 미용 등 다양한 효과를 겸비한 식품이다. 그 덕분에 요즈음 최고의 건강식품으로 사랑받고 있다.

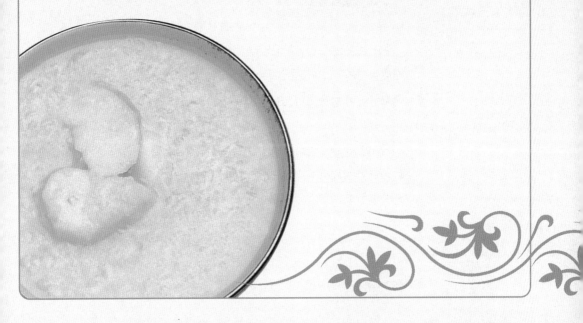

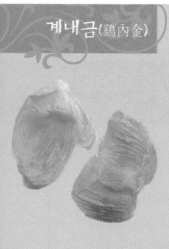

계내금(鷄內金)

| 어떤 효과가 있나요? |

계내금(닭의 소화 기관 즉 모래주머니 안에 있는 빛이 누런 얇은 막으로 소화 불량·설사·유정(遺精)·혈뇨(血尿) 따위에 약재로 쓴다)은 비장을 튼튼하게 하고 위장의 기운을 기르며, 속에 쌓이고 막힌 것을 내려가게 하는 효과가 있다.

| 어떤 사람에게 적합할까요? |

계내금은 식체에 속이 더부룩하고 소화가 잘 안 되는 사람, 구토 증상이 있거나 속이 메스꺼운 사람, 식사량이 점점 감소하는 사람에게 적합하다. 만성 소화 장애나 소화 불량으로 인한 소아 감병(疳病)에도 효과적이다.

| 성질과 맛은 어때요? 어디에 좋은가요? |

계내금은 성질이 평온하고 단맛이 나며, 위경(胃經)과 비경(脾經)의 기능을 왕성하게 한다.

| 주요 성분은 무엇인가요? |

계내금에는 위 자극 호르몬(ventriculin), 케라틴, 비타민(B1, B2, C), 니코틴산이 함유되어 있다.

| 주의할 사항이 있나요? |

특별히 주의해야 할 사항이 없다.

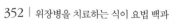

| 식이 요법 |

계내금 가루

준비할 재료 | 계내금 100g, 마 100g, 법반하(法半夏. 포제하여 독성을 낮춘 반하) 60g

만드는 방법 | 1. 계내금, 마, 법반하를 함께 곱게 가루를 낸다.

2. 1회에 3g, 하루에 세 번, 식사 전에 따뜻한 물에 타서 마신다.

3. 2개월 동안 꾸준히 마신다.

효능 | 비장을 튼튼하게 하고 위장의 기운을 기르며, 체한 것을 내려 주고 소화를 돕는 효과가 있다.

주의 사항 | 위축성 위염에 좋다.

산사나무 열매 계내금 탕

준비할 재료 | 계내금 20g, 산사나무 열매 과육 30g, 용안육 15g, 진피 12g, 무씨(볶은 것) 12g.

만드는 방법 | 1. 위의 재료들을 모두 깨끗이 씻어 뚝배기에 담고 물을 적당히 붓는다.

2. 약한 불에서 30분 동안 끓이면 완성이다.

효능 | 비장을 튼튼하게 하고 기의 흐름을 원활하게 하며, 체한 것을 내려가게 하고 소화를 돕는 효과가 있다.

주의 사항 | 소화 불량에 좋다.

한 연구에 의해 계내금을 먹은 뒤 위액 분비량, 산도, 소화력이 모두 증가했다는 결과가 나왔다. 소화력 증진이 더디게 나타나지만 효과가 오랫동안 지속될 뿐만 아니라, 위장 기능도 현저히 개선되고 위장에 남아 있는 음식도 점점 감소하는 것으로 나타났다. 이 결과는 한의학에서 말하는 계내금의, "중초(中焦)를 편안하게 하고 비장을 튼튼하게 하며 소화를 돕는다."는 효능과 일치한다.

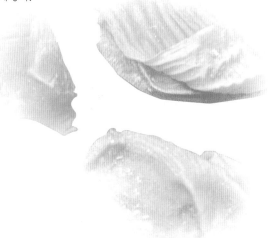

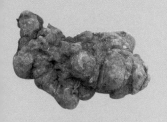

토복령(土茯笭)

| 어떤 효과가 있나요? |

토복령은 비장을 튼튼하게 하고 중초(中焦)의 기를 보하며, 소변을
잘 보게 하고 습한 기운을 제거할 뿐만 아니라 심신을 안정시키는
효과가 있다. 암을 극복하고 노화를 지연시키는 데도 효과적이다.

| 어떤 사람에게 적합할까요? |

토복령은 당뇨병·비만·암 환자, 몸이 허약한 사람, 기억력이 감퇴
하는 사람, 중·노년 환자에게 적합하다. 몸이 붓거나 소변을 편히
못 보는 사람, 배에 가스가 차거나 비장이 허하고 습해서 조금만 먹
어도 속이 답답하고 더부룩한 사람, 설사나 묽은 변을 보는 사람에
게 뛰어난 효과가 있다.

| 성질과 맛은 어때요? 어디에 좋은가요? |

토복령은 성질이 평온하고 단맛과 담백한 맛이 나며, 위경(胃經)과
간경(肝經)의 기능을 왕성하게 한다.

| 주요 성분은 무엇인가요? |

토복령은 단백질, 레시틴, 포도당, 무기 염류, 파키믹산(pachymic
acid), 에부리코익산(eburicoic acid), 피니콜릭산(pinicolic acid), 파
키만(pachyman) 등을 함유하고 있다.

| 주의할 사항이 있나요? |

신장이 허하고 소변을 참지 못하거나 자신도 모르게 소변이 나오는
사람, 몸이 허하고 차가운 사람, 정액이 차고 묽거나 새는 남성은 토
복령을 먹으면 안 된다. 기가 허해 자궁 하수와 같이 장기가 아래로
처지는 사람, 체내 수분이 부족해 입이 바짝바짝 타는 사람, 음기가
허한 사람도 토복령 섭취를 삼가야 한다.

| 어떤 음식과 궁합이 맞나요? |

토복령과 멥쌀, 대추를 함께 달여서 죽을 끓여 먹으면 기력을 회복
하고 비장과 위장이 편해지며 원기 회복에도 좋다. 토복령은 목통
(木通. 으름덩굴의 줄기를 말린 것), 질경이 씨와 함께 먹으면 좋다.

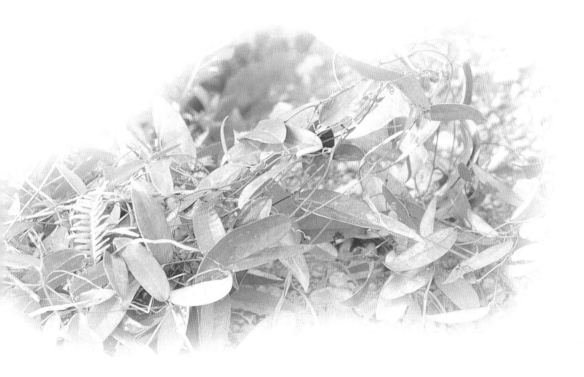

토복령 가루

준비할 재료 | 토복령 150g, 오동나무 잎 90g.

만드는 방법 | 1. 토복령과 오동나무 잎을 함께 곱게 가루를 낸 뒤 잘 섞는다.

2. 1회에 3g씩, 하루에 두 번 공복에 물에 타서 마신다.

효능 | 비장을 튼튼하게 하고 중초(中焦)를 보하며, 소변을 잘 돌게 하고 습기를 없 애는 효과가 있다.

주의 사항 | 위장에 열이 많아 생긴 궤양에 좋다.

복령 밤 죽

준비할 재료 | 밤 50g, 복령 30g, 대추 10개, 멥쌀 100g.

만드는 방법 | 1. 밤, 복령, 대추, 쌀을 모두 따로 깨끗이 씻은 뒤 냄비에 담는다.

2. 여기에 물을 붓고 죽을 끓인다.

3. 죽이 다 되어 갈 때쯤에 설탕으로 간을 한다.

효능 | 비장을 튼튼하게 하고 기운을 북돋우며, 허한 기를 보충하고 뼈를 튼튼하게 하는 효과가 있다.

주의 사항 | 비장과 위장 기능이 약해 생긴 소화 불량에 좋다.

복령 인삼 죽

준비할 재료 | 복령 10g, 인삼 6g, 멥쌀 100g.

만드는 방법 | 1. 복령을 깨끗이 씻은 다음 곱게 빻고, 인삼을 씻어 물에 불렸다가 얇 게 저며 썬다.

2. 쌀은 깨끗이 씻어 일어 둔다.

3. 손질한 복령, 인삼, 쌀을 냄비에 넣고 물을 적당히 부어 끓인다.

4. 센 불에서 끓이다가 약한 불로 낮추어 40분 정도 끓인다.

5. 죽이 완성될 때쯤 설탕으로 간을 맞춘다.

효능 | 비장을 튼튼하게 하고 중초(中焦)를 보하며, 소변을 잘 나오게 하고 습기를 제거하는 효과가 있다.

주의 사항 | 실증(實症) · 열증(熱症) · 감기 환자는 삼간다.

| 어떤 효과가 있나요? |

마는 비장과 위장을 튼튼하게 하고 폐의 기를 보충하며, 신장의 정기를 강화하고 근육과 골격을 튼튼하게 만드는 효과가 있다.

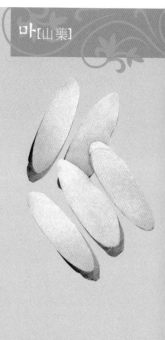

마[山藥]

| 어떤 사람에게 적합할까요? |

마는 몸이 허약하거나 병을 앓은 후 기력이 쇠약해진 사람, 영양 부족인 사람, 당뇨병·만성 신장염·암·심혈관 질환 환자에게 적합하다. 비장이 허해 계속 설사를 하거나 대변이 가늘고 묽은 사람, 정신이 피로한 사람, 백대하(白帶下)가 심하며 상태가 묽고 양이 많은 여성에게도 효과가 좋다. 이 밖에도 폐와 신장의 기가 허해 만성 천식이 있거나 숨이 가쁘고 숨을 들이쉬고 내쉴 때마다 '색색' 소리를 내는 사람, 정액이 새거나 잘 때 땀을 많이 흘리는 남성, 밤에 화장실에 자주 가는 사람이 먹으면 좋은 효과를 거둘 수 있다.

| 성질과 맛은 어때요? 어디에 좋은가요? |

마는 성질이 평온하고 단맛이 나며, 신경(腎經), 비경(脾經), 폐경(肺經)의 기능을 왕성하게 한다.

| 주요 성분은 무엇인가요? |

마에는 전분, 당류, 단백질, 탄수화물, 지방, 전분, 사포닌, 점액질, 콜린, 당 단백질, 자유 아미노산, 바타타신(batatasin), 도파민(dopamine), 여러 가지 비타민과 무기 염류 등이 함유되어 있다.

| 주의할 사항이 있나요? |

마는 열을 내리고 약하거나 허해진 것을 보해 주는 효과가 있으며, 성질이 평온하다. 열도 없고 건조하지도 않아 장기간 먹어도 별 문제가 없다.

| 어떤 음식과 궁합이 맞나요? |

당뇨병 환자는 마를 황기와 함께 끓여 먹으면 좋고, 비장이 허한 사람은 마에 율무쌀이나 대추를 넣고 멥쌀이나 찹쌀로 죽을 끓여 먹으면 효과적이고, 신장이 허한 사람은 가시연밥이나 연밥을 마와 함께 끓여 먹으면 좋다. 폐가 허한 사람은 마에 닭고기를 넣어 끓여 먹는다.

| 영양 성분이 얼마나 들어 있나요? |

마는 잎겨드랑이에 주아(珠芽)가 생기는데 그 효능이 마와 비슷하다. 마에는 야생 마와 재배한 마가 있는데, 야생 마의 영양가가 더 뛰어나다.

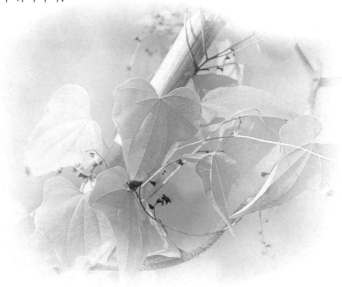

| 식이 요법 |

토마토 마 죽

준비할 재료 | 토마토 100g, 마 20g, 산사나무 열매 10g, 멥쌀 100g.

만드는 방법 | 1. 마를 물에 불린 뒤 적당한 두께로 썰고 토마토는 깍둑썰기 한다.

2. 산사나무 열매의 씨를 뺀 뒤 적당한 두께로 썰고, 쌀은 깨끗이 씻어 둔다.

3. 마, 산사나무 열매, 쌀을 냄비에 담고 물을 적당히 부어 센 불에서 끓인다.

4. 끓어오르면 약한 불로 바꿔 40분 정도 더 끓이다가 토마토를 넣고 한 번 더 끓어오르면 완성이다.

효능 | 비장을 튼튼하게 하고 위장의 기운을 북돋우며, 기를 보하고 혈압을 낮추는 효과가 있다.

주의 사항 | 나쁜 기운이 왕성할 때는 절대 먹지 않도록 주의한다.

황기 마 죽

준비할 재료 | 마 10g, 생황기 30g, 대추 6개, 멥쌀 100g.

만드는 방법 | 1. 마를 갈아서 곱게 빻고 황기는 얇게 저며 썬다.

2. 대추와 쌀을 깨끗이 씻어 둔다.

3. 손질한 마, 황기, 대추, 쌀을 모두 냄비에 담고 물을 적당히 붓는다.

4. 센 불에서 끓이다가 약한 불로 낮추어 40분 정도 더 끓이면 완성이다.

5. 하루에 두 번, 1회에 죽 100g을 먹는다. 식사 대용으로도 무방하다.

효능 | 위장을 튼튼하게 하고 기운을 북돋우며, 폐를 보하고 신장을 튼튼하게 하는 효과가 있다.

주의 사항 | 위하수에 좋다.

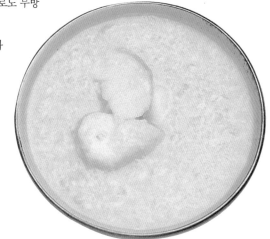

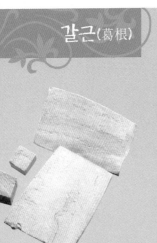

갈근(葛根)

| 어떤 효과가 있나요? |

갈근은 뭉친 근육을 풀어 주고 열을 물리치며, 독소를 없애고 체내의 진액을 만들 뿐만 아니라 양기 상승 작용으로 설사를 멎게 하는 효과가 있다.

| 어떤 사람에게 적합할까요? |

갈근은 심ㆍ뇌혈관 환자, 당뇨병 환자 및 경추병을 앓고 있는 환자에게 좋으며, 중ㆍ노년층이 먹어도 좋은 효과를 거둘 수 있다.

| 성질과 맛은 어때요? 어디에 좋은가요? |

갈근은 성질이 평온하고 단맛이 나며, 위경(胃經)과 비경(脾經)의 기능을 왕성하게 한다.

| 주요 성분은 무엇인가요? |

갈근에는 푸에라린(puerarin), 자일로사이드(xyloside), 콩 이소플라본(soy isoflavon), 대황(大黃) 플라본(flavone), 베타-시토스테롤(beta-sitosterol)과 다량의 전분이 함유되어 있다.

| 주의할 사항이 있나요? |

특별히 주의해야 할 사항이 없다.

| 식이 요법 |

갈근 감초 차

준비할 재료 | 갈근 · 마황(麻黃) 각 10g, 백작약 · 생강 각 15g, 계지(桂枝. 계수나무 가지) 9g, 감초 5g, 대추 3g.

만드는 방법 | 1. 갈근, 마황, 백작약, 생강, 계지, 감초, 대추를 모두 깨끗이 씻어 냄비에 넣고 물을 적당히 붓는다.

2. 30분 정도 끓인 다음 건더기는 건져 내고 설탕을 넣어 잘 젓는다.

효능 | 열을 내리고 독소를 없애며, 양기를 상승시키고 설사를 멎게 하는 효과가 있다.

주의 사항 | 급성 장염에 좋다.

갈근 복령 탕

준비할 재료 | 갈근 · 복령 · 백출(白朮) 각 20g, 인삼 15g, 감초 · 곽향(藿香) · 목향(木香) 각 5g.

만드는 방법 | 1. 갈근, 복령, 백출, 인삼, 감초, 곽향, 목향을 모두 깨끗이 씻어 뚝배기에 담는다.

2. 물을 적당히 붓고 30분 정도 끓인 뒤 건더기를 건져 낸다.

3. 여기에 설탕을 넣어 골고루 저으면 완성이다.

효능 | 독소를 없애고 진액을 만들며, 구토와 설사를 멎게 하는 효과가 있다.

주의 사항 | 급성 장염, 이질에 좋다.

갈근 산사나무 열매 차

준비할 재료 | 갈근 100g, 산사나무 열매 50g.

만드는 방법 | 1. 깨끗이 씻은 갈근을 두드려 놓고, 산사나무 열매는 씻어 잘게 썬다.

2. 준비해 놓은 갈근과 산사나무 열매를 냄비에 넣고 물을 적당히 부어 끓인다.

3. 약한 불에서 천천히 끓이다가 걸쭉해지면 설탕으로 간을 맞춘다.

효능 | 해독 효과가 있고 체내의 진액을 만들며, 혈액 순환을 돕고 어혈을 제거하는 효과가 있다.

주의 사항 | 본디 음이 허한 체질인 사람은 먹지 않는다.

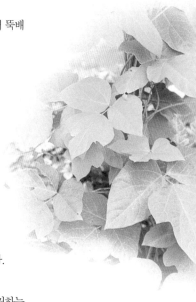

BONUS

갈근에 함유된 페룰린산은 해열 효과가 아주 뛰어나다. 푸에라린과 플라보노이드 성분은 관상 동맥을 넓혀 혈관이 막히는 것을 예방한다. 따라서 관상 동맥과 뇌의 혈류량을 증가시켜 심근 산소 소모량과 혈압을 낮추고 심장 박동수를 줄여 주는 등의 효과가 있다. 뿐만 아니라 혈소판 응집을 억제하는 작용을 한다. 다이드제인(daidzein)은 또 평활근을 이완시킨다.

황기(黃芪)

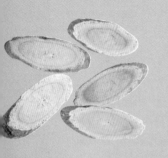

| 어떤 효과가 있나요? |

황기는 원기를 북돋고 양기를 올려 보내며, 이뇨 작용으로 부기를
없앤다. 또 비장의 기운을 북돋고 체질을 튼튼하게 하여 땀을 멎게
하는 효과가 있다. 부스럼을 없애고 소염 작용도 한다.

| 어떤 사람에게 적합할까요? |

황기는 내상으로 인해 기가 허약해져 쉽게 피로를 느끼는 사람, 비
장이 허약해 설사를 하는 사람, 탈항·자궁 하수인 여성에게 적합하
다. 고혈압 환자, 기혈이 부족해 숨이 가쁘고 무기력증을 느끼는 사
람, 몸이 허해 땀을 많이 흘리고 감기에 잘 걸리는 사람에게 좋다.
뿐만 아니라 만성 간염·만성 신장염·백혈구 감소증 환자가 먹으
면 좋은 효과를 거둘 수 있다.

| 성질과 맛은 어때요? 어디에 좋은가요? |

황기는 성질이 약간 따뜻하고 단맛이 나며, 비경(脾經)과 폐경(肺
經)의 기능을 왕성하게 한다.

| 주요 성분은 무엇인가요? |

황기에는 콜린, 리신, 엽산, 당류, 점액질, 그리고 다양한 아미노산이
함유되어 있다.

▎주의할 사항이 있나요? ▎

열독으로 부스럼이 생겼거나 양기가 지나치게 왕성한 사람, 열이 있는 환자나 급성 질환자 모두 황기를 먹지 않는다. 이 밖에도 기가 원활히 통하지 못하고 막혀 배와 가슴이 답답하거나 위가 부었을 때도 절대 먹으면 안 된다.

▎어떤 음식과 궁합이 맞나요? ▎

일반 사람들도 잘 알고 있는 오랜 한약재인 황기는, 민간요법으로 체질을 강화하고 감기 예방을 위해 황기와 대추를 함께 달여 먹기도 한다.

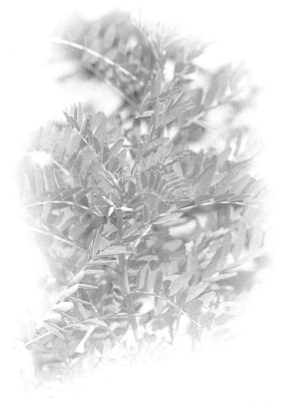

BONUS

한 연구 결과에 따르면, 황기가 심장의 수축력 강화 작용을 하는 것으로 밝혀졌다. 정상적인 심장은 말할 것도 없고, 특히 피로로 허약해진 심장에 그 효과가 더욱 뛰어나다고 한다. 뿐만 아니라 황기는 간 보호 기능도 담당한다. 간 글리코겐이 감소되는 것을 막아 주기 때문에 만성 간 질환을 앓는 사람에게 최고의 식품이다. 또한 혈관 확장 효과가 있는 황기는 피부의 혈액 순환과 영양 상태를 조절해서 만성 궤양을 치료하는 데도 효과가 좋다. 이 밖에도 황기는 우리 몸의 세포 활성화를 촉진하므로 면역력 강화는 물론, 노화를 지연하고 질병을 예방하며 발병률도 낮춘다. 아울러 우리 몸의 환경에 대한 적응 능력을 조절해 주기도 한다.

황기 구기자 비둘기 찜

준비할 재료 | 황기 60g, 구기자 30g, 어린 비둘기 1마리.

만드는 방법 | 1. 털갈이를 하지 않은 어린 비둘기를 물에 담가 익사시킨 뒤 털과 내장을 빼고 깨끗이 씻는다.

2. 손질한 비둘기와 황기, 구기자를 그릇에 담아 물을 붓는다.

3. 찜통에 넣고 장시간 익힌 뒤 소금으로 간을 맞춘다.

효능 | 비장을 튼튼하게 하고 기운을 북돋우며, 신장을 튼튼하게 하고 허한 기운을 보충하는 효과가 있다.

주의 사항 | 위하수에 좋다.

영지 황기 돼지 살코기 찜

준비할 재료 | 영지 · 황기 각 15g, 돼지 살코기 500g.

만드는 방법 | 1. 영지, 황기를 깨끗이 씻어 불린 뒤 얇게 썰고, 파와 생강은 다진다.

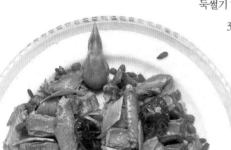

2. 돼지고기는 씻은 뒤 끓는 물에 넣어 핏물을 뺀 다음 건져 내 씻어 작게 깍둑썰기 한다.

3. 영지, 황기, 돼지 살코기, 파, 생강, 맛술, 소금을 한꺼번에 냄비에 담고 물을 적당히 부어 끓인다.

4. 센 불에서 끓이다가 거품이 생기면 제거하고 약한 불로 바꾸어 돼지고기가 푹 익을 때까지 내버려 둔다.

5. 마지막에 소금, 후춧가루로 간을 맞춘다.

효능 | 중초(中焦)를 보하고 원기를 회복시키며, 폐를 보하고 신장의 기운을 북돋아 주는 효과가 있다.

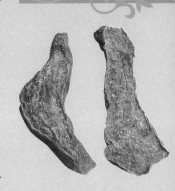

| 어떤 효과가 있나요? |

하수오는 정력을 강화하고 혈을 보하며, 간장과 신장을 튼튼하게 한다. 또 수염과 머리카락을 검게 만들고 통변 효과가 있으며, 정액의 농도를 높이고 정액이 새는 것을 멈출 뿐만 아니라 창독(瘡毒)을 해독한다.

| 어떤 사람에게 적합할까요? |

하수오는 병을 앓았거나 산후 또는 나이가 많아 음혈 부족으로 장이 건조해서 변비로 고생하는 사람에게 적합하다. 혈이 허해서 머리가 어지럽거나 신경 쇠약인 사람에게도 효과적이다. 중·노년층의 간과 신장의 기운이 약해 머리가 어지럽고 눈이 침침하며 허리와 무릎이 약하거나, 새치가 많고 빨리 늙는 사람이 먹으면 효과를 거둘 수 있다. 고혈압·고지혈증·동맥 경화·관상 동맥 경화 환자의 가슴 두근거림이나 답답함, 숨이 찬 증상을 호소하는 사람에게 효과가 좋다. 뿐만 아니라 만성 간염 환자와 당뇨병 환자에게도 효과가 있다.

| 성질과 맛은 어때요? 어디에 좋은가요? |

하수오는 성질이 약간 따뜻하고 단맛과 떫은맛이 나며, 간경(肝經)과 신경(腎經)의 기능을 왕성하게 한다.

| 주요 성분은 무엇인가요? |

하수오에는 조단백질(crude protein), 크리소파놀(chrysophanol), 에모딘(emodine), 전분, 피시온(physcion), 레인(rhein), 조지방(crude fat), 레시틴 등이 함유되어 있다.

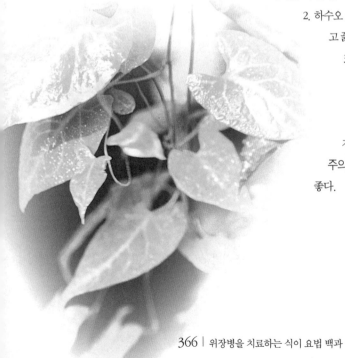

| 주의할 사항이 있나요? |

변이 묽게 나오는 사람이나 체내에 습담(濕痰)이 있는 사람은 섭취를 삼간다. 철제 용기에 사용해서는 안 된다.

| 어떤 음식과 궁합이 맞나요? |

경험에 의하면, 하수오는 돼지고기, 양고기, 무, 파, 마늘 등과 함께 먹지 않는 것이 좋다.

| 식이 요법 |

하수오 대추 죽

준비할 재료 | 하수오 50g, 대추 3개, 얼음사탕 30g, 멥쌀 100g.

만드는 방법 | 1. 하수오를 약탕기나 질그릇에 넣어 끓인 뒤 즙을 짜고 찌꺼기는 버린다.

2. 하수오 즙, 깨끗이 씻은 쌀, 대추에 물을 적당히 붓고 끓인다.

3. 센 불에서 끓이다가 약한 불로 낮춰 묽은 죽을 만든다.

효능 | 간장을 보하고 신장을 튼튼하게 하며, 장을 부드럽게 하고 배변이 수월해지는 효과가 있다.

주의 사항 | 변이 묽은 사람은 먹지 않는 것이 좋다.

하수오 벌꿀 차

준비할 재료 | 생하수오 60g, 벌꿀 60g.

만드는 방법 | 1. 하수오를 냄비에 넣고 물을 부어 30분 동안 끓인다.

2. 끓인 물을 다른 용기에 따라 두고, 다시 물을 적당히 부어 30분 정도 끓인다.

3. 처음 끓인 물과 두 번째 끓인 물을 섞은 뒤 벌꿀을 넣고 잘 젓는다.

효능 | 간장을 튼튼하게 하고 혈을 기르며, 장을 부드럽게 해 배변이 수월해지는 효과가 있다.

주의 사항 | 습관성 변비에 좋다.

하수오 벌꿀 차

준비할 재료 | 하수오 20g, 율무쌀 15g, 죽순 · 배추 속 각 100g, 표고 50g, 돼지 살코기 100g.

만드는 방법 | 1. 말린 하수오를 가루로 만들고, 죽순은 불린 뒤 적당한 크기로 썰어 둔다.

2. 율무쌀은 씻어 이물질을 없앤 뒤 찜통에 넣어 찌고, 표고는 물에 불린 다음 꼭지를 떼고 얇게 저며 썰고, 배추 속은 깨끗이 씻어 둔다.

3. 돼지 살코기는 얇게 저며 썰어서 소금에 절여 둔다.

4. 팬에 땅콩기름을 두르고 센 불에서 달군 다음 파, 생강을 넣어 볶는다.

5. 여기에 준비한 모든 재료들을 넣고 소금과 육수로 간을 한다.

6. 이것을 냄비로 옮겨 중불에서 20분 정도 끓인다.

효능 | 간장을 보하고 신장의 기운을 북돋우며, 비장을 튼튼하게 하고 정기를 회복시키는 효과가 있다.

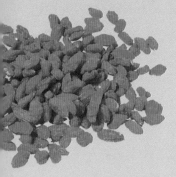

구기자(枸杞子)

| 어떤 효과가 있나요? |

구기자는 간장과 신장에 양분을 공급하고 소갈(消渴)을 없애며, 정력을 강화하고 근육과 뼈를 튼튼하게 만든다. 아울러 눈을 맑게 하고 노화를 지연시키는 효과도 있다.

| 어떤 사람에게 적합할까요? |

구기자는 고혈압·고지혈증·동맥 경화·만성 간 질환·지방간 환자에게 적합하다. 조로 증상이 나타나는 중년층 환자에게도 좋다. 항진으로 말미암아 열이 날 때, 폐결핵이나 소갈, 그리고 당뇨병으로 음기가 허해 속에 열이 많은 사람 모두에게 좋다. 이 밖에도 간과 신장의 음기가 허해 허리와 무릎이 시큰거리는 사람, 머리가 어지럽고 눈이 침침하고 사물이 뚜렷하게 보이지 않는 사람, 야맹증이 있거나 눈이 뻑뻑하게 느껴지는 사람, 백내장이나 귀가 먹먹하고 잘 들리지 않는 사람에게 효과가 뛰어나다. 그리고 암 환자나 약물 치료·방사선 치료 후 몸이 쇠약해진 환자 모두에게 뛰어난 효과가 있다.

| 성질과 맛은 어때요? 어디에 좋은가요? |

구기자는 성질이 평온하고 단맛이 나며, 간경(肝經)과 신경(腎經)의 기능을 왕성하게 한다.

| 주요 성분은 무엇인가요? |

구기자에는 단백질, 지방, 리신, 카로틴, 제아잔틴(zeaxanthin), 니코틴산, 비타민(B1, B2, C) 등이 함유되어 있다. 이 밖에도 칼슘 · 철 · 인 · 구리 등의 무기 염류와 유기 염류, 베타-시토스테롤(beta-sitosterol), 피살리엔(physalien), 리놀산, 열네 가지 아미노산도 함께 들어 있다.

| 주의할 사항이 있나요? |

비장의 기가 허해 묽은 변을 보거나 자주 설사를 하고 설사에 피가 섞여 나오는 사람은 절대 먹으면 안 된다.

| 식이 요법 |

감초 구기자 죽

준비할 재료 | 감초 4g, 구기자 15g, 대추 6개, 멥쌀 100g.

만드는 방법 | 1. 감초를 물에 푹 불린 뒤 얇게 저며 썰고, 구기자는 씻어서 이물질을 제거한다.

2. 대추를 씻어서 씨를 빼고, 쌀은 깨끗이 씻는다.

3. 감초, 구기자, 대추, 쌀을 함께 냄비에 넣고 물을 적당히 부어 끓인다.

4. 센 불에서 끓이다가 약한 불로 낮추어 죽이 완성될 때까지 천천히 끓인다.

5. 마지막에 설탕으로 간을 맞추면 완성이다.

6. 하루에 한 번, 1회에 100g 정도 먹는다.

효능 | 간장에 영양을 공급해 주고 신장을 보하며, 진액을 만들고 기운을 북돋는 효과가 있다.

주의 사항 | 위장 기능이 약할 때 먹으면 좋다.

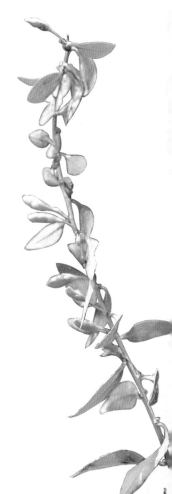

구기자 붕어 찜

준비할 재료 | 붕어 3마리, 구기자 15g, 육수 250㎖.

만드는 방법 | 1. 붕어 비늘, 아가미, 내장을 없앤 뒤 양쪽에 칼집을 각 세 군데씩
낸다.

2. 구기자는 따뜻한 물에 담갔다가 깨끗이 씻는다.

3. 팬에 돼지기름을 두르고 달군 뒤 생강, 파, 후춧가루를 볶아 향을 낸다.

4. 여기에 육수, 맛술, 조미료, 식초, 붕어를 넣고 끓인다.

5. 한소끔 끓고 나면 약한 불로 낮추어 20분 정도 천천히 끓이면서 구기자를 넣는다.

6. 생강, 파를 건져 내고 국물이 걸쭉하게 되면 참기름을 넣는다.

효능 | 비장을 튼튼하게 하고 기운을 북돋우며, 진액을 만들고 갈증을 해소하는 효
과가 있다.

주의 사항 | 식욕 부진, 허약한 체질에 좋다.

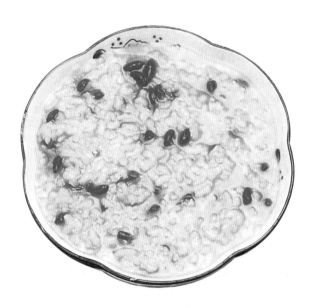

| 어떤 효과가 있나요? |

인삼은 허한 기를 보하고 혈을 기르며, 비장을 튼튼하게 하고 위장의 기를 북돋운다. 심장의 기능을 개선할 뿐만 아니라 정신을 맑게 해주는 효과가 있다.

| 어떤 사람에게 적합할까요? |

인삼은 비장의 기가 허해 설사나 묽은 변을 보는 사람, 조금만 먹어도 나른함을 느끼는 사람, 피곤하고 힘이 없는 사람에게 적합하다. 몸이 허약한 사람, 기혈이 부족한 사람, 영양 상태가 부실한 사람이 먹으면 좋다. 그리고 심장과 폐가 제 기능을 다하지 못해 심장이 빠르게 뛰거나 호흡이 가쁘고 숨이 찰 때도 좋다. 이 밖에도 신경 쇠약·불면증·건망증·성 기능 감퇴 등의 증상으로 고생하거나, 오랜 투병 생활로 몸이 쇠약해졌거나 약물 치료와 방사선 치료 후 백혈구 수가 줄어든 암 환자에게도 효과가 좋다.

| 성질과 맛은 어때요? 어디에 좋은가요? |

인삼은 성질이 따뜻하고 단맛과 약간의 쓴맛이 나며, 비경(脾經)과 폐경(肺經)의 기능을 왕성하게 한다.

| 주요 성분은 무엇인가요? |

인삼에는 사포닌 성분 29종, 아미노산 16종, 당류 6종, 지방산 3종, 스테린 3종, 비타민 7종, 휘발성 물질 2종, 플라본류 3종, 무기 염류 12종, 효소 3종과 콜린 등이 함유되어 있다.

음기가 허해 열이 많은 사람, 속에 열이 차 있는 사람, 홍반성 낭창 · 건조증 · 갱년기 증후군 · 당뇨병 · 성 기능 항진 환자, 간에 열이 찬 고혈압 환자, 폐결핵 · 기관지 확장증 환자, 마른 대변을 보는 사람, 각종 열증으로 출혈이 있는 사람은 절대 인삼을 먹으면 안 된다. 이 밖에도 살집이 있거나 건장한 청소년과 어린이, 신생아도 인삼 섭취는 절대 금물이다. 또 무더운 여름날에는 인삼 섭취를 피하는 것이 좋다.

| 어떤 음식과 궁합이 맞나요? |

고대 의학자들의 경험에 의하면, 인삼을 찻잎이나 산사나무 열매, 무, 검은콩과 함께 먹지 말아야 한다. 이 밖에도 한약재인 여로(藜蘆)나 오령지(五靈脂)도 인삼과 함께 섭취하지 않도록 주의한다.

| 영양 성분이 얼마나 들어 있나요? |

상용하는 한약재로 당삼(黨蔘)과 태자삼(太子蔘)이 있는데 인삼과 비슷한 효과가 있다. 효능이 인삼보다 조금 떨어질 뿐 모두 건강 보조 식품으로 널리 사용되고 있다.

| 식이 요법 |

인삼 돼지 위장 찜

준비할 재료 | 인삼 가루 50g, 돼지 위장 1개, 멥쌀 100g, 흰 후춧가루 10g.

만드는 방법 | 1. 돼지 위장을 씻어 끓는 물에 데쳤다가 건져 둔다.

2. 쌀을 물에 6시간 불렸다가 인삼 가루, 흰 후춧가루, 다진 파, 다진 생강, 소금, 조미료를 넣는다.

3. 잘 버무린 뒤 돼지 위장에 넣고 내용물이 새지 않게 꼼꼼하게 봉한 뒤 찜통에 넣고 찐다.

4. 공복에 따뜻하게 데워서 먹는다. 돼지 위장은 다섯 번 나누어서 먹는 것이 좋다.

효능 | 비장을 튼튼하게 하고 위장의 기운을 북돋아 주며, 허한 곳을 채워 주고 기운을 북돋아 주는 효과가 있다.

주의 사항 | 위하수에 좋다.

인삼 영양 밥

준비할 재료 | 인삼 10g, 율무쌀 20g, 찹쌀 250g.

만드는 방법 | 1. 인삼과 율무쌀을 깨끗이 씻어 냄비에 넣고 물에 불린 후 30분 정도 끓인다.

2. 인삼과 율무쌀 건더기를 건져 낸다.

3. 약재 달인 물에 씻은 찹쌀을 넣고 물을 적당히 붓고 찐다.

4. 찐 찹쌀을 그릇에 담고, 그 위에 인삼과 율무쌀 건더기를 얹는다.

5. 달인 물에 소금으로 간을 하고 걸쭉해질 때까지 달인다.

6. 5를 찹쌀밥 위에 붓는다.

효능 | 비장을 튼튼하게 하고 위장의 기운을 북돋아 주며, 혈을 기르고 기운을 복돋운다.

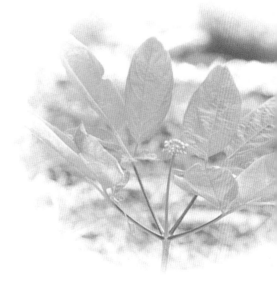

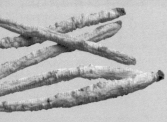

더덕[沙蔘]

| 어떤 효과가 있나요? |

더덕은 정력을 왕성하게 하고 폐의 열을 내려 주며, 막혀 있던 목구멍을 풀어 준다. 가래를 없애고 기침을 멎게 하는 데도 효과적이다.

| 어떤 사람에게 적합할까요? |

더덕은 음기가 허한 체질로 인해 암 · 당뇨병 · 건조증 · 홍반성 낭창 · 위축성 위염 등을 앓는 사람에게 효과가 그만이다. 폐결핵 환자, 심한 열병을 앓고 난 후 가래 없는 마른기침을 하거나 자면서 땀을 많이 흘리는 경우, 미열이 떨어지지 않을 때 먹으면 좋다. 이 밖에도 폐의 음기가 부족하거나 폐에 열이 차서 목 안이 건조해지거나 갈증을 느낄 때, 목소리가 쉬었을 때도 좋다. 특히 교사, 가수, 방송업계에 종사하는 사람에게 효과적이다.

| 성질과 맛은 어때요? 어디에 좋은가요? |

더덕은 성질이 서늘하고 단맛과 쓴맛이 나며, 비경(脾經)과 폐경(肺經)의 기운을 왕성하게 한다.

| 주요 성분은 무엇인가요? |

더덕은 알칼로이드, 전분, 트리테르펜 사포닌 성분을 함유하고 있다.

| 주의할 사항이 있나요? |

더덕은 폐가 냉해 기침 천식을 앓는 사람, 감기로 계속 기침하는 사람, 흰 가래를 동반한 기침을 하는 사람은 절대 먹으면 안 된다.

| 어떤 음식과 궁합이 맞나요? |

더덕은 한약재인 여로(藜蘆)와는 상극이므로 함께 요리하지 않도록 주의한다.

| 식이 요법 |

마 갯방풍 즙

준비할 재료 | 갯방풍[北沙蔘] · 마 각15g 벌꿀 25g.

만드는 방법 | 1. 갯방풍과 마를 깨끗이 씻어서 냄비에 넣은 뒤 깨끗한 물 300㎖를 붓고 끓인다.

2. 끓고 나면 불을 약하게 하여 30분간 더 끓이다가 건더기는 버리고 즙을 그릇에 담아 둔다.

3. 벌꿀을 냄비에 넣고 데우다가 약즙을 넣고 끓이면 완성이다.

효능 | 비장을 튼튼하게 하고 위장의 기운을 북돋우며, 장을 부드럽게 해 통변 효과가 좋다.

주의 사항 | 위궤양 환자가 변비에 걸렸을 때 먹으면 좋다.

갯방풍 돼지 위장 찜

준비할 재료 | 갯방풍 10g, 돼지 위장 50g, 여주 100g, 청경채 줄기 50g.

만드는 방법 | 1. 갯방풍을 물에 넣어 어느 정도 불린 뒤 적당한 길이로 자른다.

2. 돼지 위장은 씻어 비린내를 없앤 다음 길쭉하게 자른다.

3. 여주는 속을 없앤 뒤 얇게 썰고, 청경채 줄기는 깨끗이 씻어 둔다.

4. 갯방풍, 돼지 위장, 여주, 파, 생강 채 썬 것을 함께 냄비에 넣는다.

5. 여기에 육수 1,500㎖를 붓고 센 불에서 끓기 시작하면 약한 불로 낮춰 2시간 동안 천천히 푹 익힌다.

6. 청경채 줄기를 넣고 익을 때쯤 소금, 조미료, 후춧가루 등을 넣으면 완성이다.

효능 | 정력을 왕성하게 하고 폐의 열을 식히며, 위장을 튼튼하게 하고 진액을 만든다. 또한 답답함이나 짜증을 없애고 갈증을 멈추는 효과가 있다.

더덕[南沙蔘]과 갯방풍[北沙蔘]은 서로 다른 과에 속하는 식물이다. 하지만 그 성질과 맛, 작용하는 부위, 효과 등이 서로 비슷해 상호 보완 작용을 한다. 『본초정의(本草正義)』에서는, "갯방풍은 튼튼하고 가늘며, 더덕은 빈 듯하며 뚱뚱하다. 두 가지 모두 약간의 단맛과 쓴맛을 가지고 냄새는 상쾌하며, 즙이 풍부하다. 고로 상초(上焦)로 올라가 폐와 위의 열을 내리고 음기를 북돋아 준다. 성질이나 효능이 다를 것이 없다."라는 말로 더덕과 갯방풍의 유사함을 기록해 놓았다.

갯방풍 계란 탕

준비할 재료 | 갯방풍 30g, 계란(껍질이 노란 것) 2개.

만드는 방법 | 1. 갯방풍을 깨끗이 씻어 잘게 자른 다음 계란과 함께 냄비에 넣는다.

2. 여기에 물을 부어 끓인다. 끓은 지 10분이 지나면 계란을 꺼내 껍질을 깐 뒤 다시 집어넣는다.

3. 얼음사탕을 적당히 넣고 약한 불에서 5분 정도 더 끓이면 완성이다. 계란과 국물을 먹는다.

효능 | 체내의 진액을 만들고 혈을 차갑게 식혀 주며, 정력을 왕성하게 하고 건조해진 것을 윤택하게 하는 효과가 있다.

주의 사항 | 만성 위축성 위염에 좋다.

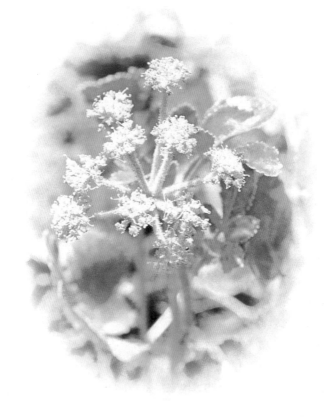

| 어떤 효과가 있나요? |

동충하초는 정기를 증강시키고 폐와 신장의 기운을 채워 주며, 기침을 멎게 하고 가래를 없애 준다. 아울러 항암과 노화 방지 효과도 탁월하다.

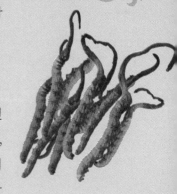

동충하초(冬蟲夏草)

| 어떤 사람에게 적합할까요? |

동충하초는 당뇨병·홍반성 낭창·만성 신장염·재생 불량성 빈혈·백혈구 감소증 환자에게 좋다. 아울러 노년층의 만성 기관지염, 폐기종, 폐결핵, 폐암, 기관지 천식, 기침으로 숨이 가쁠 때, 호흡이 빨라지면서 가래가 끓고 기침할 때 피를 토하는 경우, 몸이 허해 땀을 많이 흘리는 경우, 감기에 쉽게 노출되는 사람 등 모든 증상에 좋은 효과를 나타낸다. 이 밖에 체력이 허약해진 노인 환자, 조로 증상이 있는 사람, 허한 기가 오랫동안 회복되지 않는 사람, 각종 만성 소모성 질환을 앓는 사람, 신장의 기가 부족해 허리와 무릎이 시큰거리는 사람, 음위(陰痿. 임포텐츠)나 정액이 새는 남성, 약물 치료나 방사선 치료 후의 암 환자가 먹으면 탁월한 치료 효과를 볼 수 있다.

| 성질과 맛은 어때요? 어디에 좋은가요? |

동충하초는 성질이 따뜻하고 단맛이 나며, 신경(腎經)과 폐경(肺經)의 기능을 왕성하게 한다.

| 주요 성분은 무엇인가요? |

동충하초는 지방, 조단백질, 식이 섬유, 탄수화물, 회분, 코디세픽산(cordycepic acid), 코디세핀(cordycepin), 비타민 B12 등을 함유하고 있을 뿐만 아니라 아미노산이 열아홉 가지가 들어 있다.

I 주의할 사항이 있나요? I

몸에 나쁜 기가 있는 사람은 동충하초를 먹으면 안 된다.

I 어떤 음식과 궁합이 맞나요? I

동충하초는 오리 고기, 닭고기, 돼지고기와 찰떡궁합인 것으로 알려
져 있다.

I 식이 요법 I

동충하초 조기 찜

준비할 재료 | 동충하초 1~2g, 필발 · 사인 · 진피 · 후추 각 3g, 조기 1마리(약 250g).

만드는 방법 | 1. 조기의 비늘, 아가미, 내장을 손질한 뒤 깨끗이 씻고, 동충하초도
깨끗이 씻는다.

2. 필발, 사인, 진피, 후추를 잘게 빻고 여기에 물 700㎖을 붓고 끓인다.

3. 30분 정도 끓여 500㎖를 그릇에 담아 둔다.

4. 손질한 조기와 동충하초, 파, 생강, 조미술, 식용유를 넣고 약재 달인 물 500㎖를
붓고 끓인다.

5. 센 불로 시작해서 끓기 시작해 거품이 생기면 걷어 내고 다시 약한 불로 낮추어
60분 정도 천천히 익힌다.

6. 조기가 익을 때쯤 파와 생강을 건져 내고 조미료, 소금으로 간을 하면 완성이다.

효능 | 비장을 튼튼하게 하고 식욕을 돋우며, 폐를 윤택하게 하고 신장을 튼튼하게
한다.

주의 사항 | 비위의 기능 이상으로 인한 변비, 식욕 부진 증상이 있을 때 먹으면 효
과적이다.

동충하초 죽순 닭고기 찜

준비할 재료 | 인삼 가루 1~3g, 죽순 100g, 닭고기 150g, 검은 목이 50g.

만드는 방법 | 1. 동충하초를 깨끗이 씻어 두고, 죽순을 씻어 채를 썰어 기름에 살짝 튀긴다.

2. 검은 목이는 씻어서 채를 썬 뒤 끓는 물에 살짝 한 번 데친다.

3. 가늘게 채를 썬 닭고기에 계란 흰자, 소금, 맛술, 전분을 넣고 잘 버무린 뒤 기름에 살짝 튀겨 둔다.

4. 팬에 식용유를 두르고 센 불에서 가열한 뒤 생강 채 썬 것을 볶아 향을 낸다.

5. 여기에 미리 손질한 동충하초, 검은 목이, 죽순, 육수 600㎖, 소금, 맛술을 넣고 뚜껑을 덮고 끓인다.

6. 2분이 지나면 튀긴 닭고기, 파, 조미료를 넣고 잠깐 볶다가 미리 개어 둔 전분을 넣고 너무 걸쭉하지 않게 만든다.

7. 마지막에 참기름을 뿌리면 완성이다.

효능 | 비장을 튼튼하게 하고 위장을 편안하게 하며, 혈을 길러 주고 기운을 북돋아 주는 효과가 있다.

주의 사항 | 병을 앓은 뒤, 또는 산후 식욕 부진, 변비에 효과적이다.

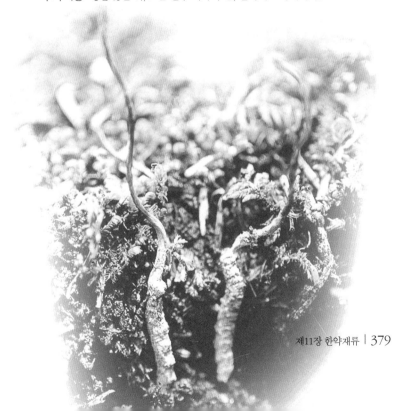

영지(靈芝)

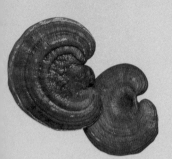

ㅣ 어떤 효과가 있나요? ㅣ

영지는 폐의 기운을 길러 주고 간장을 튼튼하게 하며, 기운을 북돋운다. 아울러 강장 효과와 함께 정력을 강화하는 데 효과적이다.

ㅣ 어떤 사람에게 적합할까요? ㅣ

영지는 당뇨병 · 만성 간염 · 만성 신장염 · 암 · 진행성 근이영양증 · 다발성 경화증 · 긴장성 근이영양증 · 피부염 등 만성 질환 환자에게 적합하다. 신경 쇠약 환자, 심장이 빠르게 뛰고 머리가 어지러운 사람, 잠을 편히 못 자는 사람, 불면증에 시달리고 꿈을 많이 꾸는 사람에게도 좋다. 고혈압 · 고지혈증 · 관상 동맥 경화 · 부정맥 등 심혈관 질환을 앓는 환자에게 효과가 있다. 이 밖에도 만성 기관지염 · 기관지 천식 · 폐기종 · 폐결핵 · 규폐증 등 만성 호흡기 질환으로 고생하는 사람이 먹으면 뛰어난 효과를 거둘 수 있다. 또한 체력이 허약하거나 기혈이 부족한 사람, 백혈구 감소증이나 베를호프병(werlhof's disease) 환자에게도 좋다.

ㅣ 성질과 맛은 어때요? 어디에 좋은가요? ㅣ

영지는 성질이 평온하고 단맛이 나며, 간경(肝經), 신경(腎經), 폐경(肺經), 심경(心經)의 기능을 왕성하게 한다.

| 주요 성분은 무엇인가요? |

자줏빛을 띠는 영지는 에르고스테롤 · 푸마르산 · 글루코사민 · 다당류 · 수지(樹脂. resin) · 만니톨 등의 성분이, 붉은빛을 띠는 영지는 에르고스테롤, 수지, 만니톨, 지방산, 알칼로이드, 락톤(lactone), 쿠마린(coumarin), 수용성 단백질, 다양한 효소 성분을 함유하고 있다.

| 주의할 사항이 있나요? |

영지는 평온한 성질에 단맛이 나며, 독소가 전혀 없는 식품이므로 특별히 주의해야 할 사항이 없다.

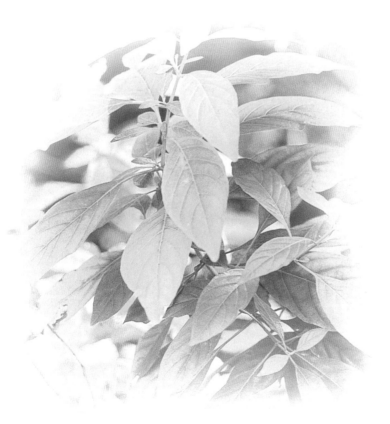

BONUS

각종 연구 결과를 통해 영지에 다음과 같은 효과가 다양한 효과가 있는 것으로 밝혀졌다. 먼저 영지에 함유되어 있는 게르마늄 성분이 NK 세포와 거식 세포 활성을 일으키거나 더욱 활발하게 만든다. 이로써 세망내피계의 세균 탐식 능력을 향상시키고 면역력을 길러 줄 뿐만 아니라 핵산과 단백질 대사를 촉진한다. 또 혈액을 생성하고 체질을 향상시키는 효과도 있다. 아울러 암을 극복하고 노화를 지연시키는 데도 효과적이다. 이 밖에도 관상 동맥의 혈류량을 증가시키고 심근의 산소 소비량을 떨어뜨리며 심근 수축력을 강화시켜서 죽상 동맥 경화를 사전에 예방한다. 또한 기침을 진정시키고 가래를 없애 주며 천식을 다스리는 효과도 있다. 영지의 효능은 여기에 그치지 않는다. 영지를 섭취하면 간장을 보호하고 혈청 GPT 수치를 떨어뜨려 간세포가 빠르게 되살아난다. 게다가 백혈구 수도 늘어나고 진정, 진통 효과도 있다. 게다가 혈청 속의 알돌라아제(aldolase) 수치를 확실하게 떨어뜨려서 진행성 근육성 이영양증(progressive muscular dystrophy), 위축성 근육 긴장증(myotonia atrophica), 피부근염(dermato-myositis) 치료에 효과가 아주 뛰어나다.

영지 흰 목이 죽

준비할 재료 | 영지 9g, 흰 목이 6g, 얼음사탕 15g.

만드는 방법 | 1. 영지를 차가운 물에 씻고 흰 목이는 따뜻한 물에 불렸다가 이물질을 제거한 뒤 씻는다.

2. 준비한 영지와 흰 목이를 함께 냄비에 넣고 물을 적당히 부어 약한 불에서 3시간 동안 천천히 익힌다.

3. 국물이 걸쭉하게 되면 영지를 꺼내고 얼음사탕을 넣어 녹을 때까지 잠깐 끓인다.

효능 | 폐의 기운을 길러 주고 위장의 기운을 북돋우며, 진액을 만들고 통증을 제거하는 효과가 있다.

주의 사항 | 위장의 음기가 고갈되어 생긴 만성 위염에 좋다.

영지 고기 완자

준비할 재료 | 영지 가루 3g, 돼지 살코기 100g.

만드는 방법 | 1. 돼지 살코기를 깨끗이 씻어 잘게 다진다.

2. 다진 고기에 영지 가루와 간장, 조미료, 후춧가루를 넣고 잘 버무린 뒤 동글납작하게 빚는다.

3. 완자를 찜통에 넣고 찐다.

효능 | 비장을 튼튼하게 하고 위장의 기운을 북돋우며, 중초(中焦)를 따뜻하게 해 한기를 없애는 효과가 있다.

주의 사항 | 비장과 위장이 허하고 냉해서 생긴 위·십이지장 궤양에 좋다.

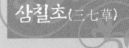
삼칠초(三七草)

| 어떤 효과가 있나요? |

삼칠초는 지혈 작용을 하고 통증을 없애며, 혈액 순환을 원활하게
하고 부기를 제거하는 효과가 있다.

| 어떤 사람에게 적합할까요? |

삼칠초는 관상 동맥 경화·고지혈증·고혈압·뇌졸중 후 후유증이
생긴 환자에게 좋다. 간 질환 환자에게도 아주 좋은 약재이며, 외상
이든 내상이든 출혈이 일어나는 사람, 걸려 넘어져서 다친 사람에게
효과가 뛰어나다. 산후 또는 생리 기간 중 어혈로 인한 증상이 나타
나는 사람, 암 환자에게도 좋으며 노화 방지 효과가 있다.

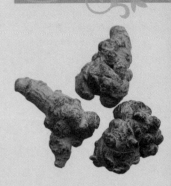

| 성질과 맛은 어때요? 어디에 좋은가요? |

삼칠초는 성질이 따뜻하고 단맛과 약간의 쓴맛이 나며, 위경(胃經)
과 간경(肝經)의 기능을 왕성하게 한다.

| 주요 성분은 무엇인가요? |

삼칠초에는 삼칠초 고유의 사포닌, 신경 독소인 누로톡신
(neurotoxin), 정유 성분, 스테린(sterin) 및 당류가 함유되어 있다.

| 어떤 음식과 궁합이 맞나요? |

지혈과 어혈을 풀고자 할 때는 화예석(ophicalcitum), 혈여탄(血餘
炭. 저절로 빠진 사람 머리카락을 태운 것)과 함께 사용하고, 넘어져
붓거나 멍이 들고 통증이 심할 때는 삼칠초에 당귀, 홍화, 딱정벌레

BONUS

삼칠초는 부신 피질 기능 촉진, 진정 효과, 항염 효과를 가지고 있으며, 당 대사를 조절하고 산소 부족에도 잘 견딜 뿐만 아니라 항쇼크 작용을 한다.

등과 함께 사용하면 좋은 효과를 거둘 수 있다.

| 식이 요법 |

삼칠초 아교 닭고기 찜

준비할 재료 | 삼칠초 · 아교(阿膠) 각 10g, 닭고기 500g.

만드는 방법 | 1. 삼칠초, 아교를 따로 곱게 빻고, 닭고기는 씻은 뒤 작게 깍둑썰기 한다.

2. 준비한 삼칠초, 아교, 닭고기, 맛술, 생강을 함께 냄비에 넣고 물을 적당히 붓는다.

3. 센 불에서 끓이다가 약한 불로 낮추어 1시간 정도 천천히 익힌다.

4. 마지막에 소금, 조미료, 후춧가루로 간을 맞춘다. 고기와 국물을 모두 마신다.

5. 하루에 한 번, 1회에 닭고기 50g을 먹는다.

효능 | 어혈을 풀고 통증을 없애며, 혈액 순환을 돕고 지혈 작용을 한다.

주의 사항 | 대장 궤양에 좋다.

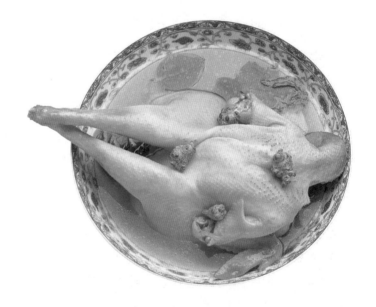

삼칠초 우유 음료

준비할 재료 ┃ 삼칠초 가루 3g, 우유 100g, 연근 · 모근 · 엉겅퀴 각 30g.

만드는 방법 ┃ 1. 연근, 모근(茅根. 띠의 뿌리), 엉겅퀴를 씻어서 즙을 짠다.

2. 여기에 우유, 삼칠초 가루를 넣고 잘 젓는다.

효능 ┃ 열을 내리고 위장을 튼튼하게 하며, 어혈을 풀고 지혈 작용을 한다.

주의 사항 ┃ 위장에 열이 많아 상부 소화기 계통에 출혈이 생길 때 먹으면 좋다.

삼칠초 구기자 오골계 찜

준비할 재료 ┃ 삼칠초 10g, 구기자 50g, 오골계 1마리.

만드는 방법 ┃ 1. 삼칠초와 구기자는 씻어 두고, 오골계의 털과 발톱, 내장을 정리한다.

2. 손질한 오골계를 뜨거운 물에 데쳐 핏물을 뺀다.

3. 후추는 적당량을 곱게 빻고, 생강도 조금 다져 둔다.

4. 미리 손질한 모든 재료들을 용기에 담고 물을 적당히 부어 면 종이로 밀봉한다.

5. 밀봉한 용기를 센 불에서 2시간 찐 다음 소금, 조미료, 다진 파를 넣으면 완성이다.

효능 ┃ 정력을 왕성하게 하고 혈을 보하며, 간장과 신장을 튼튼하게 만드는 효과가 있다.

주의 사항 ┃ 비장과 위장이 허하고 냉하거나 기혈이 많이 고갈된 환자에게 좋다.

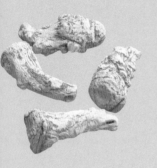

당귀 (當歸)

| 어떤 효과가 있나요? |

당귀는 혈을 보하고 생리를 조절하며, 장을 윤택하게 한다.

| 어떤 사람에게 적합할까요? |

당귀는 노인성 변비에 먹으면 효과가 뛰어나다. 여성의 생리 불순·생리통·무월경증·붕루(崩漏. 월경 기간이 아닌 때에 갑자기 많은 양의 피가 멎지 않고 계속 나오는 병)·산후 출혈 과다·오로(惡露. 출산이 끝난 후 나오는 분비물)가 나오지 않거나 기능성 자궁 출혈이 있는 여성에게 좋다. 혈이 허하고 체력이 약하거나 기혈이 부족한 사람, 두통이나 어지럼증 증상이 있는 사람에게도 좋다.

| 성질과 맛은 어때요? 어디에 좋은가요? |

당귀는 성질이 따뜻하고 단맛과 매운맛이 나며, 간경(肝經), 비경(脾經), 심경(心經)의 기능을 왕성하게 한다.

| 주요 성분은 무엇인가요? |

당귀에는 여러 가지 아미노산, 비타민 A, 비타민 B12, 비타민 E, 셀린, 아밀로오스, 페룰린산, 리구스틸라이드(ligustilide), 정유 성분 등이 함유되어 있다.

| 주의할 사항이 있나요? |

당귀는 만성 설사 증상이 있거나 변이 무른 사람은 먹지 않도록 주의한다.

| 식이 요법 |

인삼 당귀 죽

준비할 재료 | 당귀 · 인삼 · 계지 · 복령 · 백출 · 천궁 각 5g, 좁쌀 50g.

만드는 방법 | 1. 당귀, 인삼, 계지, 복령, 백출, 천궁을 모두 씻은 뒤 좁쌀과 함께 냄비에 넣는다.

2. 물을 적당히 붓고서 처음에는 센 불에서 끓이다가 약한 불로 낮추어 30분 정도 더 끓인다.

3. 약재 건더기만 건져 내고 달인 물을 마신다.

효능 | 혈을 기르고 장을 부드럽게 하며, 염증을 가라앉히고 설사를 멎게 하는 효과가 있다.

주의 사항 | 직장(直腸) 궤양에 좋다.

당귀 단삼 오리 고기 찜

준비할 재료 | 당귀 10g, 단삼 15g, 오리 고기 500g.

만드는 방법 | 1. 당귀와 단삼을 깨끗이 씻어 적당한 길이로 자른다.

2. 오리는 털과 내장을 깨끗이 제거한 다음 작게 깍둑썰기 한다.

3. 당귀와 단삼, 오리 고기, 파, 생강, 맛술을 함께 냄비에 넣고 물을 적당히 부어 끓인다.

4. 처음에는 센 불에서 끓이다가 약한 불로 바꾸어 40분 정도 천천히 익힌다.

5. 마지막에 소금, 후춧가루로 간을 맞추면 완성이다.

효능 | 혈을 기르고 기운을 북돋우며, 장을 부드럽게 하고 통증을 없애는 효과가 있다.

주의 사항 | 만성 위염, 상복부 통증에 좋다.

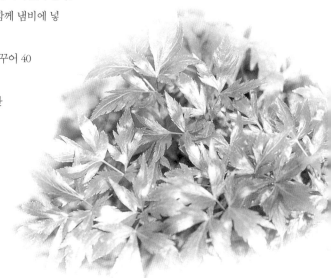

연잎 [荷葉]

┃ 어떤 효과가 있나요? ┃
연잎은 열을 내리고 지혈 작용을 하며, 지방 수치를 낮추고 눈을 맑게 하는 효과가 있다.

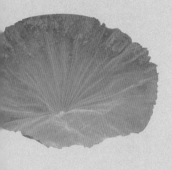

┃ 어떤 사람에게 적합할까요? ┃
연잎은 비만 환자에게 적합하다. 더운 여름철 더위를 먹었거나 눈앞이 어질어질하고 터질 것처럼 느껴지는 사람, 또는 머리가 어지럽고 두통이 있는 사람, 여름철 습한 기운으로 인해 설사를 하는 사람에게 효과가 좋다. 토혈·각혈·피가 섞인 가래·코피·대소변에 피가 묻어나거나 생리 과다 등 각종 출혈성 질환으로 고생하는 사람에게 효과가 뛰어나다. 그리고 고지혈증·동맥 경화·지방간 환자에게도 아주 좋다.

┃ 성질과 맛은 어때요? 어디에 좋은가요? ┃
연잎은 성질이 평온하고 쓴맛과 떫은맛이 나며, 간경(肝經), 비경(脾經), 심경(心經)의 기능을 왕성하게 한다.

┃ 주요 성분은 무엇인가요? ┃
연잎에는 로에마린(roemerine), 누시페린(nuciferine), 아르메파빈(armepavine), 아노나인(anonaine), 리리오데닌(liliodenine), 케르세틴(quercetine), (nelumboside), 타르타르산, 시트르산, 말산, 옥살산, 호박산(succinic acid), 타닌이 함유되어 있다.

▮ 주의할 사항이 있나요? ▮

체질이 허약하고 기혈이 부족한 사람은 먹지 않는다. 연잎은 철제 용기를 사용해서는 안 되므로 주의를 한다.

▮ 식이 요법 ▮

연잎 가루

준비할 재료 | 말린 연잎 적당량.

만드는 방법 | 1. 말린 연잎을 곱게 갈아서 병에 담아 보관한다.

2. 1회에 2g, 하루에 한 번 먹는다.

3. 꾸준히 먹는 것이 좋다.

효능 | 열을 내리고 지혈 작용을 한다.

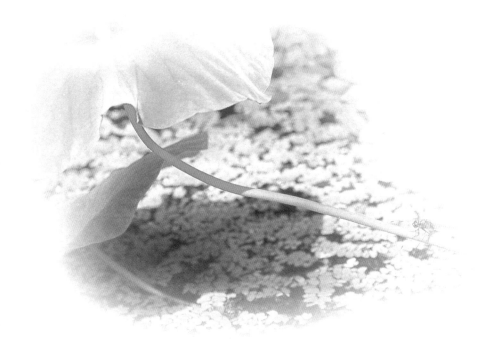

연잎 연밥 탕

준비할 재료 | 신선한 연잎 꼭지 4개, 연밥 60g.

만드는 방법 | 1. 연잎 꼭지를 깨끗이 씻어 반으로 자른다.

2. 연밥을 씻어 끓는 물에 1시간 정도 불린다.

3. 연잎 꼭지와 연밥을 함께 냄비에 담고 차가운 물 500㎖를 부은 뒤 끓인다.

4. 약한 불에서 2시간 정도 끓이다가 설탕을 적당히 넣고 3분 정도 더 끓인다.

효능 | 위장을 튼튼하게 하고 체한 것을 내리며, 열을 내리고 비장의 기운을 북돋운다.

주의 사항 | 위하수에 좋다.

연잎 연근 꿀 탕

준비할 재료 | 연잎 100g, 연근 200g, 벌꿀 50g.

만드는 방법 | 1. 연잎을 깨끗이 씻어 꼭지와 잎 주위를 가위로 잘라 낸다.

2. 연근을 씻어 아주 잘게 썬다.

3. 준비한 연잎과 연근을 냄비에 먼저 넣고 벌꿀과 물을 적당히 부어 끓인다.

4. 1시간 정도 끓이다가 건더기는 건져 낸다.

5. 하루에 두세 번, 따뜻하게 마신다.

효능 | 혈을 식히고 지혈 작용을 한다.

주의 사항 | 위궤양 출혈에 좋다.

위장병을 치료하는 식이 요법 백과

2010년 11월 25일 초판 1쇄 인쇄
2010년 11월 30일 초판 1쇄 발행

지은이 / 우웨이화(吳爲華)
옮긴이 / 심지언
펴낸이 / 조종덕
펴낸곳 / 태웅출판사

135 - 821 서울 강남구 논현동 113 - 3 태웅 B/D
전화 / 515 - 9858~9, 팩스 / 515 - 1950
등록번호 / 제 2 - 579호
등록일자 / 1988. 5. 26

ISBN 978-89-7209-220-9 03510